U0397929

妇产科

疾病治疗与
生殖医学

FUCHANKE
JIBING ZHILIAO YU
SHENGZHI YIXUE

◉ 徐兆美 等 主编

上海科学普及出版社

图书在版编目（CIP）数据

妇产科疾病治疗与生殖医学／徐兆美等主编.—上海：上海科学普及出版社，2023.8
ISBN 978-7-5427-8521-3

Ⅰ.①妇… Ⅱ.①徐… Ⅲ.①妇产科病－诊疗②生殖医学 Ⅳ.①R71②R339.2

中国国家版本馆CIP数据核字（2023）第139478号

统　　筹　张善涛
责任编辑　郝梓涵
整体设计　宗　宁

妇产科疾病治疗与生殖医学

主编　徐兆美　等

上海科学普及出版社出版发行

（上海中山北路832号　邮政编码200070）

http://www.pspsh.com

各地新华书店经销　　山东麦德森文化传媒有限公司印刷
开本　787×1092　1/16　　印张　18.25　　插页　2　　字数　526 000
2023年8月第1版　　2023年8月第1次印刷

ISBN 978-7-5427-8521-3　定价：198.00元
本书如有缺页、错装或坏损等严重质量问题
请向工厂联系调换

联系电话：0531-82601513

编｜委｜会

主　编

徐兆美（邹平市妇幼保健院）

耿海霞（德州市陵城区人民医院）

李晓云（乐陵市妇幼保健院）

乔秀梅（德州联合医院）

耿静静（德州市妇女儿童医院）

杨玲玲（山东威海卫人民医院）

史伟红（昌邑市妇幼保健院）

副主编

于宁宁（滨州市妇幼保健院）

张建云（东营市垦利区妇幼保健计划生育服务中心）

朱　虹（泰州市中医院）

刘俊杰（湖北医药学院附属襄阳市第一人民医院）

李轩宇（湖北医药学院附属襄阳市第一人民医院）

胡利文（淄博市妇幼保健院）

前 言

妇产科学主要研究女性生殖器官疾病的病因、病理、诊断及防治,妊娠、分娩时期的生理和病理变化,高危妊娠及难产的预防和诊治,女性生殖内分泌,计划生育及妇女保健等内容。随着 21 世纪生命科学的到来,妇产科学的发展面临着难得的机遇和严峻的挑战。一方面,独具特色的妇产科学研究越来越受到医学界和广大患者的关注;而另一方面,有些人对现代妇产科的特点和优势认识不足,忽视了从我国的国情出发,一味地盲目追赶"高、新、尖"诊疗技术的潮流。因此,系统而全面地总结临床经验,荟萃妇产科专家的诊疗精华,客观评价优秀的诊疗方法,反映我国现代妇产科学的先进水平,引导妇产科医师在临床工作中突出学科自身的特点和优势,已是迫在眉睫。《妇产科疾病治疗与生殖医学》一书正是在此背景下编写的。

本书针对当前医疗环境下的热点问题,详细介绍了妇女在妊娠、分娩时期的生理和病理情况,以及非妊娠状态下生殖系统可能发生的疾病。内容主要讲解了女性生殖系统炎症、女性生殖器发育异常、女性盆底功能障碍及生殖器损伤性疾病、子宫内膜异位症与子宫腺肌病、女性生殖内分泌疾病、病理妊娠、妊娠合并症、正常产程、异常分娩等。全书资料翔实、风格新颖,结构合理、条理清晰,有很强的实用性。期望本书能够规范临床操作技术,减少实际工作中的失误,提高年轻妇产科医师的诊疗技巧及临床实践能力。

本书筹备、编写时间有限,各位专家夜以继日地工作才使本书顺利完成,限于工作经验和编写水平,书中可能存在错误和疏漏之处,敬请广大读者批评指正。

《妇产科疾病治疗与生殖医学》编委会

2023 年 5 月

目　录

第一章

绪　论

第一节　妇科临床实践思维

著名医史学家西格里斯曾说："每一个医学行动始终涉及两类人群：医师和患者，或者更广泛地说，医学团体和社会，医学无非是这两群人之间多方面的关系。"要充分认识到传统、经济、政治和文化上的差异可影响医疗活动及医患关系。妇科临床实践中，每一次接诊患者，均包括采集病史、体格检查、分析综合、诊断、制订处理计划、实施方案、观察与随访诊疗结果，其中每项内容都与诊治的整体效果密切相关。在这周而复始的过程中，医学基础知识就能够不断转化，临床经验就能够不断积累。这个过程的每一步都包含着医患间的理解、医患关系的相融，医患的相互尊重、相互配合不但有利于患者战胜病魔，也可提高医者的医术。

一、医患沟通

妇科医患沟通至关重要。妇科临床医疗常常会涉及患者的"隐私"。尽管社会文明的发展使人们的理念有了很大改观，但我国数千年的封建礼教思想仍不时地、或多或少地影响着现代的人们。不少女性即使身患妇科病痛，也羞于启齿，更不愿接受妇科检查，因而延误疾病诊治的病例屡见不鲜。女性在其青春期、性成熟期、绝经过渡期和绝经后期的心理和行为差异显著、各具特征。作为一名妇科医师在临床医疗实践过程中，一定要做到关注患者，更要尊重患者。

主诉是患者感受最主要的症状或体征，妇科患者（尤其是性成熟期、绝经过渡期女性）非常希望医师能够认真听取她的主诉，重视她讲述的病痛并了解她所患疾病对生活质量的影响，尤其是对生育能力或性功能的影响。在交流时，她会非常注意医师的衣着、神情、姿势变化及语言措辞。当患者感到医师朴实、认真，关心倾听她的叙述，并能耐心地回答她所提出的问题时，患者就会主动提供尽可能多的、更加细致的病情。若患者对医师提供的诊治计划得到充分了解，那么患者就会非常信任医师，就会积极配合医师的诊治方案的贯彻实施。

在接诊患者、采集病史时，医师一定要做到真诚、耐心和具有同情心，认真听取患者的陈述，以静听或点头赞同鼓励患者提供的详细病情。同时要注意患者的情绪变化及所阐述的语言等，必要时给予适当启发或采用询问的方式调整或集中患者的诉说内容。切忌在采集病史时表现出心不在焉，避免以指责或粗鲁的态度打断患者讲话，一定要避免暗示和主观臆测。医师要学会用通俗的语言和患者交谈,尽量少用医学术语。对病情严重的患者要尽可能多地表示理解和同情,不要给予不适当的提醒或应用不恰当的措辞。要充分考虑到患者的隐私权,切不可反复追问与性生活有关的情节。对未婚患者,有的要经过肛门指诊和相应的化验检查,明确病情后再补充询问与性生活有关的问题。对不能口述的危重患者,可询问其家属或其亲友;遇病情危重患者时,应在初步了解病情后立即进行抢救,以免贻误治疗。外院转诊的患者,应重视外院书写的病情介绍。

二、妇科常见病症分析

许多妇科疾病可由产科问题引起(如分娩引起的生殖器官损伤),妇科疾病也可影响产科的正常过程(如宫颈肌瘤可造成难产)。此外,妇科疾病可合并外科、内科等学科的疾病,反之亦然。妇科疾病与年龄也关系密切。年龄对疾病的诊断具有重要的参考价值,如青春期与围绝经期发生的月经失调常由无排卵所致,而生育期多由黄体功能异常引起。

妇科患者就诊诉说的常见症状有阴道流血、异常白带、下腹痛、外阴瘙痒及下腹部肿块等。不同年龄女性所述症状虽相同,但其原因可能不同。

在诊断和处理妇科疾病时,应首先基于患者的年龄来考虑与患者诉说症状相关疾病的轻重、缓急,先排除致命的病变;其次综合病史与检查结果(包括辅助检查)鉴别其为妇科疾病,或外科、内科等学科的疾病,或两者兼有。

(一)阴道流血鉴别的思考

除外正常月经的阴道流血是女性生殖器疾病最常见的一种症状,是指来自生殖道任何部位的出血,如阴道、宫颈、子宫等处。阴道流血也可为凝血障碍性疾病的一种临床表现,如特发性血小板减少性紫癜、白血病、再生障碍性贫血及肝功能损害等。

若患者为性成熟期女性,且性生活正常,则应首先排除与病理性妊娠相关的疾病,如异位妊娠、流产及滋养细胞疾病等。其次考虑卵巢内分泌功能变化引起的子宫出血,包括排卵障碍的异常子宫出血,以及月经间期卵泡破裂,雌激素水平短暂下降所致的子宫出血。最后考虑内生殖器炎症,如阴道炎、子宫颈炎和子宫内膜炎等,以及生殖器肿瘤,如子宫肌瘤、子宫颈癌、子宫内膜癌等。

若患者为绝经过渡期和绝经后期女性,则应首先排除内生殖器肿瘤,如子宫颈癌、子宫内膜癌、具有分泌雌激素功能的卵巢肿瘤、子宫肉瘤、阴道癌及子宫肌瘤。其次考虑生殖器官炎症,如外阴炎、阴道炎、子宫颈炎和子宫内膜炎等,以及绝经过渡期的排卵障碍性异常子宫出血。

若患者为青春期女性,则应首先排除排卵障碍性异常子宫出血及雌激素水平短暂下降所致的子宫出血。其次考虑特发性血小板减少性紫癜、白血病、再生障碍性贫血及肝功能损害等。

若患者为儿童期女性,则应首先排除外伤、异物等因素,其次考虑宫颈葡萄状肉瘤和其他病变的可能。

(二)异常白带鉴别的思考

女性阴道内常有少量分泌液,主要由阴道黏膜渗出物,宫颈管、子宫内膜及输卵管腺体分泌物等混合而成,俗称白带。正常白带呈蛋清样或白色糊状,无腥臭味,量少。白带形成与雌激素的作用有关:一般在月经前后 2~3 天,排卵期及妊娠期增多;青春期前及绝经后较少。若出现阴道炎、子宫颈炎或内生殖器组织癌变时,白带量显著增多,性状改变或伴有臭味。

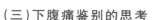

（三）下腹痛鉴别的思考

下腹痛多由妇科疾病导致,但也可以来自内生殖器以外的疾病。下腹痛通常分为急性下腹痛与慢性下腹痛两种。

1.急性下腹痛

起病急剧,疼痛剧烈,常伴有恶心、呕吐、出汗及发热等症状。

（1）下腹痛伴阴道流血:有或无停经史。此类急性下腹痛多与病理妊娠有关,常见于输卵管妊娠（流产型或破裂型）与流产（先兆流产或不全流产）。若由输卵管妊娠导致,下腹痛常表现为突然撕裂样疼痛,随后疼痛略有缓解或肛门坠胀感（里急后重）,疼痛也可向全腹部扩散。若为流产所致,疼痛常位于下腹中部,呈阵发性。

（2）下腹痛伴发热:有或无寒战。由炎症导致,一般见于盆腔炎性疾病、子宫内膜炎或输卵管卵巢脓肿。右侧下腹痛还应考虑急性阑尾炎的可能。

（3）下腹痛伴附件肿块:可为卵巢肿瘤扭转,也可能是输卵管妊娠。此外,肿物部分破裂也不少见。右下腹痛伴肿块,还应考虑阑尾周围脓肿的可能。

2.慢性下腹痛

起病缓慢,多为隐痛或钝痛,病程长。60%～80%的患者并无盆腔器质性疾病。根据慢性下腹痛发作时间,可以分为非周期性与周期性两种。

（1）非周期性慢性下腹痛:常见于下腹部手术后组织粘连、子宫内膜异位症、慢性输卵管炎、残余卵巢综合征、盆腔静脉淤血综合征及晚期妇科癌肿等。

（2）周期性慢性下腹痛:疼痛呈周期性发作,与月经关系密切。

（四）外阴瘙痒鉴别的思考

外阴瘙痒可由妇科疾病所致,也可由全身其他疾病引起。应根据外阴瘙痒持续时间、是否伴有局部皮损及患者年龄加以思考。

（1）外阴瘙痒持续时间长,伴有局部皮损:可由外阴上皮良性或恶性病变引起,尤其是患者年龄较大,瘙痒和皮损久治不愈者。若外阴皮肤或大阴唇黏膜呈生牛肉状,要排除糖尿病的可能。必要时,皮损处活检,明确诊断。

（2）外阴瘙痒,伴有阴道排液:多为阴道排液刺激外阴所致,尤其是年轻患者,应检查阴道分泌的性状及致病菌。

（3）外阴瘙痒伴内裤点状血染:多为阴虱引起。

（五）下腹部肿块鉴别的思考

女性下腹部肿块可以来自子宫与附件、肠道、腹膜后、泌尿系统及腹壁组织。许多下腹部肿块患者并无明显的临床症状,可能仅是患者本人偶然发现或妇科普查时发现。

通常可以根据下腹部肿块的性状考虑其病因。

1.囊性肿块

一般为良性肿物或炎性肿块。肿块在短时期内增大显著时,应考虑有恶性的可能性。

（1）活动性囊性肿块:位于子宫一侧,边界清楚,囊壁薄、光滑,无触痛的肿块,一般为卵巢肿块。若囊肿内壁无乳头,直径<5 cm,增大缓慢,于月经净后略有缩小的肿块,多数为卵巢非赘生性囊肿,如卵泡囊肿、黄体囊肿;若囊肿壁有或无乳头,直径≥5 cm,有增大趋势的肿块,多数为卵巢赘生性囊肿。囊肿在短期内增大明显者应考虑卵巢恶性肿瘤可能。若肿块从右上到左下移动度大、部位较高,应考虑肠系膜囊肿。

（2）固定性囊性肿块：边界不清，囊壁厚或囊内见分隔组织，并固定于直肠子宫陷凹、子宫后壁的囊性肿块。若囊肿内压力高、伴压痛者，常见于子宫内膜异位症；肿块压痛明显伴发热者，多为附件炎性肿块、脓肿或盆腔结核性肿块。若肿块位于右下腹，有明显压痛伴发热，兼有转移下腹部疼痛史，还应考虑阑尾周围脓肿的可能。

2.半实半囊性肿块

囊性与实性相间的肿块多来自子宫附件组织。

（1）活动性半实半囊性肿块：肿块位于子宫一侧、边界清楚、表面光滑或呈分叶状、无压痛、一般无症状者，多见于卵巢肿瘤。若伴腹水，卵巢恶性肿瘤居多。

（2）固定性半实半囊性肿块：肿块位于子宫一侧或直肠子宫陷凹、边界不清楚、表面不规则。若伴腹水、肿块表面可扪及结节者，多数为卵巢恶性肿瘤；若肿块压痛明显且伴发热，应考虑输卵管卵巢脓肿或输卵管积脓的可能。

3.实性肿块

首先要排除恶性肿瘤的可能。

（1）活动性实性肿块：肿块边界清楚，表面光滑或呈分叶状、与宫体相连且无症状，多为子宫浆膜下肌瘤或卵巢肿瘤。

（2）固定性实性肿块：肿块固定于子宫一侧或双侧、表面不规则，尤其是盆腔内可扪及其他结节、伴有腹水或胃肠道症状的患者，多为卵巢恶性肿瘤。若肿块位于下腹部一侧，呈条块状、有轻压痛、伴便秘、腹泻或便秘腹泻交替及粪中带血者，应考虑结肠癌的可能。双子宫或残角子宫的患者，可于子宫一侧扪及与子宫对称或不对称的肿块，两者相连，质地相同。

三、妇科临床诊治的思维

妇科疾病诊断时，应注意患者症状、体征与年龄、月经史、生育史的相关性。例如，生育期阴道不规则流血患者应首先考虑妊娠相关性疾病的可能，绝经后阴道流血应首先排除生殖道癌肿的可能。拟定临床治疗方案时，首先考虑采用科学的、经过客观论证的治疗指南，以指南规范临床实践。

同时需要考虑患者的生活质量、生育功能、各种并发症及妇科疾病给患者及其家人在心理上带来的影响和压力，及时给予解释和指导。

一旦疾病明确诊断后，需与患者充分沟通，告知疾病的概况与转归，并与患者共同确定治疗方案。对患者有指南外的需求，也应尊重患者，并以充分的依据分析其利与弊，例如风险、效价比等。

综上所述，临床思维是医师在为患者诊治的过程中，自己的医学知识和临床的具体情况不断磨合的思维活动。实践机会多、重复次数多是临床医学的一个特点，更是医师临床诊疗能力提高的基础。因此，学生不仅要学好医学理论知识、积极参加医疗实践，而且更要善于运用科学思维。

（乔秀梅）

第二节 产科临床实践思维

产科学是最古老的医学学科之一,漫漫数千年的发展,使产科学从单纯的"接生"转变为集产科、新生儿科、小儿外科、内科、影像医学、临床遗传学、临床营养学及胚胎学为一体的母胎医学。这一发展趋势使得产科从最简单的学科变为相当复杂的学科,也决定了产科具有其独特的临床思维方式,也要求产科医师不但要具备产科学临床与基础知识,而且应有其他相关学科的基础知识。产科医师要像内科医师一样思考问题,像遗传科医师一样分析问题,像外科医师一样解决问题,像心理科医师一样讨论问题。

产科临床医疗关系到母胎的安危,处理稍有疏忽就会给两条生命带来意外,可见产科工作的责任重大。就诊的妊娠妇女虽可分为正常妊娠和病理妊娠,但在妊娠的进展过程中,可因母体潜在病变的激化,或出现妊娠的特有病变,由初始的"正常妊娠"转变为病理妊娠。产科医师的主要责任:①风险评估;②促进妊娠健康进展;③给予必要的医疗和心理干预;④妊娠后特定时期内的随访和指导。

产科风险评估包括产科完整病史、体格检查、相关辅助检查及母胎安危的分析。

一、信息交流

与妊娠妇女之间的产科信息交流是产科医师采集完整病史的基础。每一位妊娠妇女初诊时的心情都是非常兴奋的:想知道胎儿发育如何;为了胎儿的健康发育,自己应采取什么样的生活方式等。产科医师应能顺其心情,耐心回答问题,告知必要的医学知识。同时,要仔细询问妊娠前的身体状况及曾患的任何疾病(包括其配偶和直系亲属)。切勿因妊娠是"生理"的、"正常"的,而疏于了解一些可能会影响妊娠健康发展的细节问题,如妊娠前血压、体重的数值等。要充分告知正常妊娠对母体的影响、母体潜在疾病的激化,或发生妊娠特有病变的可能性,使妊娠妇女、配偶及其亲属了解妊娠是具有一定的风险的。

与有合并其他疾病的妊娠妇女沟通时,更要耐心回答问题,要"有理、有节"地告知妊娠发展中母胎可能发生的问题,尤其是产科合并症的突变性和不可预见性。必要时,可先与其配偶沟通。

另外,要注意医疗卫生的特定法规。

二、产科临床诊断和治疗思维

产科临床实践中,产科医师的任务是预见和处理妊娠期间母体和胎儿可能发生的异常情况。根据病史、检查、实验室检查及各种特殊诊断仪器的检查结果可以区分正常妊娠和病理妊娠。

大部分正常妊娠最适宜的处理是密切随访、观察;必要时,给予相应的干预。在妊娠期间,一般的处理原则是非手术治疗为主,所以思考和处理问题是基本上以内科思维方式为主。

病理妊娠则是根据病情给予相应的处理。但其具有诸多特点。

(一)突变性

产科危重患者的病情变化快,在短时间内,患者的情况可能急转直下,会突然发生心力衰竭或突然出现胎心消失。

（二）不可控性

例如，自然临产的时间不受医师控制，随时都有可能发生，而且晚间临产的概率比较大。

（三）不可预见性

例如，分娩过程中会出现各种意外：胎心减速、脐带脱垂、胎盘早剥、羊水栓塞、难产、产后出血等。

（四）可治愈性

若给予及时、正确的处理，患者及胎儿的险情会短期内很快得到解决。因此，产科医师必须具备一个优秀外科医师的基本素质和能力。

产科这些特点决定了产科医师需要有非常果断的决策力，有准确的判断力，熟练的临床技能和善于处理突发事件的能力。因此，不仅要学好医学伦理知识、积极参加医疗实践，而且更要在产科临床实践中磨炼判断力，培养解决问题和处理突发事件的能力。

（张建云）

第二章

女性生殖系统解剖

第一节 外 生 殖 器

女性生殖器可分为外生殖器和内生殖器两部分。女性外生殖器(图 2-1)是指生殖器官外露的部分,又称外阴,位于两股内侧间,前为耻骨联合,后为会阴。

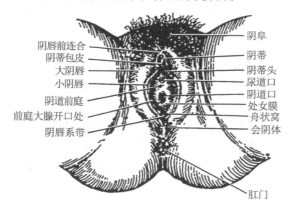

图 2-1　女性外生殖器

一、阴阜

阴阜是指耻骨联合前面隆起的脂肪垫。青春期后,其表面皮肤开始生长卷曲的阴毛,呈盾式分布:尖端向下三角形分布,底部两侧阴毛向下延伸至大阴唇外侧面。而男性的阴毛分布不似如此局限:阴毛可以向上分布,朝向脐部,或朝下扩伸而达左右大腿的内侧。阴毛的疏密与色泽因个体和种族不同而异。阴毛为第二性征之一。

二、大阴唇

大阴唇自阴阜向下、向后止于会阴的一对隆起的皮肤皱襞,其外形是根据所含脂肪量的多少而不同。一般女性的大阴唇长 7～8 cm,宽 2～3 cm,厚 1.0～1.5 cm。女孩或未婚女性的两侧大阴唇往往互相靠拢而完全盖没它们后面的组织,而经产妇左右大阴唇多数是分开的。大阴唇的前上方和阴阜相连,左右侧大阴唇在阴道的下方融合,形成后联合,逐渐并入会阴部。

大阴唇外侧面为皮肤,皮层内有皮脂腺和汗腺,多数妇女的大阴唇皮肤有色素沉着;内侧面湿润似黏膜。大阴唇皮下组织松弛,脂肪中有丰富的静脉、神经及淋巴管,若受外伤,容易形成血肿,疼痛较甚。

解剖学上,女性的大阴唇相当于男性的阴囊。子宫的圆韧带终止在大阴唇的上缘。绝经后,大阴唇多呈萎缩状。

三、小阴唇

分开大阴唇后,可见到小阴唇。左、右侧小阴唇的前上方互相靠拢。其大小和形状可以因人而异,有很大差别。未产妇的小阴唇往往被大阴唇所遮盖,而经产妇的小阴唇可伸展到大阴唇之外。

左右小阴唇分别由两片薄薄的组织所组成。外观小阴唇呈湿润状,颜色微红,犹如黏膜一样,但无阴毛。小阴唇内含有勃起功能的组织、血管、少数平滑肌纤维和较多皮脂腺,偶有少数汗腺,外覆复层鳞状上皮。小阴唇因富有多种神经末梢,故非常敏感。

两则小阴唇的前上方互相靠拢、融合,形成上下两层;下层为阴蒂的系带,而上层为阴蒂包皮。两侧小阴唇的下方可分别与同侧的大阴唇融合,或者在中线形成小阴唇后联合,又称阴唇系带。

四、阴蒂

阴蒂是小而长且有勃起功能的小体,位于两侧小阴唇顶端下,由阴蒂头、阴蒂体和两侧阴蒂脚所组成。阴蒂头显露于阴蒂包皮和阴蒂系带之间,直径很少超过 0.5 cm,神经末梢丰富,极敏感,是使女性动欲的主要器官。

阴蒂相当于男性的阴茎,具有勃起性。阴蒂即使在勃起的情况下,长度也很少超过 2 cm。由于小阴唇的牵拉,所以阴蒂呈一定程度的弯曲,其游离端指向下内方,朝着阴道口。阴蒂头是由梭形细胞组成。阴蒂体包括两个海绵体,其壁中有平滑肌纤维。长而狭的阴蒂脚分别起源于左、右两侧坐耻支的下面。

五、前庭

前庭是指左、右小阴唇所包围的长圆形区域,为胚胎期尿生殖窦的残余部分。在前庭的前面有阴蒂,后方则以小阴唇后联合为界。

在前庭的范围内有尿道口、阴道口和左、右前庭大腺(即巴氏腺)的出口(图 2-2)。前庭的后半部,即小阴唇后联合与阴道之间,是所谓的舟状窝。除未产妇外,此窝很少能被观察到,因为经产妇在分娩时,多数妇女的舟状窝,由于受到损伤而消失。

六、前庭大腺

前庭大腺是前庭左右各一的复泡管状腺,其直径为 0.5～1.0 cm,位于前庭下方阴道口的左、右两侧。前庭大腺的出口管长 1.5～2.0 cm,开口于前庭的两侧,正好在阴道口两侧边缘之外。前庭大腺的管径很小,一般仅能插入细小的探针。在性交的刺激下,腺体分泌出黏液样分泌物,以资润滑。

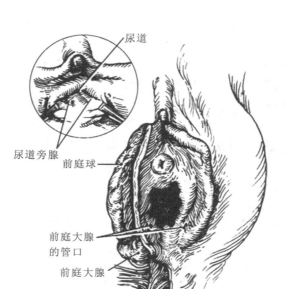

尿道

尿道旁腺

前庭球

前庭大腺
的管口

前庭大腺

图 2-2　尿道、尿道旁腺、前庭大腺

七、尿道口

尿道口位于前庭的中央,耻骨弓下方 1.0~1.5 cm 处、阴道口的上方。尿道口往往呈轻度折叠状。排尿时,尿道口的直径可以放松到 4~5 mm。尿道的左、右两侧有尿道旁管,即 Skene 管,其往往开口于前庭,也偶有开口于尿道口内的后壁处。尿道旁管的口径很小,约为 0.5 mm,其长度可因人而稍异。

尿道下 2/3 与阴道前壁紧密相连,阴道下 1/3 的环状肌肉围绕尿道的上端和下端。

八、前庭球

前庭两侧黏膜下的一对具有勃起性的静脉丛,其长 3.0~4.0 cm,宽 1.0~2.0 cm,厚 0.5~1.0 cm。它们与坐耻支并列,部分表面覆有球海绵体肌和阴道缩肌。前庭球的下端,一般处于阴道口的中部,而其前端则向上朝着阴蒂伸展。

分娩时,前庭球往往被推到耻骨弓的下面,但因为它们尾部是部分环绕着阴道,所以容易受到损伤而造成外阴血肿或甚至大量出血。

九、阴道口和处女膜

阴道口位于前庭的后半部,其形状和大小可因人而异。处女的阴道口往往被小阴唇所盖没;如果推开小阴唇,则可见到阴道口几乎完全被处女膜所封闭。处女膜有否破裂,有时可以引起法律纠纷,因此,检查处女时应当详细检查,慎重结论。

阴道的表面和游离的边缘有较多的结缔组织乳头。处女膜的形状和坚固度均有明显的差异。处女膜两面均覆有未角化的复层鳞状上皮,间质大部分是由弹性和胶原性的结缔组织。处女膜没有腺性或肌性成分,亦没有很多神经纤维。女性新生儿的处女膜有很多血管;妊娠妇女的处女膜上皮较厚,并富有糖原;绝经后女性的处女膜上皮变薄,并可以出现轻微的角化。成年处女的处女膜仅是或多或少围绕阴道口的一片不同厚度的膜,并有一个小到如针尖、大到能容纳一个或两个指尖的孔。此开口往往呈新月形或圆形,但也偶可是筛状的、有中隔的或澈状的。澈状的处女膜可能被误认为是处女膜破裂。因此,由于法律的原因,在做出处女膜是否破裂的描述时,必须慎重。

一般来说,处女膜多数是在第一次性交时撕裂,裂口可以分散在数处,多数撕裂位于处女膜的后半部。撕裂的边缘往往很快结成瘢痕,此后处女膜即成为若干分段的组织。首次性交时,处女膜会撕裂的深度可因人而异。一般认为,处女膜撕裂时往往伴有少量出血,但很少引起大出血。个别处女的处女膜组织比较坚韧,需手术切开,但极为罕见。由分娩而引起处女膜解剖上的改变,往往比较明显、清楚,因而易识别而作出诊断。

处女膜无孔是一种先天性异常,此时阴道完全被闭锁。它的主要现象是经血滞留、性交受阻。一般需手术切开。

十、阴道

阴道的起源问题尚无统一的意见。阴道上皮的来源,有 3 种不同的看法:①米勒系统。②午非管。③尿生殖窦。目前,较为公认的是,阴道部分起源于米勒管和部分来自尿生殖窦。

阴道可以被称为是子宫的排泄管道,经过阴道,子宫排出经血。它亦是女性的性交器官,同时又是分娩时的产道的一部分。

阴道是由肌肉、黏膜组成的管道,其上接宫颈、下联外阴。阴道前方为膀胱,后为直肠。

阴道与膀胱及尿道之间有一层结缔组织,即所谓的"膀胱-阴道隔"。阴道中、下段和直肠之间,亦有由类似组织所形成的直肠-子宫间隔。阴道部分上段(即阴道后穹隆)参与组成直肠子宫陷凹(道格拉斯陷凹)的前壁。在正常情况下,阴道前壁与后壁的中间部分互相靠得较近,而在阴道的左、右两旁的侧壁之间,则有一定距离。这样便使阴道的横切面看来犹似空心的 H 字形状(图 2-3)。

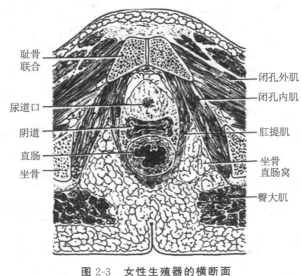

图 2-3 女性生殖器的横断面
显示阴道内腔的 H 形状

阴道的顶端是个盲穹隆,子宫颈的下半部伸入此处。阴道穹隆可以分为四部分,即左、右、前、后穹隆。阴道和子宫颈的连接处,在子宫颈的后方要比子宫颈的前方高些,故阴道后穹隆比前穹隆深一些。阴道前壁也稍短于后壁,长度分别为6～8 cm和7～10 cm。

阴道的前、后壁上,有纵行的皱褶柱。在未经产妇女中,还可以在此处见到与纵行柱成直角的横嵴。当这些皱褶到达侧壁时,渐渐消失,在高年经产妇中,阴道壁往往变为平滑。

阴道的黏膜是由典型的不角化复层鳞状上皮细胞组成。黏膜下有一层结缔组织,其中血管丰富,偶尔有淋巴小结。阴道黏膜仅松松地与下面的组织相连,因此手术时,可以轻松地把阴道黏膜与其下的结缔组织分开。

正常情况下,阴道黏膜不含有典型的腺体。有时在经产妇的阴道中可见有些包涵囊肿,但不是腺体,而是在修补阴道撕裂时,黏膜碎片被埋没在缝合伤口下而后形成的囊肿。另外,有些衬有柱状的或骰状的上皮的囊肿,也不是腺而是午非管或米勒管的残余物。

阴道的肌层可分为两层平滑肌,外层纵行,内层环行,但整个肌层并不明显。在阴道的下端,可见有一横纹肌带,它是阴道缩肌或括约肌。然而,主要关闭阴道的是肛提肌。肌层的外面有结缔组织把阴道与周围的组织连接起来。这些结缔组织内含有不少弹性纤维和很多静脉。

阴道有丰富的血管供应。它的上1/3是由子宫动脉的宫颈-阴道支供应;中1/3由膀胱下动脉供应;下1/3则由直肠中动脉和阴部内动脉供应。直接围绕阴道的是一个广泛的静脉丛,静脉与动脉伴行,最后汇入髂内静脉。阴道下1/3的淋巴,与外阴的淋巴一起流入腹股沟淋巴结;中1/3的淋巴流入髂内淋巴结;上1/3的淋巴则流入髂总淋巴结。

根据Krantz(1958年)的论述,人的阴道没有特殊的神经末梢(生殖小体),但是在它的乳头中偶尔可见到游离的神经末梢。

阴道的伸缩性很大。在足月妊娠时,它可以被扩张到足以使正常足月胎儿顺利娩出,而在产褥期间,它又能逐渐恢复到产前状态。

十一、会阴

广义的会阴是指盆膈以下封闭骨盆出口的全部软组织结构,有承载盆腔及腹腔脏器的作用。它主要由尿生殖膈和盆膈所组成。尿生殖膈由上、下二层筋膜、会阴深横肌和尿道阴道括约肌所构成。盆膈是由上、下二层筋膜、肛提肌和尾骨肌所构成。肛提肌则由髂尾肌、耻骨直肠肌、耻尾肌所组成。它有加强盆底托力的作用,又因部分肌纤维在阴道和直肠周围密切交织,还有加强肛门和阴道括约肌的作用。处于阴道和肛门之间的中缝即会阴缝是由会阴的中心腱所加固。球海绵体肌、会阴浅横肌和肛门外括约肌在它的上面会聚。以上这些结构共同成为会阴体的主要支撑。在分娩时,它们往往被撕伤。

狭义的会阴是指阴道口与肛门之间的软组织结构。

(张建云)

第二节 内生殖器

内生殖器包括子宫、输卵管和卵巢(图 2-4)。

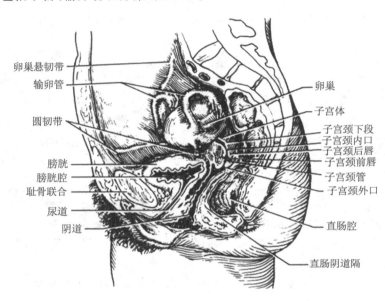

卵巢悬韧带
输卵管
圆韧带
膀胱
膀胱腔
耻骨联合
尿道
阴道

卵巢
子宫体
子宫颈下段
子宫颈内口
子宫颈后唇
子宫颈前唇
子宫颈管
子宫颈外口
直肠腔
直肠阴道隔

图 2-4　盆腔矢状切面
显示阴道、子宫、膀胱等的关系

一、子宫

子宫是一个主要由肌肉组成的器官,宫体部外覆腹膜,宫腔内衬子宫内膜。妊娠期,子宫接纳和保护受孕产物,并供以营养;妊娠足月时,子宫收缩,娩出胎儿及其附属物。

非妊娠期子宫位于盆腔内,处于膀胱与直肠之间,它的下端伸入阴道。子宫的后壁几乎全部被腹膜所覆盖,它的下段形成直肠子宫陷凹的前界。子宫前壁仅上段盖有腹膜,因为它的下段直接与膀胱后壁相连,在它们中间有一层清楚的结缔组织。

子宫形状为上宽下窄(图 2-5),可分为大小不同的上下两部:上部为宫体、呈三角形;下部呈圆筒形或梭形,即宫颈。宫体的前壁几乎是平的,而其后壁则呈清楚的凸形。双侧输卵管起源于子宫角部,即子宫上缘和侧缘交界之处。两侧输卵管内端之间的上面凸出的子宫部分,称为子宫底。自子宫的左、右侧角至盆腔底部之间的部分是子宫的侧缘,两侧腹膜呈翼形皱褶,形成阔韧带。

子宫的大小和形状,随女性的年龄和产次而有较大差别。女性新生儿的子宫的长 2.5~3.0 cm,成年而未产者的子宫 5.5~8.0 cm 长,而经产妇的子宫则为 9.0~9.5 cm。未产妇和经产妇的子宫重量,亦有很大差异,前者为 45~70 g,后者约为 80 g 或更重一些。在不同年龄的对象中,宫体与宫颈长度的比率亦有很大差异(图 2-6)。婴儿宫体的长度仅为宫颈长度的一半;年轻而未产者,则两者的长度约相等;经产妇宫颈长度仅为子宫总长度的 1/3。

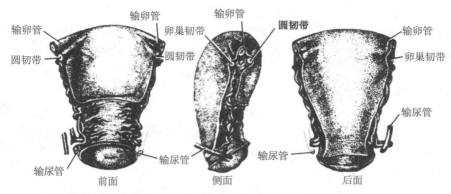

图 2-5 子宫的前、侧、后面观

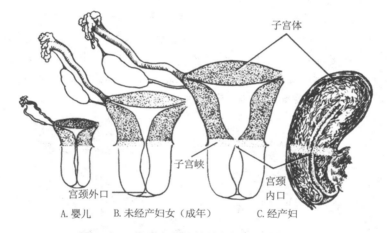

图 2-6 正常子宫和附件的额切面和矢状切面

子宫的主要组成成分是肌肉,宫体的前壁与后壁几乎互相接触,中间的子宫腔仅为一裂缝。宫颈呈梭形,其上、下两端各有一小孔,即宫颈内口和外口。额切面观,子宫体呈三角形,而子宫颈管则仍为梭形。经产妇子宫腔的三角形状,变得较不明显,因为原来凸出的侧缘,往往变为凹形。绝经期妇女子宫肌层和内膜层萎缩,子宫的体积变小。

子宫又分为子宫体和子宫颈两部分。

(一)子宫体

宫体的壁由三层组织所组成,即浆膜层、肌肉层和黏膜层。

1.浆膜层

浆膜层为覆盖宫体的盆腔腹膜,与肌层紧连不能分离。在子宫峡部处,两者结合较松弛,腹膜向前反折覆盖膀胱底部,形成膀胱子宫陷凹,反折处腹膜称膀胱子宫返折腹膜。在子宫后面,宫体浆膜层向下延伸,覆盖宫颈后方及阴道后穹隆再折向直肠,形成直肠子宫陷凹(亦称道格拉斯陷凹)。

2.肌层

肌层由大量平滑肌组织、少量弹力纤维与胶原纤维组成,非孕时厚约 0.8 cm。子宫体肌层可分3层。

(1)外层:肌纤维纵行排列,较薄,是子宫收缩的起始点。

(2)中层:占肌层大部分,呈交叉排列,在血管周围形成"8"字形围绕血管。

(3)内层:肌纤维环行排列,其痉挛性收缩可导致子宫收缩环形成。宫体肌层内有血管穿行,肌纤维收缩可压迫血管,能有效地制止血管出血。

3.子宫内膜层

子宫内膜是一层薄的、淡红色的绒样的膜。仔细观察,可以见到有许多微小的孔,即子宫腺体的开口。正常情况下,子宫内膜的厚度可以在0.5 mm至3～5 mm变动。子宫内膜为一层高柱形,具有纤毛且互相紧密排列的细胞所组成。管形的子宫腺体是由表层上皮内陷所构成,其伸入子宫内膜层的全层,直达肌层。子宫内膜腺体可分泌稀薄的碱性液体,以保持宫腔潮湿。

子宫内膜与肌层直接相贴,其间没有内膜下层组织。内膜可分3层:致密层、海绵层及基底层。致密层与海绵层对性激素敏感,在卵巢激素影响下发生周期性变化,又称功能层。基底层紧贴肌层,对卵巢激素不敏感,无周期性变化。

子宫供血主要来自子宫动脉。子宫动脉上行支沿子宫侧缘上行,逐段分出与宫体表面平行的分支,称为弓形小动脉。弓形小动脉进入子宫肌层后呈辐射状分支为辐射状动脉。肌层内辐射状动脉以直角状再分支,形成螺旋小动脉,进入上2/3内膜层,供应功能层内膜。若肌层内辐射状动脉以锐角状再分支,则形成基底动脉,仅进入基底层内膜。螺旋小动脉对血管收缩物质和激素敏感,而基底动脉则不受激素的影响(图2-7)。

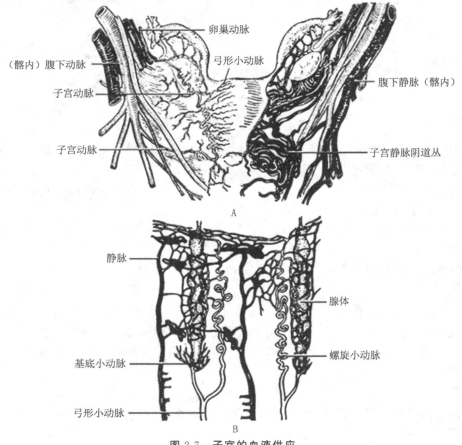

图 2-7　子宫的血液供应

子宫壁由富含弹性纤维的结缔组织及肌纤维束所组成。子宫肌纤维从上到下逐渐地减少，宫颈部仅含有 10% 的肌肉。宫体壁内层较外层含有相对多的肌纤维。妊娠期子宫上部的肌纤维肥大，而宫颈的肌纤维没有明显的变化。临产后，由于宫体肌纤维的缩复作用，宫颈呈被动地扩张。

(二)子宫颈

子宫颈是指子宫颈解剖学内口以下那部分子宫。在子宫的前方、子宫颈的上界，几乎是相当于腹膜开始反折到膀胱上之处。以阴道壁附着处为界，子宫颈分为阴道上和阴道两部分，称为宫颈阴道上部和宫颈阴道部。宫颈阴道上部的后面被腹膜所覆盖，而前面和左、右侧面与膀胱和阔韧带的结缔组织相连。宫颈阴道部伸入阴道，它的下端是子宫颈外口。

子宫颈外口的形状可以因人而异。未产妇子宫颈外口为小而齐整的卵圆形孔；因子宫颈在分娩时受到一定的损伤(损伤最容易发生于外口的两旁)，故经产妇子宫颈外口往往变为一条横行的缝道，子宫颈外口分成为所谓的"前唇和后唇"。有时，初产妇子宫颈遭到较严重的多处撕裂后，宫颈外口变为很不规则。根据这种撕裂的痕迹，可以无疑地诊断为经产妇(图 2-8、图 2-9)。

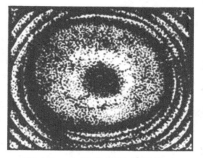

图 2-8　未经产妇的宫颈外口

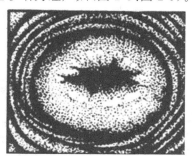

图 2-9　经产妇的宫颈外口

宫颈阴道部的黏膜直接与阴道的黏膜相连，两者都由复层鳞状上皮组成，有时子宫颈管的腺体可以伸展到黏膜面。假如这些腺体的出口被阻塞，则会形成所谓的潴留囊肿。

子宫颈主要由结缔组织所组成，内含较多血管和弹性组织，偶有平滑肌纤维。宫颈的胶原性组织与宫体的肌肉组织的界线一般较明显，但亦可以是逐渐转变的，延伸范围约 10 mm。宫颈的物理性能是根据它的结缔组织的状态而决定，在妊娠和分娩期，子宫颈之所以能扩张是和宫颈中的胶原组织的离解有关。

宫颈管的黏膜是由一层高柱形上皮所组成，它处在一层薄的基底膜之上。因无黏膜下层，故宫颈的腺体可直接从黏膜的表层延伸入到下面的结缔组织。颈管黏膜的黏液细胞分泌厚而粘的分泌物，形成黏液栓，将宫颈管与外界隔开。

正常情况下，在宫颈外口处，阴道部的鳞状上皮与宫颈管的柱状上皮之间有清楚的分界线，称原始鳞-柱交接部或鳞-柱交界。若体内雌激素变化、感染或损伤，则复层鳞状上皮可扩展到宫颈管的下 1/3，甚至更高一些。而宫颈管的柱状上皮也可移至宫颈阴道部。这种变化在有宫颈前、后唇外翻的经产妇中，更为显著。这种随体内环境变化而移位所形成的鳞-柱交接部称生理性鳞-柱交接部。在原始鳞-柱交接部和生理性鳞-柱交接部间所形成的区域称移行带区，此区域是宫颈癌及其癌前病变的好发部位。

子宫峡部为宫颈阴道上部与子宫体相移行的部分，实际上属于子宫颈的一部分，也即宫颈解剖学内口和宫颈组织学内口之间的部分，在产科方面有特别重要的意义。非妊娠时，此部仅长

0.6~1.0 cm,妊娠晚期时,则可增长达6~10 cm,临床上称其为子宫下段,是剖腹取胎切开子宫之处。

(三)子宫的韧带

子宫的韧带主要由结缔组织增厚而成,有的含平滑肌,具有维持子宫位置的功能。子宫韧带共有4对:阔韧带、圆韧带、主韧带和宫骶韧带。

1.阔韧带

子宫两侧翼形腹膜皱褶。起自子宫侧浆膜层,止于两侧盆壁;上缘游离,下端与盆底腹膜相连。阔韧带由前后两叶腹膜及其间的结缔组织构成,疏松,易分离。阔韧带上缘腹膜向上延伸,内2/3包绕部分输卵管,形成输卵管系膜;外1/3包绕卵巢血管,形成骨盆漏斗韧带,又称卵巢悬韧带。阔韧带内有丰富的血管、神经及淋巴管,统称为子宫旁组织,阔韧带下部还含有子宫动静脉、其他韧带及输尿管。

阔韧带上部的直切面显示分为三部分,分别围绕输卵管、子宫、卵巢韧带和圆韧带(图2-10)。

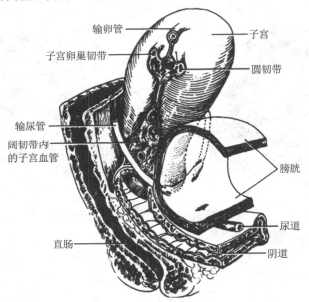

图 2-10　阔韧带的子宫断端示意图

输卵管下的阔韧带部分即为输卵管系膜,由两层腹膜所组成,其间是一些松弛的结缔组织,其中有时可见卵巢冠。

卵巢冠由许多含有纤毛上皮的狭窄垂直小管所组成。这些小管的上端与一条纵向管相接合,后者在输卵管下伸展到子宫的侧缘,在宫颈内口近处成为盲管。这个管是午非管的残余,称为加特内管(卵巢冠纵管)。

2 圆韧带

圆形条状韧带,长12~14 cm,起自双侧子宫角的前面,穿行于阔韧带与腹股沟内,止于大阴唇前端。圆韧带由结缔组织与平滑肌组成,其肌纤维与子宫肌纤维连接,可使子宫底维持在前倾位置。

3.主韧带

主韧带为阔韧带下部增厚的部分,横行于宫颈阴道上部与子宫体下部侧缘达盆壁之间,又称宫颈横韧带。由结缔组织及少量肌纤维组成,与宫颈紧密相连,起固定宫颈的作用。子宫血管与输尿管下段穿越此韧带。

4.宫骶韧带

从宫颈后面上部两侧起(相当于子宫峡部水平),绕过直肠而终于第2~3骶椎前面的筋膜内,由结缔组织及平滑肌纤维组织组成,外有腹膜遮盖。短厚坚韧,牵引宫颈向后、向上维持子宫于前倾位置。

由于上述4对子宫韧带的牵拉与盆底组织的支托作用,使子宫维持在轻度前倾前屈位。

(四)子宫的位置

子宫的一般位置是轻度前倾、前屈。当妇女直立时,子宫几乎处于水平线和稍向前屈,子宫底处在膀胱上,而宫颈则向后朝着骶骨的下端,其外口大约处于坐骨棘的水平。上述器官的位置可依据膀胱和直肠的膨胀程度而变动。

正常子宫是一个部分可动的器官:宫颈是固定的,宫体则可在前后平面上活动。所以,姿势和地心引力可以影响子宫的位置。直立时,骨盆的前倾斜可能造成子宫的前屈。

(五)子宫的血管

子宫血管的供应主要来自子宫动脉。子宫动脉自髂内动脉分出后,沿骨盆侧壁向下向前行,穿越阔韧带基底部、宫旁组织到达子宫外侧(距子宫峡部水平)约2 cm处横跨输尿管至子宫侧缘。此后分为上、下两支:上支称宫体支,较粗,沿子宫侧迂曲上行,至宫角处又分为宫底支(分布于宫底部)、卵巢支(与卵巢动脉末梢吻合)及输卵管支(分布于输卵管);下支称宫颈-阴道支,较细,分布于宫颈及阴道上段(图2-11)。

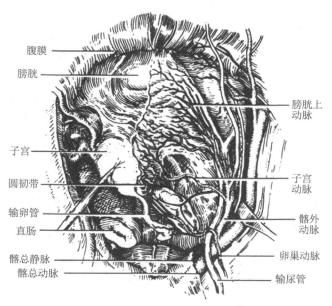

图 2-11 子宫和骨盆血管

由于子宫动脉在宫颈内口的水平、子宫侧缘2 cm处,跨过输尿管(喻为"桥下有水"),故行子宫切除术时,有可能误伤输尿管,需慎防之。

子宫两侧弓形静脉汇合成为子宫静脉,然后流入髂内静脉,最后汇入髂总静脉。

（六）淋巴

子宫内膜有丰富的淋巴网,但是真正的淋巴管则大部分限于基底部。子宫肌层的淋巴管汇聚于浆膜层,并在浆膜下面形成丰富的淋巴管丛,特别是在子宫的后壁,而在前壁则少些。

子宫淋巴回流有 5 条通路:①宫底部淋巴常沿阔韧带上部淋巴网、经骨盆漏斗韧带至卵巢、向上至腹主动脉旁淋巴结。②子宫前壁上部或沿圆韧带回流到腹股沟淋巴结。③子宫下段淋巴回流至宫旁、闭孔、髂内外及髂总淋巴结。④子宫后壁淋巴可沿宫骶韧带回流至直肠淋巴结。⑤子宫前壁也可回流至膀胱淋巴结(图 2-12)。

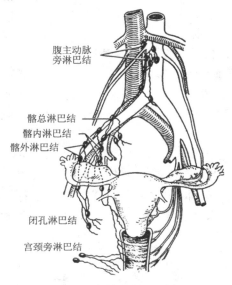

图 2-12　子宫淋巴回流

（七）神经支配

子宫的神经分配主要来自交感神经系统,然而也有一部分来自脑脊髓和副交感神经系统。副交感神经系统由来自第二、三、四骶神经的稀少纤维所组成,分布于子宫的两侧,然后进入子宫颈神经节。交感神经系统经腹下丛进入盆腔,向两侧下行后,进入子宫阴道丛。上述两神经丛的神经供应子宫、膀胱和阴道的上部。有些神经支在肌肉纤维间终止,另一些则伴着血管进入子宫内膜。

交感神经和副交感神经两者都有运动神经和少许感觉神经纤维。交感神经使肌肉收缩和血管收缩,而副交感神经则抑制血管收缩,转为血管扩张。

盆腔内脏的神经支配有临床上的意义,因为有几种盆腔疼痛可以用切断腹下神经丛,永远获得解除。来自第十一和第十二胸神经的感觉神经纤维,可将子宫收缩的疼痛传至中枢神经系统。来自宫颈和产道上部的感觉神经,经过盆腔神经到达第二、三、四骶神经,而产道下部的神经则经过腹股沟神经和阴部神经。子宫的运动神经来自第七和第八腰椎水平的脊髓。运动神经与感觉神经分为层次,使在分娩时可应用脊尾麻醉和脊髓麻醉。

子宫平滑肌有自主节律活动,完全切除其神经后仍有节律收缩,还能完成分娩活动,临床上可见低位截瘫的产妇仍能顺利自然分娩。

二、输卵管

输卵管为卵子与精子结合场所及运送受精卵的管道(图 2-13)。

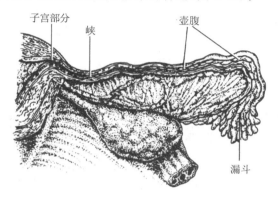

图 2-13　输卵管的纵切面
显示输卵管腔的各段不同大小,纵行折襞和输卵管系膜,子宫角以及卵巢的关系

(一)形态

自两侧子宫角向外伸展的管道,长 8～14 cm。输卵管内侧与宫角相连,走行于输卵管系膜上端,外侧 1.0～1.5 cm(伞部)游离。根据形态不同,输卵管分为以下 4 部分。

1.间质部

潜行于子宫壁内的部分,短而腔窄,长约 1 cm。

2.峡部

紧接间质部外侧,长 2～3 cm,管腔直径约 2 mm。

3.壶腹部

峡部外侧,长 5～8 cm,管腔直径 6～8 mm。

4.伞部

输卵管的最外侧端,游离,开口于腹腔,管口为许多须状组织,呈伞状,故名伞部。伞部长短不一,常为 1.0～1.5 cm,有"拾卵"作用。

(二)解剖组织学

解剖组织学由浆膜层、肌层及黏膜层组成。

1.浆膜层

浆膜层即阔韧带上缘腹膜延伸包绕输卵管而成。

2.肌层

肌层为平滑肌,分外、中及内 3 层。外层纵行排列;中层环行,与环绕输卵管的血管平行;内层又称固有层,从间质部向外伸展 1 cm 后,内层便呈螺旋状。肌层有节奏地收缩可引起输卵管由远端向近端的蠕动。

3.黏膜层

黏膜层由单层高柱状上皮组成。黏膜上皮可分纤毛细胞、无纤毛细胞、楔状细胞及未分化细胞。4 种细胞具有不同的功能:纤毛细胞的纤毛摆动有助于输送卵子;无纤毛细胞可分泌对碘酸-雪夫反应(PAS)阳性的物质(糖原或中性黏多糖),又称分泌细胞;楔形细胞可能为无纤毛细胞的前身;未分化细胞又称游走细胞,为上皮的储备细胞。

输卵管肌肉的收缩和黏膜上皮细胞的形态、分泌及纤毛摆动均受卵巢激素影响,有周期性变化。

三、卵巢

卵巢是产生与排出卵子,并分泌甾体激素的性器官。

(一)形态

卵巢呈扁椭圆形,位于输卵管的后下方。以卵巢系膜连接于阔韧带后叶的部位称卵巢门,卵巢血管与神经由此出入卵巢。卵巢的内侧(子宫端)以卵巢固有韧带与子宫相连,外侧(盆壁端)以卵巢悬韧带(骨盆漏斗韧带)与盆壁相连。青春期以前,卵巢表面光滑;青春期开始排卵后,表面逐渐凹凸不平,表面呈灰白色。体积随年龄不同而变异较大,生殖年龄女性卵巢约 4 cm×3 cm×1 cm 大小,重 5～6 g,绝经后卵巢逐渐萎缩变小变硬。

(二)解剖组织学

卵巢的表面无腹膜覆盖。卵巢表层为单层立方上皮即生发上皮,其下为一层纤维组织,称卵巢白膜。白膜下的卵巢组织,分皮质与髓质两部分:外层为皮质,其中含有数以万计的始基卵泡和发育程度不同的囊状卵泡,年龄越大,卵泡数越少,皮质层也变薄;髓质是卵巢的中心部,无卵泡,与卵巢门相连,含有疏松的结缔组织与丰富的血管与神经,并有少量平滑肌纤维与卵巢韧带相连接。

卵巢受交感神经和副交感神经支配。大部分交感神经来自伴同卵巢血管的神经丛,而小部分则来自围绕子宫动脉卵巢支的神经丛。卵巢还有丰富的无髓鞘神经纤维。这些神经纤维的大部分也是伴同血管的,仅仅是血管神经。其他部分则形成花环样,围绕正常的和闭锁的卵泡,并伸出许多微细的神经支。

(耿海霞)

第三节 骨 盆

骨盆及其附属组织承托内生殖器官及其相邻器官,协助保持其正常位置。若骨盆及其组织异常,则可发生相应的妇科病变。同时,骨盆为胎儿娩出的骨产道,骨盆的结构、形态及其组成骨间径与阴道分娩密切相关。骨盆形态或组成骨间径线异常可引起分娩异常。因此,清晰地了解骨盆的解剖、形态和大小,将有助于提高妇科、产科的临床诊断和治疗技能。

一、骨盆的类型

根据骨盆的形状,骨盆可大致分为 4 种类型:①女性型骨盆。②男性型骨盆。③类人猿型骨盆。④扁平型骨盆。这种分类是以骨盆入口的前、后两部的形态作为基础的(图 2-14):在骨盆入口最长横径处虚拟一条线,将骨盆分为前、后两部分,后面的部分决定骨盆的形状,而前面的部分表示它的变异。很多女性骨盆不是单一型的,而是混合型的,例如,某一个女性型骨盆可以伴有男性型的倾向,即骨盆后部是女性型的,而前部是男性型的。

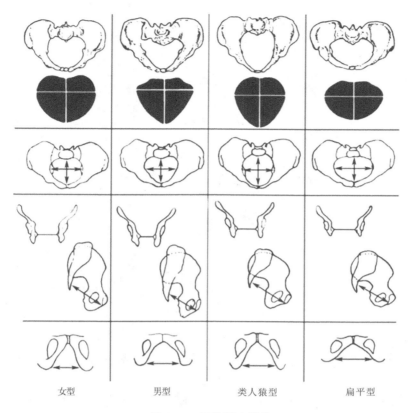

図 2-14　四种基本骨盆

(一)女性型骨盆

骨盆入口呈横椭圆形,髂骨翼宽而浅,入口横径较前后径稍长,耻骨弓较宽,坐骨棘间径≥10 cm。骨盆侧壁直,坐骨棘不突出,骶骨既不前倾,亦不后倾,骶坐骨切迹宽度>2 横指。女性型骨盆为女性正常骨盆,最适宜分娩。根据现有资料,在我国妇女中,此型骨盆占 52.0％～58.9％。

(二)男性型骨盆

骨盆入口略呈三角形,两侧壁内聚,坐骨棘突出,耻骨弓较窄,坐骨切迹窄呈高弓形,骶骨较直而前倾,导致出口后矢状径较短。因男性骨盆呈漏斗型,往往造成难产。此型骨盆较少见,在我国妇女中仅占1.0％～3.7％。

(三)类人猿型骨盆

骨盆入口呈长椭圆形,骨盆入口、中骨盆和骨盆出口的横径均缩短,前后径稍长。坐骨切迹较宽,两侧壁稍内聚,坐骨棘较突出,耻骨弓较窄,但骶骨向后倾斜,故骨盆前部较窄而后部较宽。骶骨往往有 6 节且较直,故骨盆较其他类型深。在我国妇女中占 14.2％～18.0％。

(四)扁平型骨盆

骨盆入口呈扁椭圆形前后径短而横径长。耻骨弓宽,骶骨失去正常弯度,变直后翘或深弧型,故骶骨短而骨盆浅。在我国妇女中较为常见,占 23.2％～29.0％。

女性骨盆的形态、大小除种族差异外,还受遗传、营养与性激素的影响。上述四种基本类型只是理论上归类,临床多见混合型骨盆。

21

二、骨盆的组成

骨盆由骨骼、韧带及关节组成。

（一）骨盆的骨骼

骨盆系由骶骨、尾骨及左右两块髋骨组成。每块髋骨又由髂骨、坐骨及耻骨融合而成（图 2-15）。骶骨形似三角,前面凹陷成骶窝,底的中部前缘凸出,形成骶岬（相当于髂总动脉分叉水平）。骶岬是妇科腹腔镜手术的重要标志之一及产科骨盆内测量对角径的重要据点。

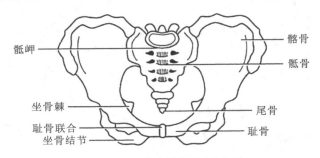

图 2-15　正常女性骨盆（前上观）

（二）骨盆的关节

骶骨与髂骨之间以骶髂关节相连;骶骨与尾骨之间以骶尾关节相连;两耻骨之间有纤维软骨,形成耻骨联合（图 2-16）。骶尾关节为略可活动的关节。分娩时,下降的胎头可使尾骨向后。若骨折或病变可使骶尾关节硬化,尾骨翘向前方,致使骨盆出口狭窄,影响分娩。在妊娠过程中,骨盆的关节松弛,可能是由于激素的改变所致。妇女的耻骨联合于早中期妊娠时开始松弛,在妊娠最后 3 个月更为松弛,但分娩后立即开始消退,一般产后 3~5 个月可完全消退。妊娠过程中,耻骨联合宽度增加,经产妇比初产妇增宽得更多,而且在分娩后很快转为正常。X 线研究发现:足月妊娠时,由于骶髂关节向上滑动引起耻骨联合较明显的活动性,最大的耻骨联合移位是在膀胱截石卧位时。此移位可以使骨盆出口的直径增加1.5~2.0 cm。

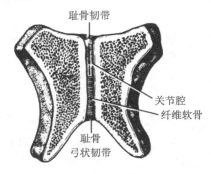

图 2-16　耻骨联合冠状面

（三）骨盆的韧带

有两对重要的韧带:骶结节韧带与骶棘韧带。骶结节韧带为骶、尾骨与坐骨结节之间的韧带;骶棘韧带则为骶、尾骨与坐骨棘之间的韧带（图 2-17）。

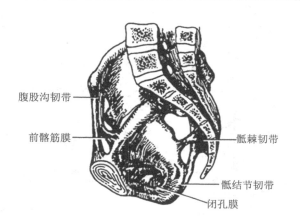

图 2-17 骨盆的韧带

骶棘韧带宽度即坐骨切迹宽度,是判断中骨盆是否狭窄的重要指标。妊娠期受性激素的影响,韧带较松弛,各关节的活动性亦稍有增加,有利于胎儿娩出。

三、骨盆分界

以耻骨联合上缘、髂耻线及骶岬上缘的连线为界,将骨盆分为上下两部分:上方为假骨盆(又称大骨盆),下方为真骨盆(又称小骨盆)。

假骨盆的前方为腹壁下部组织,两侧为髂骨翼,后方为第 5 腰椎。假骨盆与分娩无关,但其某些径线的长短关系到真骨盆的大小,测量假骨盆的径线可作为了解真骨盆情况的参考。

真骨盆是胎儿娩出的骨产道,可分为 3 部分:骨盆入口、骨盆腔及骨盆出口。骨盆腔为一前壁短、后壁长的弯曲管道:前壁是耻骨联合,长约 4.2 cm;后壁是骶骨与尾骨,骶骨弯曲的长度约11.8 cm;两侧为坐骨、坐骨棘及骶棘韧带。坐骨棘位于真骨盆腔中部,在产程中是判断胎先露下降程度的重要骨性标志。

四、骨盆的平面、径线和倾斜度

由于骨盆的特殊形状,很难把骨盆腔内的形状描述清楚。长久以来,为便于理解,把骨盆分为四个虚拟的平面:①骨盆入口平面(图 2-18)。②骨盆出口平面。③骨盆的最宽平面。④骨盆中段平面。

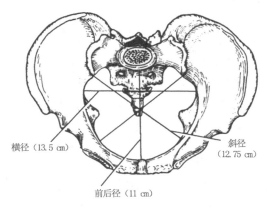

横径(13.5 cm)　　斜径(12.75 cm)

前后径(11 cm)

图 2-18 正常女性骨盆显示骨盆入口径线

骨盆的各个平面和径线见图 2-19。

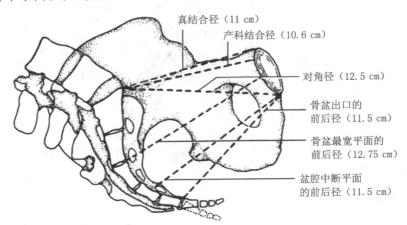

图 2-19　骨盆的各个平面和各条径线

(一)骨盆入口平面

其后面以骶岬和骶骨翼部为界;两侧以髂耻缘为界;前面为耻骨横支和耻骨联合上缘。典型的女性骨盆入口平面几乎是圆的,而不是卵形的。

骨盆入口平面的四条径线,一般描述为前后径、横径和两条斜径。

骨盆入口平面的前后径又以耻骨联合与骶岬上缘中点的距离,分别虚拟为三条径线:解剖结合径、产科结合径和对角径(图 2-20)。

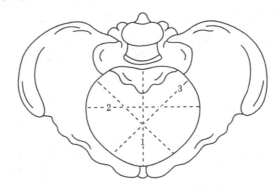

图 2-20　骨盆入口平面各径线

真结合径又称解剖结合径,为耻骨联合上缘中点与骶岬上缘中点间的距离。

对角径(diagonal conjugate,DC)为耻骨联合下缘中点与骶岬上缘中点间的距离。

对角径减去 1.5~2.0 cm 则为产科结合径。在大多数骨盆中,这是胎头下降时,必须通过骨盆入口的最短直径。产科结合径是不能用手指直接测量到的。虽然人们设计了各种器械,但是除 X 线外,都未能获得满意的结果。临床上,如果没有 X 线设备,则只能测量出对角径的距离,然后减去 1.5~2.0 cm,间接地估计产科结合径的长度。

骨盆入口横径与真结合径成直角,它代表两侧分界线之间最长的距离。横径一般在骶岬前面的 5 cm 处与真结合径交叉。卵形骨盆的横径约为 13.5 cm,而圆形骨盆的横径则稍许短些。

任一斜径自一侧骶髂软骨结合伸至对侧的髂耻隆起,根据它们的起点位置,被称为左或右斜径,其长度约为 12.75 cm。

(二)骨盆出口平面

骨盆出口平面是由两个近似三角区所组成。这两个三角区不在同一平面上,但有一条共同的基线,即在两侧坐骨结节之间的一条线。后三角的顶点是骶骨的尖端,两侧是骶结节韧带和坐骨结节。前三角的顶点是耻骨联合下缘,两侧是耻骨降支(图 2-21)。骨盆出口平面有 4 条径线:出口前后径、出口横径、出口前矢状径和出口后矢状径。

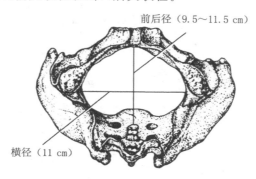

前后径(9.5～11.5 cm)

横径（11 cm）

图 2-21 骨盆出口

1.出口前后径

耻骨联合下缘至骶尾关节间的距离,平均长约 11.5 cm。

2.出口横径

两坐骨结节间的距离,也称坐骨结节间径,平均长约 9 cm。是胎先露部通过骨盆出口的径线,此径线与分娩关系密切。

3.出口前矢状径

耻骨联合下缘中点至坐骨结节间径中点间的距离,平均长约 6 cm。

4.出口后矢状径

骶尾关节至坐骨结节间径中点间的距离,平均长约 8.5 cm。当出口横径稍短,而出口横径与后矢状径之和大于 15 cm 时,一般正常大小胎儿可以通过后三角区经阴道娩出。

(三)骨盆的最宽平面

它没有什么产科学意义。从定义来看,它表示盆腔最宽敞的部分。其前后径从耻骨联合的后面中间伸到第二、三节骶椎的结合处,横径处于两则髋臼中心之间。它的前后径和横径的长度均为 12.5 cm。因为其两条斜径在闭孔和骶坐骨切迹之间,它们的长度是不确定的。

(四)骨盆中段平面

骨盆中段平面又称中骨盆平面,位于两侧坐骨棘的同一水平,是骨盆的最窄平面。它对胎头入盆后分娩产道阻塞有特别重要的意义。骨盆中段平面有两条径线:中骨盆前后径和中骨盆横径。

1.中骨盆前后径

耻骨联合下缘中点通过两侧坐骨棘连线中点至骶骨下端间的距离,平均长约11.5 cm。

2.中骨盆横径

中骨盆横径也称坐骨棘间径,为两坐骨棘间的距离,平均长约 10 cm,是胎先露部通过中骨盆的重要径线,此径线与分娩有重要关系。

(五)骨盆倾斜度

女性直立时,其骨盆入口平面与地平面所形成之角度,称为骨盆倾斜度。一般女性的骨盆倾斜度为 60°(图 2-22)。骨盆倾斜度过大,往往影响胎头的衔接。

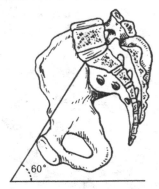

图 2-22　骨盆倾斜度

(六)骨盆轴

骨盆轴为连接骨盆腔各平面中点的假想曲线,代表骨盆轴。此轴上段向下向后;中段向下;下段向下向前(图 2-23)。分娩时,胎儿即沿此轴娩出。

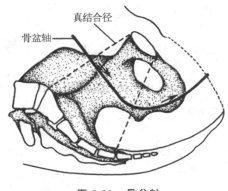

图 2-23　骨盆轴

（耿海霞）

第三章
女性生殖系统炎症

第一节　非特异性外阴炎

非特异性外阴炎是由物理、化学等非病原体因素所致的外阴皮肤或黏膜炎症。

一、病因

外阴易受经血、阴道分泌物刺激,若患者不注意清洁,或粪瘘患者受到粪便污染刺激、尿瘘患者受到尿液长期浸渍等,均可引起非特异性炎症反应。长期穿紧身化纤内裤或经期长时间使用卫生用品所导致的物理化学刺激,如皮肤黏膜摩擦、局部潮湿、透气性差等,亦可引起非特异性外阴炎。

二、临床表现

外阴皮肤黏膜有瘙痒、疼痛、烧灼感,于活动、性交、排尿及排便时加重。急性炎症期检查见外阴充血、肿胀、糜烂,常有抓痕,严重者形成溃疡或湿疹;慢性炎症时检查可见外阴皮肤增厚、粗糙、皲裂,甚至苔藓样变。

三、治疗

治疗原则为消除病因,保持外阴局部清洁、干燥,对症治疗。

(一)病因治疗

寻找并积极消除病因,改善局部卫生。若发现糖尿病应及时治疗,若有尿瘘、粪瘘应及时行修补。

(二)局部治疗

保持外阴局部清洁、干燥,大小便后及时清洁外阴。可用0.1%聚维酮碘液或1∶5 000高锰酸钾液坐浴,每天2次,每次15~30分钟。坐浴后涂抗生素软膏或中成药药膏。也可选用中药水煎熏洗外阴部,每天1~2次。

(耿静静)

第二节 前庭大腺炎

前庭大腺炎由病原体侵入前庭大腺所致,可分为前庭大腺导管炎、前庭大腺脓肿和前庭大腺囊肿。生育期妇女多见,幼女及绝经后期妇女少见。

一、病原体

该病多为混合性细菌感染,主要病原体为葡萄球菌、大肠埃希菌、链球菌、肠球菌。随着性传播疾病发病率的升高,淋病奈瑟菌及沙眼衣原体也成为常见病原体。

病原体侵犯腺管,初期导致前庭大腺导管炎,腺管开口往往因肿胀或渗出物凝聚而阻塞,分泌物积存不能外流,感染进一步加重则形成前庭大腺脓肿。若脓肿消退后,腺管阻塞,脓液吸收后被黏液分泌物所替代,形成前庭大腺囊肿。前庭大腺囊肿可继发感染,形成脓肿,并反复发作。

二、临床表现

前庭大腺炎起病急,多为一侧。初起时局部产生肿胀、疼痛、灼热感,检查见局部皮肤红肿、压痛明显,患侧前庭大腺开口处有时可见白色小点。若感染进一步加重,脓肿形成并快速增大,直径可达 3.6 cm,患者疼痛剧烈,行走不便,脓肿成熟时局部可触及波动感。少数患者可能出现发热等全身症状,腹股沟淋巴结可呈不同程度增大。当脓肿内压力增大时,表面皮肤黏膜变薄,脓肿可自行破溃。若破孔大,可自行引流,炎症较快消退而痊愈;若破孔小,引流不畅,则炎症持续存在,并反复发作。

前庭大腺囊肿多为单侧,也可为双侧。若囊肿小且无急性感染,患者一般无自觉症状,往往于妇科检查时方被发现;若囊肿大,可感到外阴坠胀或性交不适。检查见患侧阴道前庭窝外侧肿大,在外阴部后下方可触及无痛性囊性肿物,多呈圆形,边界清楚。

三、治疗

(一)药物治疗

急性炎症发作时,需保持局部清洁,可取前庭大腺开口处分泌物做细菌培养,确定病原体。常选择使用喹诺酮或头孢菌素与甲硝唑联合抗感染。也可口服清热、解毒中药,或局部坐浴。

(二)手术治疗

前庭大腺脓肿需尽早切开引流,以缓解疼痛。切口应选择在波动感明显处,尽量靠低位以便引流通畅,原则上在内侧黏膜面切开,并放置引流条,脓液可送细菌培养。无症状的前庭大腺囊肿可随访观察;对囊肿较大或反复发作者可行囊肿造口术。

(耿静静)

第三节　滴虫阴道炎

滴虫阴道炎是由阴道毛滴虫引起的常见阴道炎症,也是常见的性传播疾病。

一、病原体

阴道毛滴虫生存力较强,适宜在温度 25～40 ℃、pH 5.2～6.6 的潮湿环境中生长,在 pH＜5.0环境中其生长受到抑制。月经前后阴道 pH 发生变化,月经后接近中性,隐藏在腺体及阴道皱襞中的滴虫得以繁殖,滴虫阴道炎常于月经前后发作。滴虫能消耗或吞噬阴道上皮细胞内的糖原,阻碍乳酸生成,使阴道 pH 升高。滴虫能消耗氧,使阴道成为厌氧环境,易致厌氧菌繁殖,约 60％的患者同时合并细菌性阴道病。阴道毛滴虫还能吞噬精子,影响精子在阴道内存活。滴虫不仅寄生于阴道,还常侵入尿道或尿道旁腺,甚至膀胱、肾盂,可以引发多种症状。

二、传播方式

经性交直接传播是其主要传播方式。滴虫可寄生于男性的包皮皱褶、尿道或前列腺中,男性由于感染滴虫后常无症状,易成为感染源。也可经公共浴池、浴盆、浴巾、游泳池、坐式便器、衣物、污染的器械及敷料等间接传播。

三、临床表现

潜伏期为 4～28 天,25％～50％的患者感染初期无症状,主要症状是阴道分泌物增多及外阴瘙痒,间或出现灼热、疼痛、性交痛等。分泌物典型特点为稀薄脓性、泡沫状、有异味。分泌物灰黄色、黄白色呈脓性是因其中含有大量白细胞,若合并其他感染则呈黄绿色;呈泡沫状、有异味是滴虫无氧酵解碳水化合物,产生腐臭气体所致。瘙痒部位主要为阴道口及外阴。若合并尿道感染,可有尿频、尿痛的症状,有时可有血尿。检查见阴道黏膜充血,严重者有散在出血点,甚至宫颈有出血斑点,形成"草莓样"宫颈;部分无症状感染者阴道黏膜无异常改变。

四、诊断

根据典型临床表现容易诊断,阴道分泌物中找到滴虫即可确诊。最简便的方法是湿片法,取 0.9％氯化钠温溶液 1 滴放于玻片上,在阴道侧壁取典型分泌物混于其中,立即在低倍光镜下寻找滴虫。显微镜下可见到呈波状运动的滴虫及增多的白细胞被推移。此方法的敏感性为60％～70％,阴道分泌物智能化检测系统及分子诊断技术可提高滴虫检出率。取分泌物前 24～48 小时避免性交、阴道灌洗或局部用药。取分泌物时阴道窥器不涂润滑剂,分泌物取出后应及时送检并注意保暖,否则滴虫活动力减弱,造成辨认困难。分泌物革兰染色涂片检查会使滴虫活动减弱造成检出率下降。

本病应与需氧菌性阴道炎(aerobic vaginitis,AV)相鉴别,两者阴道分泌物性状相似,稀薄、泡沫状、有异味。主要通过实验室检查鉴别。滴虫阴道炎湿片检查可见滴虫,而 AV 常见的病原菌为B族溶血性链球菌、葡萄球菌、大肠埃希菌及肠球菌等需氧菌,镜下可见大量中毒白细胞和大量杂菌,乳杆菌减少或消失,阴道分泌物中凝固酶和葡萄糖醛酸苷酶可呈阳性。

此外,因滴虫阴道炎可合并其他性传播疾病,如 HIV、黏液脓性宫颈炎等,诊断时需特别注意。

五、治疗

滴虫阴道炎患者可同时存在尿道、尿道旁腺、前庭大腺多部位滴虫感染,治愈此病需全身用药,并避免阴道冲洗。主要治疗药物为硝基咪唑类药物。

(一)全身用药

初次治疗可选择甲硝唑 2 g,单次口服;或替硝唑 2 g,单次口服;或甲硝唑 400 mg,每天 2 次,连服 7 天。口服药物的治愈率达 90%～95%。服用甲硝唑者,服药后 12～24 小时内避免哺乳;服用替硝唑者,服药后 3 天内避免哺乳。

(二)性伴侣的治疗

滴虫阴道炎主要由性行为传播,性伴侣应同时进行治疗,并告知患者及性伴侣治愈前应避免无保护性行为。

(三)随访及治疗失败的处理

由于滴虫阴道炎患者再感染率很高,最初感染 3 个月内需要追踪、复查。若治疗失败,对甲硝唑 2 g 单次口服者,可重复应用甲硝唑 400 mg,每天 2 次,连服 7 天;或替硝唑 2 g,单次口服。对再次治疗后失败者,可给予甲硝唑 2 g,每天 1 次,连服 5 天或替硝唑 2 g,每天 1 次,连服 5 天。为避免重复感染,对密切接触的用品如内裤、毛巾等建议高温消毒。

(四)妊娠期滴虫阴道炎的治疗

妊娠期滴虫阴道炎可导致胎膜早破、早产以及低出生体重儿等不良妊娠结局。妊娠期治疗的目的主要是减轻患者症状。目前对甲硝唑治疗能否改善滴虫阴道炎的不良妊娠结局尚无定论。治疗方案为甲硝唑 400 mg,每天 2 次,连服 7 天。甲硝唑虽可透过胎盘,但未发现妊娠期应用甲硝唑会增加胎儿畸形或机体细胞突变的风险。但替硝唑在妊娠期应用的安全性尚未确定,应避免应用。

(耿静静)

第四节　外阴阴道假丝酵母菌病

外阴阴道假丝酵母菌病(vulvovaginal candidiasis,VVC)曾称念珠菌性阴道炎,是由假丝酵母菌引起的常见外阴阴道炎症。国外资料显示,约 75% 的妇女一生中至少患过 1 次 VVC,45% 的妇女经历过 2 次或 2 次以上的发病。

一、病原体及诱发因素

80%～90% 的病原体为白假丝酵母菌,10%～20% 的为光滑假丝酵母菌、近平滑假丝酵母菌、热带假丝酵母菌等。假丝酵母菌适宜在酸性环境中生长,其阴道 pH 通常小于 4.5。假丝酵母菌对热的抵抗力不强,加热至 60 ℃,1 小时即死亡;但对干燥、日光、紫外线及化学制剂等因素的抵抗力较强。白假丝酵母菌为双相菌,有酵母相和菌丝相。酵母相为孢子,在无症状寄居及传播中起作用;菌丝相为孢子伸长形成假菌丝,具有侵袭组织的能力。10%~20%的非孕妇女及30%的孕妇阴道中可能黏附有假丝酵母菌寄生,但菌量极少,呈酵母相,并不引起炎症反应;在宿主全身及阴道局部细胞免疫能力下降时,假丝酵母菌转化为菌丝相,大量繁殖生长侵袭组织,引起炎症反应。发病的常见诱因有:长期应用广谱抗生素、妊娠、糖尿病、大量应用免疫抑制剂以及接受大量雌激素治疗等,胃肠道假丝酵母菌感染者粪便污染阴道、穿紧身化纤内裤及肥胖使外阴局部温度与湿度增加,也是发病的影响因素。

二、传播途径

传播途径主要为内源性传染,假丝酵母菌作为机会致病菌,除阴道外,也可寄生于人的口腔、肠道,这3个部位的假丝酵母菌可互相传染,也可通过性交直接传染。少部分患者通过接触感染的衣物间接传染。

三、临床表现

主要表现为外阴阴道瘙痒、阴道分泌物增多。外阴阴道瘙痒症状明显,持续时间长,严重者坐立不安,以夜晚更加明显。部分患者有外阴部灼热痛、性交痛以及排尿痛,尿痛是排尿时尿液刺激水肿的外阴所致。阴道分泌物的特征为白色稠厚,呈凝乳状或豆腐渣样。妇科检查可见外阴红斑、水肿,可伴有抓痕,严重者可见皮肤皲裂、表皮脱落。阴道黏膜红肿、小阴唇内侧及阴道黏膜附有白色块状物,擦除后露出红肿黏膜面,急性期还可见到糜烂及浅表溃疡。

外阴阴道假丝酵母菌病可分为单纯性 VVC 和复杂性 VVC,后者占 10%~20%。单纯性 VVC 包括非孕期妇女发生的散发性、白假丝酵母菌所致的轻或中度 VVC;复杂性 VVC 包括非白假丝酵母菌所致的 VVC、重度 VVC、复发性 VVC、妊娠期 VVC 或其他特殊患者如未控制的糖尿病、免疫低下者所患 VVC。

四、诊断

对有阴道炎症症状或体征的妇女,若在阴道分泌物中找到假丝酵母菌的芽生孢子或假菌丝即可确诊。可用湿片法或革兰染色检查分泌物中的芽生孢子和假菌丝。湿片法多采用 10%氢氧化钾溶液,可溶解其他细胞成分,提高假丝酵母菌检出率。对于有症状而多次湿片法检查为阴性或治疗效果不好的难治性 VVC 病例,可采用培养法同时行药敏试验。

VVC 合并细菌性阴道病、滴虫阴道炎是常见的阴道混合性感染的类型,实验室检查可见到两种或以上致病微生物。pH 测定具有鉴别意义,若 VVC 患者阴道分泌物 pH>4.5,需要特别注意存在混合感染的可能性,尤其是合并细菌性阴道病的混合感染。

本病症状及分泌物性状与细胞溶解性阴道病(cytolytic vaginosis,CV)相似,应注意鉴别。CV 主要由乳杆菌过度繁殖,pH 过低,导致阴道鳞状上皮细胞溶解破裂而引起相应临床症状的一种疾病。常见临床表现为外阴瘙痒、阴道烧灼样不适,阴道分泌物性质为黏稠或稀薄的白色干酪样。两者主要通过实验室检查鉴别,VVC 镜下可见到芽生孢子及假菌丝,而 CV 可见大量乳杆菌和上皮溶解后细胞裸核。

五、治疗

消除诱因,根据患者情况选择局部或全身抗真菌药物,以局部用药为主。

(一)消除诱因

及时停用广谱抗生素、雌激素等药物,积极治疗糖尿病。患者应勤换内裤,用过的毛巾等生活用品用开水烫洗。

(二)单纯性 VVC

常采用唑类抗真菌药物。

1.局部用药

可选用下列药物放置于阴道深部:①克霉唑制剂,1 粒(500 mg),单次用药;或每晚 1 粒(150 mg),连用 7 天。②咪康唑制剂,每晚 1 粒(200 mg),连用 7 天;或每晚 1 粒(400 mg),连用 3 天;或 1 粒(1 200 mg),单次用药。③制霉菌素制剂,每晚 1 粒(10 万 U),连用 10～14 天。

2.全身用药

对未婚妇女及不宜采用局部用药者,可选用口服药物。常用药物:氟康唑 150 mg,顿服。

(三)复杂性 VVC

(1)重度 VVC:在单纯性 VVC 治疗的基础上延长多 1 个疗程的治疗时间。若为口服或局部用药一天疗法的方案,则在 72 小时后加用 1 次;若为局部用药 3～7 天的方案,则延长为 7～14 天。

(2)复发性外阴阴道假丝酵母菌病(recurrent vulvovaginal candidiasis,RVVC):1 年内有症状并经真菌学证实的 VVC 发作 4 次或以上,称为 RVVC。治疗重点在于积极寻找并去除诱因,预防复发。抗真菌治疗方案分为强化治疗与巩固治疗,根据培养和药物敏感试验选择药物。在强化治疗达到真菌学治愈后,给予巩固治疗半年。强化治疗方案即在单纯性 VVC 治疗的基础上延长多 1～2 个疗程的治疗时间。巩固治疗目前国内外尚无成熟方案,可口服氟康唑 150 mg,每周 1 次,连续 6 个月;也可根据复发规律,每月给予 1 个疗程局部用药,连续 6 个月。

在治疗前建议做阴道分泌物真菌培养同时行药敏试验。治疗期间定期复查监测疗效,并注意药物不良反应,一旦出现肝功能异常等不良反应,立即停药,待不良反应消失更换其他药物。

(3)妊娠期 VVC:以局部用药为主.以小剂量长疗程为佳,禁用口服唑类抗真菌药物。

(四)注意事项

无需对性伴侣进行常规治疗。有龟头炎症者,需要进行假丝酵母菌检查及治疗,以预防女性重复感染。男性伴侣包皮过长者,需要每天清洗,建议择期手术。症状反复发作者,需考虑阴道混合性感染及非白假丝酵母菌病的可能。

(五)随访

在治疗结束的 7～14 天,建议追踪复查。若症状持续存在或治疗后复发,可做真菌培养同时行药敏试验。对 RVVC 患者在巩固治疗的第 3 个月及 6 个月时,建议进行真菌培养。

(耿静静)

第五节　细菌性阴道病

细菌性阴道病(bacterial vaginosis,BV)是阴道内正常菌群失调所致的以带有鱼腥臭味的稀薄阴道分泌物增多为主要表现的混合感染。

一、病因

正常阴道菌群以乳杆菌占优势。若产生 H_2O_2 的乳杆菌减少,阴道 pH 升高,阴道微生态失衡,其他微生物大量繁殖,主要有加德纳菌,还有其他厌氧菌,如动弯杆菌、普雷沃菌、紫单胞菌、类杆菌、消化链球菌等,以及人型支原体感染,导致细菌性阴道病。促使阴道菌群发生变化的原因仍不清楚,可能与频繁性交、反复阴道灌洗等因素有关。

二、临床表现

带有鱼腥臭味的稀薄阴道分泌物增多是其临床特点,可伴有轻度外阴瘙痒或烧灼感,性交后症状加重。分泌物呈鱼腥臭味,是厌氧菌产生的胺类物质(尸胺、腐胺、三甲胺)所致。10%～40%的患者无临床症状。检查阴道黏膜无明显充血等炎症表现。分泌物呈灰白色、均匀一致、稀薄状,常黏附于阴道壁,但容易从阴道壁拭去。

三、诊断

主要采用 Amsel 临床诊断标准,下列 4 项中具备 3 项,即可诊断为细菌性阴道病,多数认为线索细胞阳性为必备条件。

(1)线索细胞阳性:取少许阴道分泌物放在玻片上,加 1 滴 0.9% 氯化钠溶液混合,于高倍显微镜下寻找线索细胞。镜下线索细胞数量占鳞状上皮细胞比例大于 20%,可以诊断细菌性阴道病。线索细胞即为表面黏附了大量细小颗粒的阴道脱落鳞状上皮细胞,这些细小颗粒为加德纳菌及其他厌氧菌,使得高倍显微镜下所见的鳞状上皮细胞表面毛糙、模糊、边界不清,边缘呈锯齿状。

(2)匀质、稀薄、灰白色阴道分泌物,常黏附于阴道壁。

(3)阴道分泌物 pH>4.5。

(4)胺试验阳性:取阴道分泌物少许放在玻片上,加入 10% 氢氧化钾溶液 1～2 滴,产生烂鱼肉样腥臭气味,是因胺遇碱释放氨所致。

四、治疗

治疗选用抗厌氧菌药物,主要有甲硝唑、替硝唑、克林霉素。甲硝唑可抑制厌氧菌生长而不影响乳杆菌生长,是较理想的治疗药物。

(一)全身用药

首选为甲硝唑 400 mg,口服,每天 2 次,共 7 天;其次为替硝唑 2 g,口服,每天 1 次,连服 3 天;或替硝唑 1 g,口服,每天 1 次,连服 5 天;或克林霉素 300 mg,口服,每天 2 次,连服 7 天。

不推荐使用甲硝唑 2 g 顿服。

(二)局部用药

甲硝唑制剂 200 mg,每晚 1 次,连用 7 天;或 2％克林霉素软膏阴道涂抹,每次 5 g,每晚 1 次,连用 7 天。哺乳期以选择局部用药为宜。

(三)注意事项

(1)BV 可能导致子宫内膜炎、盆腔炎性疾病及子宫切除后阴道残端感染,准备进行宫腔手术操作或子宫切除的患者即使无症状也需要接受治疗。

(2)BV 与绒毛膜羊膜炎、胎膜早破、早产、产后子宫内膜炎等不良妊娠结局有关,有症状的妊娠期患者均应接受治疗。

(3)细菌性阴道病复发者可选择与初次治疗不同的抗厌氧菌药物,也可试用阴道乳杆菌制剂恢复及重建阴道的微生态平衡。

(徐兆美)

第六节　萎缩性阴道炎

萎缩性阴道炎为雌激素水平降低、局部抵抗力下降引起的、以需氧菌感染为主的阴道炎症。常见于自然绝经或人工绝经后的妇女,也可见于产后闭经、接受药物假绝经治疗者。

一、病因

绝经后妇女因卵巢功能衰退或缺失,雌激素水平降低,阴道壁萎缩,黏膜变薄,上皮细胞内糖原减少,阴道内 pH 升高(多为 5.0～7.0),嗜酸的乳杆菌不再为优势菌,局部抵抗力降低,以需氧菌为主的其他致病菌过度繁殖,从而引起炎症。

二、临床表现

主要症状为外阴灼热不适、瘙痒,阴道分泌物稀薄,呈淡黄色;感染严重者阴道分泌物呈脓血性。可伴有性交痛。检查时见阴道皱襞消失、萎缩、菲薄。阴道黏膜充血,有散在小出血点或点状出血斑,有时见浅表溃疡。

三、诊断

根据绝经、卵巢手术史、盆腔放射治疗(简称放疗)史及临床表现,排除其他疾病,可以诊断。阴道分泌物镜检见大量白细胞而未见滴虫、假丝酵母菌等致病菌。萎缩性阴道炎患者因受雌激素水平低落的影响,阴道上皮脱落细胞量少且多为基底层细胞。对有血性阴道分泌物者,应与生殖道恶性肿瘤进行鉴别。对出现阴道壁肉芽组织及溃疡情况者,需行局部活组织检查,与阴道癌相鉴别。

四、治疗

治疗原则为补充雌激素,增加阴道抵抗力;使用抗生素抑制细菌生长。

（一）补充雌激素

补充雌激素主要是针对病因的治疗，以增加阴道抵抗力。雌激素制剂可局部给药，也可全身给药。局部涂抹雌三醇软膏，每天 1～2 次，连用 14 天。口服替勃龙 2.5 mg，每天 1 次，也可选用其他雌孕激素制剂连续联合用药。

（二）抑制细菌生长

阴道局部应用抗生素如诺氟沙星制剂 100 mg，放于阴道深部，每天 1 次，7～10 天为 1 个疗程。对阴道局部干涩明显者，可应用润滑剂。

（于宁宁）

第七节　急性子宫颈炎

急性子宫颈炎指子宫颈发生急性炎症，包括局部充血、水肿，上皮变性、坏死，黏膜、黏膜下组织、腺体周围见大量中性粒细胞浸润，腺腔中可有脓性分泌物。急性子宫颈炎可由多种病原体引起，也可由物理因素、化学因素刺激或机械性子宫颈损伤、子宫颈异物伴发感染所致。

一、病因及病原体

（一）性传播疾病病原体

淋病奈瑟菌及沙眼衣原体，主要见于性传播疾病的高危人群。

（二）内源性病原体

部分子宫颈炎发病与细菌性阴道病病原体、生殖支原体感染有关。但也有部分患者的病原体不清楚。沙眼衣原体及淋病奈瑟菌均感染子宫颈管柱状上皮，沿黏膜面扩散引起浅层感染，病变以子宫颈管明显。除子宫颈管柱状上皮外，淋病奈瑟菌还常侵袭尿道移行上皮、尿道旁腺及前庭大腺。

二、临床表现

大部分患者无症状。有症状者主要表现为阴道分泌物增多，呈黏液脓性，阴道分泌物刺激可引起外阴瘙痒及灼热感。此外，可出现经间期出血、性交后出血等症状。若合并尿路感染，可出现尿急、尿频、尿痛。妇科检查见子宫颈充血、水肿、黏膜外翻，有黏液脓性分泌物附着甚至从子宫颈管流出，子宫颈管黏膜质脆，容易诱发出血。若为淋病奈瑟菌感染，因尿道旁腺、前庭大腺受累，可见尿道口、阴道口黏膜充血、水肿以及多量脓性分泌物。

三、诊断

出现两个特征性体征之一、显微镜检查子宫颈或阴道分泌物白细胞增多，可做出急性子宫颈炎症的初步诊断。子宫颈炎症诊断后，需进一步做沙眼衣原体和淋病奈瑟菌的检测。

（1）两个特征性体征，具备一个或两个同时具备：①于子宫颈管或子宫颈管棉拭子标本上，肉眼见到脓性或黏液脓性分泌物。②用棉拭子擦拭子宫颈管时，容易诱发子宫颈管内出血。

（2）白细胞检测：子宫颈管分泌物或阴道分泌物中白细胞增多，后者需排除引起白细胞增多的阴道炎症。①子宫颈管脓性分泌物涂片做革兰染色,中性粒细胞>30个/高倍视野。②阴道分泌物湿片检查白细胞>10个/高倍视野。

(3)病原体检测:应做沙眼衣原体和淋病奈瑟菌的检测,以及有无细菌性阴道病及滴虫阴道炎。检测淋病奈瑟菌常用的方法如下。①分泌物涂片革兰染色,查找中性粒细胞中有无革兰阴性双球菌,由于子宫颈分泌物涂片的敏感性、特异性差,不推荐用于女性淋病的诊断方法。②淋病奈瑟菌培养,为诊断淋病的"金标准"方法。③核酸检测,包括核酸杂交及核酸扩增,尤其核酸扩增方法诊断淋病奈瑟菌感染的敏感性、特异性高。

检测沙眼衣原体常用的方法:①衣原体培养,因其方法复杂,临床少用。②酶联免疫吸附试验检测沙眼衣原体抗原,为临床常用的方法。③核酸检测,包括核酸杂交及核酸扩增,尤以后者为检测沙眼衣原体感染敏感、特异的方法。但应做好质量控制,避免污染。

若子宫颈炎症进一步加重,可导致上行感染,因此对子宫颈炎患者应注意有无上生殖道感染。

四、治疗

主要为抗生素药物治疗。可根据不同情况采用经验性抗生素治疗及针对病原体的抗生素治疗。

(一)经验性抗生素治疗

对有以下性传播疾病高危因素的患者(如年龄小于25岁,多性伴或新性伴,并且为无保护性性交或性伴患性传播疾病),在未获得病原体检测结果前,可采用经验性抗生素治疗,方案为阿奇霉素1 g单次顿服;或多西环素100 mg,每天2次,连服7天。

(二)针对病原体的抗生素治疗

对于获得病原体者,选择针对病原体的抗生素。

1.单纯急性淋病奈瑟菌性子宫颈炎

主张大剂量、单次给药,常用药物有头孢菌素及头霉素类药物,前者如头孢曲松钠250 mg,单次肌内注射;或头孢克肟400 mg,单次口服;也可选择头孢唑肟500 mg,肌内注射;头孢噻肟钠500 mg,肌内注射;后者如头孢西丁2 g,肌内注射,加用丙磺舒1 g口服;另可选择氨基糖苷类抗生素中的大观霉素4 g,单次肌内注射。

2.沙眼衣原体感染所致子宫颈炎

(1)四环素类:如多西环素100 mg,每天2次,连服7天;米诺环素0.1 g,每天2次,连服7~10天。

(2)大环内酯类:主要有阿奇霉素1 g,单次顿服;克拉霉素0.25 g,每天2次,连服7~10天;红霉素500 mg,每天4次,连服7天。

(3)氟喹诺酮类:主要有氧氟沙星300 mg,每天2次,连服7天;左氧氟沙星500 mg,每天1次,连服7天;莫西沙星400 mg,每天1次,连服7天。

由于淋病奈瑟菌感染带伴有衣原体感染,因此,若为淋菌性子宫颈炎,治疗时除选用抗淋病奈瑟菌药物外,同时应用抗衣原体感染药物。

3.合并细菌性阴道病

同时治疗细菌性阴道病,否则将导致子宫颈炎持续存在。

(三)性伴侣的处理

若子宫颈炎患者的病原体为淋病奈瑟菌或沙眼衣原体,应对其性伴进行相应的检查及治疗。

(朱　虹)

第八节　慢性子宫颈炎

慢性子宫颈炎指子宫颈间质内有大量淋巴细胞、浆细胞等慢性炎细胞浸润,可伴有子宫颈腺上皮及间质的增生和鳞状上皮化生。慢性子宫颈炎症可由急性子宫颈炎症迁延而来,也可为病原体持续感染所致,病原体与急性子宫颈炎相似。

一、病理

(一)慢性子宫颈管黏膜炎

由于子宫颈管黏膜皱襞较多,感染后容易形成持续性子宫颈黏膜炎,表现为子宫颈管黏液增多及脓性分泌物,反复发作。

(二)子宫颈息肉

子宫颈息肉是子宫颈管腺体和间质的局限性增生,并向子宫颈外口突出形成息肉。检查见子宫颈息肉通常为单个,也可为多个,红色,质软而脆,呈舌型,可有蒂,蒂宽窄不一,根部可附在子宫颈外口,也可在子宫颈管内。光镜下见息肉表面被覆高柱状上皮,间质水肿、血管丰富以及慢性炎性细胞浸润。子宫颈息肉极少恶变,但应与子宫的恶性肿瘤鉴别。

(三)子宫颈肥大

慢性炎症的长期刺激导致腺体及间质增生。此外,子宫颈深部的腺囊肿均可使子宫颈呈不同程度肥大,硬度增加。

二、临床表现

慢性子宫颈炎多无症状,少数患者可有持续或反复发作的阴道分泌物增多,淡黄色或脓性,性交后出血,月经间期出血,偶有分泌物刺激引起外阴瘙痒或不适。妇科检查可发现黄色分泌物覆盖子宫颈口或从子宫颈口流出,或在糜烂样改变的基础上同时伴有子宫颈充血、水肿、脓性分泌物增多或接触性出血,也可表现为子宫颈息肉或子宫颈肥大。

三、诊断及鉴别诊断

根据临床表现可初步做出慢性子宫颈炎的诊断,但应注意将妇科检查所发现的阳性体征与子宫颈的常见病理生理改变进行鉴别。

(一)子宫颈柱状上皮异位和子宫颈鳞状上皮内瘤变

除慢性子宫颈炎外,子宫颈的生理性柱状上皮异位、子宫颈鳞状上皮内病变,甚至早期子宫颈癌也可表现为子宫颈糜烂样改变。生理性柱状上皮异位是阴道镜下描述子宫颈管内的柱状上皮生理性外移至子宫颈阴道部的术语,由于柱状上皮菲薄,其下间质透出而成肉眼所见的红色。曾将此种情况称为"宫颈糜烂",并认为是慢性子宫颈炎最常见的病理类型之一。目前已明确"宫颈糜烂"并不是病理学上的上皮溃疡、缺失所致的真性糜烂,也与慢性子宫颈炎症的定义即间质中出现慢性炎细胞浸润并不一致。因此,"宫颈糜烂"作为慢性子宫颈炎症的诊断术语已不再恰当。子宫颈糜烂样改变只是一个临床征象,可为生理性改变,也可为病理性改变。生理性柱状上皮异位多见于青春期、生育期妇女雌激素分泌旺盛者、口服避孕药或妊娠期,由于雌激素的作用,鳞柱交界部外移,子宫颈局部呈糜烂样改变外观。此外,子宫颈 SIL 及早期子宫颈癌也可使子宫颈呈糜烂样改变,因此对于子宫颈糜烂样改变者需进行子宫颈细胞学检查和/或 HPV 检测,必要时行阴道镜及活组织检查以除外子宫颈 SIL 或子宫颈癌。

(二)子宫颈腺囊肿

子宫颈腺囊肿绝大多数情况下是子宫颈的生理性变化。子宫颈转化区内鳞状上皮取代柱状上皮过程中,新生的鳞状上皮覆盖子宫颈腺管口或伸入腺管,将腺管口阻塞,导致腺体分泌物引流受阻,潴留形成囊肿。子宫颈局部损伤或子宫颈慢性炎症使腺管口狭窄,也可导致子宫颈腺囊肿形成。镜下见囊壁被覆单层扁平、立方或柱状上皮。浅部的子宫颈腺囊肿检查见子宫颈表面突出单个或多个青白色小囊泡,容易诊断。子宫颈腺囊肿通常不需处理。但深部的子宫颈腺囊肿,子宫颈表面无异常,表现为子宫颈肥大,应与子宫颈腺癌鉴别。

(三)子宫恶性肿瘤

子宫颈息肉应与子宫颈的恶性肿瘤以及子宫体的恶性肿瘤相鉴别,因后两者也可呈息肉状,从子宫颈口突出,鉴别方法行子宫颈息肉切除、病理组织学检查确诊。除慢性炎症外,内生型子宫颈癌尤其腺癌也可引起子宫颈肥大,因此对子宫颈肥大者,需行子宫颈细胞学检查,必要时行子宫颈管搔刮术进行鉴别。

四、治疗

(一)慢性子宫颈管黏膜炎

对持续性子宫颈管黏膜炎症,需了解有无沙眼衣原体及淋病奈瑟菌的再次感染、性伴是否已进行治疗、阴道微生物群失调是否持续存在,针对病因给予治疗。对病原体不清者,尚无有效治疗方法。对子宫颈呈糜烂样改变、有接触性出血且反复药物治疗无效者,可试用物理治疗。物理治疗注意事项:①治疗前,应常规行子宫颈癌筛查;②有急性生殖道炎症列为禁忌;③治疗时间应选在月经干净后 3~7 天内进行;④物理治疗后有阴道分泌物增多,甚至有大量水样排液,术后1~2 周脱痂时可有少许出血;⑤在创面尚未愈合期间(4~8 周)禁盆浴、性交和阴道冲洗;⑥物理治疗有引起术后出血、子宫颈狭窄、不孕、感染的可能,治疗后应定期复查,观察创面愈合情况直到痊愈,同时注意有无子宫颈管狭窄。

(二)子宫颈息肉

行息肉摘除术,术后将切除息肉送组织学检查。

(三)子宫颈肥大

一般无须治疗。

(刘俊杰)

第四章

女性生殖器发育异常

第一节　外生殖器发育异常

女性外生殖器发育异常中较常见的有处女膜闭锁和外生殖器男性化。

一、处女膜闭锁

处女膜闭锁又称无孔处女膜，是发育过程中阴道末端的泌尿生殖窦组织未腔化所致。由于无孔处女膜使阴道和外界隔绝，故阴道分泌物或月经初潮的经血排出受阻，积聚在阴道内。有时经血可经输卵管倒流至腹腔。若不及时切开，反复多次的月经来潮使积血增多，发展为子宫腔积血，输卵管可因积血粘连而伞端闭锁。

（一）临床表现

绝大多数患者至青春期发生周期性下腹坠痛，呈进行性加剧。严重者可引起肛门或阴道部胀痛和尿频等症状。检查可见处女膜膨出，表面呈蓝紫色；肛诊可扪及阴道膨隆，凸向直肠；并可扪及盆腔肿块，用手指按压肿块可见处女膜向外膨隆更明显。偶有幼女因大量黏液潴留在阴道内，导致处女膜向外凸出而确诊。盆腔 B 超检查可见子宫和阴道内有积液。

（二）治疗

先用粗针穿刺处女膜膨隆部，抽出积血可以送检进行细菌培养及抗生素敏感试验，而后再X 形切开，排出积血；常规检查宫颈是否正常，切除多余的处女膜瓣，修剪处女膜，再用可吸收缝线缝合切口边缘，使开口成圆形，必要时术后给予抗感染药物。

二、外生殖器男性化

外生殖器男性化系外生殖器分化发育过程中受到大量雄激素影响所致。常见于真两性畸形、先天性肾上腺皮质增生或母体在妊娠早期接受具有雄激素作用的药物治疗。

（1）真两性畸形：染色体核型多为 46，XX；46，XX/46，XY 嵌合体；46XY 少见。患者体内同时存在睾丸和卵巢两种性腺组织，较多见的是性腺内含有卵巢与睾丸组织，又称卵睾；也可能是一侧为卵巢，另一侧为睾丸。真两性畸形患者外生殖器的形态很不一致，多数为阴蒂肥大或阴茎偏小。

（2）先天性肾上腺皮质增生：为常染色体隐性遗传性疾病。系胎儿肾上腺皮质合成皮质酮或皮质醇的酶（如 21-羟化酶、11β-羟化酶和 3β-羟类固醇脱氢酶）缺乏，不能将 17α-羟孕酮羟化为皮质醇或不能将孕酮转化为皮质酮，因此，其前质积聚，并向雄激素转化，产生大量雄激素。

（3）副中肾管无效抑制引起的异常：表现为外生殖器模糊，如雄激素不敏感综合征（即睾丸女性化综合征），患者虽然存在男性性腺，但因其雄激素敏感细胞质受体蛋白基因缺失，雄激素未能发挥正常的功能，副中肾管抑制因子水平低下，生殖器向副中肾管方向分化，形成女性外阴及部分阴道，使基因型为男性的患者出现女性表型。

（4）外在因素：影响生殖器官的药物主要为激素类药物。妊娠早期服用雄激素类药物，可发生女性胎儿阴道下段发育不全，阴蒂肥大及阴唇融合等发育异常；妊娠晚期服用雄激素可致阴蒂肥大。

（一）临床表现

阴蒂肥大，有时显著增大似男性阴茎。严重者伴有阴唇融合，两侧大阴唇肥厚有皱，并有不同程度的融合，类似阴囊。

（二）诊断

1.病史和体征

询问患者母亲在妊娠早期是否曾接受具有雄激素作用的药物治疗，家族中有无类似畸形患者。检查时应了解阴蒂大小，尿道口与阴道口的位置，有无阴道和子宫。同时检查腹股沟与大阴唇，了解有无异位睾丸。

2.实验室检查

疑真两性畸形或先天性肾上腺皮质增生时，应检查染色体核型。前者染色体核型多样，后者则为 46,XX。应行血内分泌测定，血睾酮呈高值；有条件者可查血清 17α-羟孕酮值，数值呈增高表现。

3.影像学检查

超声检查了解盆腔内性腺情况，必要时可磁共振显像帮助诊断。

4.性腺活检

可通过腹腔镜检查进行性腺活检，确诊是否为真两性畸形。

（三）治疗

应尊重患者的性别取向决定手术方式。多数取向女性，可行肥大阴蒂部分切除，使保留的阴蒂接近正常女性阴蒂大小，同时手术矫正外阴部其他畸形。

1.真两性畸形

腹腔内或腹股沟处的睾丸易发生恶变，应将腹腔内或腹股沟处的睾丸或卵睾切除，保留与外生殖器相适应的性腺，并按照患者意愿、患者疾病特点及家人愿望等因素确定性别取向。

2.先天性肾上腺皮质增生

先给予肾上腺皮质激素治疗，减少血清睾酮含量至接近正常水平，再做阴蒂部分切除整形术和其他畸形的相应矫正手术。

（杨玲玲）

第二节　阴道发育异常

阴道由副中肾管(又称米勒管)和泌尿生殖窦发育而来。在胚胎第6周,在中肾管(又称午非管)外侧,体腔上皮向外壁中胚叶凹陷成沟,形成副中肾管。双侧副中肾管融合形成子宫和部分阴道。胚胎6～7周,原始泄殖腔被尿直肠隔分隔为泌尿生殖窦。在胚胎第9周,双侧副中肾管下段融合,其间的纵形间隔消失,形成子宫阴道管。泌尿生殖窦上端细胞增生,形成实质性的窦阴道球,并进一步增殖形成阴道板。自胚胎11周起,阴道板开始腔化,形成阴道。目前大多数研究认为,阴道是副中肾管在雌激素的影响下发育而成的,从胚胎第5周体腔上皮卷折到胚胎第8周与泌尿生殖窦融合,其间任何时间副中肾管发育停止,泌尿生殖窦发育成阴道的过程都会停止。因此副中肾管的形成和融合过程异常以及其他致畸因素均可引起阴道的发育异常。

阴道发育异常可分为3类:先天性无阴道、副中肾管尾端融合异常和阴道腔化障碍。临床上可见以下几种异常。

一、先天性无阴道

先天性无阴道系双侧副中肾管发育不全或双侧副中肾管尾端发育不良所致。目前所知,先天性无阴道既非单基因异常的结果,也非致癌物质所致。发生率为1/5 000～1/4 000,先天性无阴道几乎均合并无子宫或仅有始基子宫,卵巢功能多为正常。

(一)临床表现

原发性闭经及性生活困难。极少数具有内膜组织的始基子宫患者因经血无正常流出通道,可表现为周期性腹痛。检查可见患者体格、第二性征以及外阴发育正常,但无阴道口,或仅在前庭后部见一浅凹。偶见短浅阴道盲端。常伴子宫发育不良(无子宫或始基子宫)。45%～50%的患者伴有泌尿道异常,10%伴有脊椎异常。此病须与处女膜闭锁和雄激素不敏感综合征相鉴别。肛诊时,处女膜闭锁可扪及阴道内肿块,向直肠膨隆,子宫正常或增大,B超检查有助于鉴别诊断。雄激素不敏感综合征为X连锁隐性遗传病,染色体核型为46,XY;血清睾酮为男性水平。而先天性无阴道为46,XX;血清睾酮为女性水平。

(二)治疗

1.模具顶压法

用木质或塑料阴道模具压迫阴道凹陷,使其扩张并延伸到接近正常阴道的长度。适用于无子宫且阴道凹陷组织松弛者。

2.阴道成形术

方法多种,各有利弊。常见术式有:羊膜阴道成形术、盆腔腹膜阴道成形术、乙状结肠代阴道术、皮瓣阴道成形术和外阴阴道成形术等多种方法。若有正常子宫,应设法使阴道与宫颈连通。

二、阴道闭锁

(一)定义

阴道闭锁为泌尿生殖窦未参与形成阴道下段所致。根据闭锁的解剖学特点将其分为两种类型。Ⅰ型阴道闭锁:闭锁位于阴道下段,长度为 2～3 cm,其上多为正常阴道,子宫体及宫颈均正常;Ⅱ型阴道闭锁:即阴道完全闭锁,多合并有子宫颈发育不良,子宫体正常或畸形,内膜可有正常分泌功能。

(二)临床表现

症状与处女膜闭锁相似,绝大多数表现为青春期后出现逐渐加剧的周期性下腹痛,但无月经来潮。严重者伴有便秘、肛门坠胀、尿频或尿潴留等症状。检查时无阴道开口,但闭锁处黏膜表面色泽正常,亦不向外膨隆,肛查可扪及向直肠凸出的阴道积血包块,其位置较处女膜闭锁高。

(三)治疗

治疗应尽早手术。

1.Ⅰ型阴道闭锁

术时应先用粗针穿刺阴道黏膜,抽到积血并以此为指示点,切开闭锁段阴道,排出积血,常规检查宫颈是否正常,切除多余闭锁的纤维结缔组织,充分扩张闭锁段阴道,利用已游离的阴道黏膜覆盖创面。术后放置模型,定期扩张阴道以防粘连、瘢痕挛缩。

2.Ⅱ型阴道闭锁

可先行腹腔镜探查术,了解子宫发育情况、盆腔内有无子宫内膜异位及粘连。对子宫畸形、子宫发育不良或继发重度子宫内膜异位症者,可切除子宫。如保留子宫则需行阴道成形术、宫颈再造术及阴道子宫接通术,且手术效果欠佳。

三、阴道纵隔

(一)定义

阴道纵隔为双侧副中肾管会合后,其尾端纵隔未消失或部分消失所致。纵隔多位于正中,也可偏于一侧或同时伴有一侧的阴道下段闭锁。可分为完全纵隔与不完全纵隔两种。完全纵隔也称双阴道,常合并双宫颈、双子宫。

(二)临床表现

(1)阴道完全纵隔者无症状,不影响性生活,也可经阴道分娩。不完全纵隔者可有性交困难或不适,或分娩时胎先露下降受阻,导致产程进展缓慢。

(2)妇科检查即可确诊:阴道检查可见阴道被一纵形黏膜壁分为两条纵行通道,黏膜壁上端近宫颈,完全纵隔下端达阴道口,不完全纵隔未达阴道口。

(三)治疗

如无症状、不影响性生活和分娩者,可不予治疗,否则应行纵隔切除术,缝合创面,以防粘连。如分娩时发现且阻碍先露下降时,可将纵隔中央切断,胎儿娩出后再将多余的黏膜瓣切除,缝合黏膜边缘。

四、阴道斜隔

(一)定义

阴道斜隔或阴道斜隔综合征:阴道纵隔末端偏离中线向一侧倾斜与阴道壁融合,形成双阴道,一侧与外界相通,另一侧为阴道盲端或有孔,常合并双子宫、双宫颈,伴有同侧泌尿系统发育异常。

病因尚不明确。可能是副中肾管向下延伸未到泌尿生殖窦形成一盲端所致。

（二）病理分型

1.Ⅰ型为无孔斜隔

隔后的子宫与外界及另侧子宫完全隔离,宫腔积血聚积在隔后腔。

2.Ⅱ型为有孔斜隔

隔上有一数毫米的小孔,隔后子宫与另侧子宫隔绝,经血通过小孔滴出,引流不畅。

3.Ⅲ型为无孔斜隔合并宫颈瘘管

在两侧宫颈间或隔后腔与对侧宫颈之间有小瘘管,有隔一侧子宫经血可通过另一侧宫颈排出,引流亦不通畅。

（三）临床表现

发病年龄较轻,月经周期正常,三型均有痛经。

1.Ⅰ型

痛经较重,平时一侧下腹痛。阴道内可触及侧方包块,张力大;宫腔积血时可触及增大子宫;如经血逆流,附件区可触及包块。

2.Ⅱ型及Ⅲ型

经期延长,月经间期阴道少量褐色分泌物或陈旧血淋漓不净,脓性分泌物有臭味。检查阴道侧壁或侧穹隆可触及囊性肿物,张力较小,压迫时有陈旧血流出。

（四）诊断

月经周期正常,有痛经及一侧下腹痛;经期延长,经间期淋漓出血,分泌物增多有异味。妇科检查一侧穹隆或阴道壁有囊肿,增大子宫及附件肿物。局部消毒后在囊肿下部穿刺,抽出陈旧血,即可诊断。B超检查可见一侧宫腔积血,阴道旁囊肿,同侧肾阙如。子宫碘油造影检查可显示Ⅲ型者宫颈间的瘘管。有孔斜隔注入碘油,可了解隔后腔情况。必要时应做泌尿系统造影检查。

（五）治疗

斜隔切开引流,由囊壁小孔或穿刺定位,上下剪开斜隔,暴露宫颈。沿斜隔附着处,做菱形切除,边缘电凝止血或油纱卷压迫24～48小时,一般不放置阴道模型。

五、阴道横隔

（一）定义

两侧副中肾管会合后与泌尿生殖窦相接处未贯通,或阴道板腔道化时在不同部位未完全腔化贯通致阴道横隔形成。横隔可位于阴道的任何水平,以中上段交界处为多见。隔上有小孔称不全性横隔,无孔称完全性横隔。

（二）临床表现

1.不全性横隔

临床症状因横隔位置高低、孔径大小而有不同表现。如孔大、位置高,经血通畅、不影响性生活者,可无不适症状。个别在分娩时影响胎先露下降才得以发现。如横隔上孔小,则经血不畅、淋漓不净,易感染,有异味白带。检查见阴道短,横隔上有孔,看不到宫颈。

2.完全性横隔

原发性闭经伴周期性腹痛,症状同Ⅰ型阴道闭锁。肛查:阴道上方囊性包块,子宫可增大。

（三）诊断

根据症状及妇科检查不难诊断。当横隔位于阴道顶端，接近宫颈时，应了解有无宫颈先天性闭锁。B超或磁共振有助于诊断。

（四）治疗

因横隔可影响分娩，完全性横隔可阻碍经血排出，故发现横隔应及时切开，环形切除多余部分，间断缝合创面切缘。术后需放置模型，以防粘连。如分娩时发现横隔，横隔薄者可切开横隔，经阴道分娩。如横隔较厚，应行剖宫产术，并将横隔上的小孔扩大，以利恶露排出。

（杨玲玲）

第三节　宫颈及子宫发育异常

宫颈形成约在胚胎14周左右，由于副中肾管尾端发育不全或发育停滞所致宫颈发育异常，主要包括宫颈阙如、宫颈闭锁、先天性宫颈管狭窄、宫颈角度异常、先天性宫颈延长症伴宫颈管狭窄、双宫颈等宫颈发育异常。

一、先天性宫颈闭锁

临床上罕见。若患者子宫内膜有功能时，青春期后可因宫腔积血而出现周期性腹痛，经血还可经输卵管逆流入腹腔，引起盆腔子宫内膜异位症。治疗可手术穿通宫颈，建立人工子宫阴道通道或行子宫切除术。

二、子宫发育异常

子宫发育异常是女性生殖器官发育异常中最常见的一种，是因副中肾管在胚胎时期发育、融合、吸收的某一过程停滞所致。

（一）子宫未发育或发育不良

1.先天性无子宫

因双侧副中肾管形成子宫段未融合，退化所致。常合并无阴道。卵巢发育正常。

2.始基子宫

双侧副中肾管融合后不久即停止发育，子宫极小，仅长1～3 cm。多数无宫腔或为一实体肌性子宫。偶见始基子宫有宫腔和内膜。卵巢发育可正常。

3.幼稚子宫

双侧副中肾管融合后不久即停止发育，子宫极小，卵巢发育正常。

(1)临床表现：先天性无子宫或实体性的始基子宫无症状。常因青春期后无月经就诊，经检查才发现。具有宫腔和内膜的始基子宫、若宫腔闭锁或无阴道者，可因月经血潴留或经血倒流出现周期性腹痛。幼稚子宫月经稀少或初潮延迟，常伴痛经。检查可见子宫体小，宫颈相对较长，宫体与宫颈之比为1∶1或2∶3。子宫可呈极度前屈或后屈。

(2)治疗：先天性无子宫、实体性始基子宫可不予处理。始基子宫或幼稚子宫有周期性腹痛提示存在宫腔积血者，需手术切除。

（二）单角子宫与残角子宫

1.单角子宫

仅一侧副中肾管正常发育形成单角子宫,同侧卵巢功能正常。另侧副中肾管完全未发育或未形成管道,未发育侧卵巢、输卵管和肾脏亦往往同时阙如。

2.残角子宫

一侧副中肾管发育,另一侧副中肾管中下段发育缺陷,形成残角子宫。有正常输卵管和卵巢,但常伴有同侧泌尿器官发育畸形。约 65％单角子宫合并残角子宫。根据残角子宫与单角子宫解剖上的关系,分为 3 种类型:Ⅰ型残角子宫有宫腔,并与单角子宫腔相通;Ⅱ型残角子宫有宫腔,但与单角子宫腔不相通;Ⅲ型为实体残角子宫,仅以纤维带相连单角子宫。

（1）临床表现:单角子宫无症状。残角子宫若内膜有功能,但其宫腔与单角宫腔不相通者,往往因月经血倒流或宫腔积血出现痛经,也可发生子宫内膜异位症。检查可见单角子宫偏小、梭形、偏离中线。伴有残角子宫者可在子宫一侧扪及较子宫小的硬块,易误诊卵巢肿瘤。若残角子宫腔积血时可扪及肿块,有触痛,残角子宫甚至较单角子宫增大。子宫输卵管碘油造影、B 超检查、磁共振显像有助于正确诊断。

（2）治疗:单角子宫不予处理。孕期加强监护,及时发现并发症予以处理。非孕期Ⅱ型残角子宫确诊后应切除。早、中期妊娠诊断明确,及时切除妊娠的残角子宫,避免子宫破裂。晚期妊娠行剖宫产后,需警惕胎盘粘连或胎盘植入,造成产后大出血。切除残角子宫时将同侧输卵管间质部、卵巢固有韧带及圆韧带固定于发育对侧宫角部位。

（三）双子宫

双子宫为两侧副中肾管未融合,各自发育形成两个子宫和两个宫颈。两个宫颈可分开或相连;宫颈之间也可有交通管,也可为一侧子宫颈发育不良、阙如,常有一小通道与对侧阴道相通。双子宫可伴有阴道纵隔或斜隔。

1.临床表现

患者多无自觉症状。伴有阴道纵隔可有性生活不适。伴阴道无孔斜隔时可出现痛经;伴有孔斜隔者于月经来潮后阴道少量流血,呈陈旧性且淋漓不尽,或少量褐色分泌物。检查可扪及子宫呈分叉状。宫腔探查或子宫输卵管碘油造影可见两个宫腔。伴阴道纵隔或斜隔时,检查可见相应的异常。

2.治疗

一般不予处理。当有反复流产,应除外染色体、黄体功能及免疫等因素。伴阴道斜隔应做隔切除术。

（四）双角子宫

双角子宫是双侧副中肾管融合不良所致,分两类:①完全双角子宫（从宫颈内口处分开）;②不全双角子宫（宫颈内口以上处分开）。

1.临床表现

一般无症状。有时双角子宫月经量较多并伴有程度不等的痛经。检查可扪及宫底部有凹陷。B 超检查、磁共振显像和子宫输卵管碘油造影有助于诊断。

2.治疗

双角子宫一般不予处理。若双角子宫出现反复流产时,应行子宫整形术。

（五）纵隔子宫

纵隔子宫为双侧副中肾管融合后，纵隔吸收受阻所致，分两类：①完全纵隔子宫（纵隔由宫底至宫颈内口之下）；②不全纵隔子宫（纵隔终止于宫颈内口之上）。

1.临床表现

一般无症状。纵隔子宫可致不孕。纵隔子宫流产率为 26％～94％，妊娠结局最差。检查可见完全纵隔者宫颈外口有一隔膜。B 超检查、磁共振显像和子宫输卵管碘油造影可以辅助诊断，宫腔镜和腹腔镜联合检查可以明确诊断。

2.治疗

纵隔子宫影响生育时，宫底楔形切除纵隔是传统治疗方法。20 世纪 80 年代后采用在腹腔镜监视下，通过宫腔镜切除纵隔是主要治疗纵隔子宫的手术方法。手术简单、安全、微创，妊娠结局良好。

（六）弓形子宫

弓形子宫为宫底部发育不良，中间凹陷，宫壁略向宫腔突出。

1.临床表现

一般无症状。检查可扪及宫底部有凹陷，凹陷浅者可能为弓形子宫。B 超、磁共振显像和子宫输卵管碘油造影有助于诊断。

2.治疗

弓形子宫一般不予处理。若出现反复流产时，应行子宫整形术。

（七）己烯雌酚所致的子宫发育异常

妊娠 2 个月内服用己烯雌酚（DES）可导致副中肾管的发育缺陷，女性胎儿可发生子宫发育不良，如狭小 T 形宫腔、子宫狭窄带、子宫下段增宽以及宫壁不规则。其中，以 T 形宫腔常见（42％～62％）。T 形宫腔也可见于母亲未服用者 DES，称 DES 样子宫。

1.临床表现

一般无症状，常在子宫输卵管碘油造影检查时发现。由于 DES 可致宫颈功能不全，故早产率增加。妇科检查无异常。诊断依靠子宫输卵管碘油造影。

2.治疗

一般不予处理。宫颈功能不全者可在妊娠 14～16 周行宫颈环扎术。

（徐兆美）

第四节 输卵管发育异常

输卵管发育异常罕见，是副中肾管头端发育受阻，常与子宫发育异常同时存在。几乎均在因其他病因手术时偶然发现。

一、输卵管缺失或痕迹

输卵管痕迹或单侧输卵管缺失为同侧副中肾管未发育所致。常伴有该侧输尿管和肾脏的发育异常。未见单独双侧输卵管缺失，多伴发其他内脏严重畸形，胎儿不能存活。

二、输卵管发育不全

输卵管发育不全是较常见的生殖器官发育异常。输卵管细长弯曲,肌肉不同程度的发育不全,无管腔或部分管腔不通畅造成不孕,有憩室或副口是异位妊娠的原因之一。

三、副输卵管

单侧或双侧输卵管之上附有一稍小、但有伞端的输卵管。有的与输卵管之间有交通,有的不通。

四、单侧或双侧有两条发育正常的输卵管

两条发育正常的输卵管均与宫腔相通。

治疗:若不影响妊娠,无须处理。

（徐兆美）

第五节　卵巢发育异常

卵巢发育异常因原始生殖细胞迁移受阻或性腺形成移位异常所致,有以下几种情况。

一、卵巢未发育或发育不良

单侧或双侧卵巢未发育极罕见。单侧或双侧发育不良卵巢外观色白,细长索状,又称条索状卵巢。发育不良卵巢切面仅见纤维组织,无卵泡。临床表现为原发性闭经或初潮延迟、月经稀少和第二性征发育不良。常伴内生殖器或泌尿器官异常。多见于特纳综合征患者。B超检查、腹腔镜检查有助于诊断,必要时行活体组织检查和染色体核型检查。

二、异位卵巢

卵巢形成后仍停留在原生殖嵴部位,未下降至盆腔内。卵巢发育正常者无症状。

三、副卵巢

罕见。一般远离正常卵巢部位,可出现在腹膜后。无症状,多在因其他疾病手术时发现。若条索状卵巢患者染色体核型为XY,卵巢发生恶变的频率较高,确诊后应予切除。临床特殊情况的思考和建议如下。

（一）副中肾管无效抑制引起的异常

性腺发育异常合并副中肾管无效抑制时,表现为外生殖器模糊,如雄激素不敏感综合征。患者虽然存在男性性腺,但其雄激素敏感细胞质受体蛋白基因缺失,雄激素未能发挥正常的功能,副中肾管抑制因子水平低下,生殖器向副中肾管方向分化,形成女性外阴及部分阴道发育。临床上常表现为雄激素不敏感综合征,该类患者其基因性别是染色体46,XY。患者女性第二性征幼稚型,无月经来潮,阴道发育不全,无子宫或残角子宫,雄激素达男性水平,但无男性外生殖器,性

腺未下降至阴囊,多位于盆腔或腹股沟部位。但是为满足其社会性别的需要,阴道发育不良者,在患者有规律性生活时行阴道重建手术。可考虑行腹膜代阴道、乙状结肠代阴道,阴道模具顶压法等治疗,同时切除性腺,手术后激素替代维持女性第二性征。阴道部分发育者,只需切除性腺即可。

(二)女性生殖道畸形患者发生泌尿系统畸形

由于生殖系统与泌尿系统在原始胚胎的发生发展过程中互为因果、相互影响,因此,生殖系统畸形往往合并泌尿系统畸形,特别是生殖道不对称性畸形如阴道斜隔综合征、残角子宫等,如阴道斜隔伴同侧肾脏阙如或异位单肾畸形,双侧或单侧马蹄肾。目前,对于生殖道畸形合并泌尿系统畸形的诊断,通常是通过患者所表现出来的痛经、月经从未来潮或下腹痛、盆腔包块等妇科症状,然后才进一步检查是否有泌尿系统畸形的。这样往往是在女性青春期以后甚至是围绝经期才得以发现,从而延误诊断,诱发多种妇科疾病。同时未能对肾脏发育异常做出诊断,对单侧肾脏的功能保护也存在隐患。因此,如何早期诊断早期发现,对于生殖系统疾病的预防和泌尿系统功能的保护有非常现实的意义。诊断方法包括常规行盆腔及泌尿系统彩色三维 B 超检查,并行静脉肾盂造影(IVP),必要时行输卵管碘油造影(HSG)。还可以应用腹腔镜、MRI 及 CT 进行诊断。对于生殖道畸形合并泌尿系统畸形的治疗主要是解决患者的生殖器畸形,解除患者症状并进行生殖器整形。

(三)条索状卵巢

临床表现为原发性卵巢功能低下,大多数为原发闭经,少数患者月经初潮后来几次月经即发生闭经。临床治疗目的在于促进身材发育,第二性征及生殖道发育,建立人工周期。

(徐兆美)

第五章

女性盆底功能障碍及生殖器损伤性疾病

第一节　阴道脱垂

阴道脱垂包括阴道前壁脱垂与阴道后壁脱垂。

一、阴道前壁脱垂

阴道前壁脱垂常伴有膀胱膨出和尿道膨出,以膀胱膨出为主(图 5-1)。

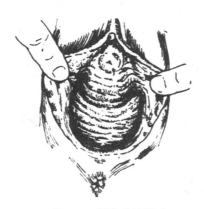

图 5-1　阴道前壁脱垂

(一)病因病理

阴道前壁的支持组织主要是耻骨尾骨肌、耻骨膀胱宫颈筋膜和尿生殖膈的深筋膜。

若分娩时,上述肌肉、韧带和筋膜,尤其是耻骨膀胱宫颈筋膜、阴道前壁及其周围的耻尾肌过度伸张或撕裂,产褥期又过早从事体力劳动,使阴道支持组织不能恢复正常,膀胱底部失去支持力,膀胱及与其紧连的阴道前壁上 2/3 段向下膨出,在阴道口或阴道口外可见,称为膀胱膨出。膨出的膀胱随同阴道前壁仍位于阴道内,称Ⅰ度膨出;膨出部暴露于阴道口外称Ⅱ度膨出;阴道前壁完全膨出于阴道口外,称Ⅲ度膨出。

若支持尿道的耻骨膀胱宫颈筋膜严重受损,尿道及与其紧连的阴道前壁下 1/3 段则以尿道外口为支点,向后向下膨出,形成尿道膨出。

（二）临床表现

轻者可无症状。重者自觉下坠、腰酸，并有块物自阴道脱出，站立时间过长、剧烈活动后或腹压增大时，阴道"块物"增大，休息后减小。仅膀胱膨出时，可因排尿困难而致尿潴留，易并发尿路感染，患者可有尿频、尿急、尿痛等症状。膀胱膨出合并尿道膨出时，尿道膀胱后角消失，在大笑、咳嗽、用力等增加腹压时，有尿液溢出，称张力性尿失禁。

（三）诊断及鉴别诊断

主要依靠阴道视诊及触诊，但要注意是否合并尿道膨出及张力性尿失禁。患者有上述自觉症状，视诊时阴道口宽阔，伴有陈旧性会阴裂伤。阴道口突出物在屏气时可能增大。若同时见尿液溢出，表明合并膀胱膨出和尿道膨出。触诊时突出包块为阴道前壁，柔软而边界不清。如用金属导尿管插入尿道膀胱中，则在可缩小的包块内触及金属导管，可确诊为膀胱或尿道膨出，也除外阴道内其他包块的可能，如黏膜下子宫肌瘤、阴道壁囊肿、阴道肠疝、肥大宫颈及子宫脱垂（可同时存在）等。

（四）预防

正确处理产程，凡有头盆不称者及早行剖宫产术，避免第二产程延长和滞产；提高助产技术，加强会阴保护，及时行会阴侧切术，必要时手术助产结束分娩；产后避免过早参加重体力劳动；提倡做产后保健操。

（五）治疗

轻者只需注意适当营养和缩肛运动。严重者应行阴道壁修补术；因其他慢性病不宜手术者，可置子宫托缓解症状，但需日间放置、夜间取出，以防引起尿瘘、粪瘘。

二、阴道后壁脱垂

阴道后壁脱垂常伴有直肠膨出。阴道后壁脱垂可单独存在，也可合并阴道前壁脱垂。

（一）病因病理

经阴道分娩时，耻尾肌、直肠-阴道筋膜或尿生殖膈等盆底支持组织由于长时间受压而过度伸展或撕裂，如在产后未能修复，直肠支持组织削弱，导致直肠前壁向阴道后壁逐渐脱出，形成伴直肠膨出的阴道后壁脱垂（图 5-2）。

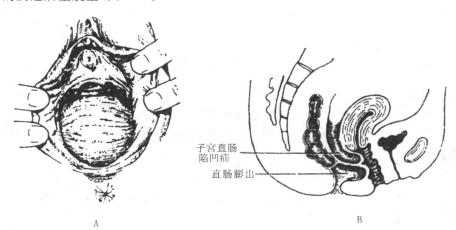

子宫直肠
陷凹疝

直肠膨出

A

B

图 5-2　阴道后壁脱垂

A.直肠膨出；B.直肠膨出矢状面观

若较高处的耻尾肌纤维严重受损,可形成子宫直肠陷凹疝,阴道后穹隆向阴道内脱出,内有肠管,称肠膨出。

(二)临床表现

轻者无明显表现,严重者可感下坠、腰酸、排便困难,甚至需要用手向后推移膨出的直肠方能排便。

(三)诊断与鉴别诊断

检查可见阴道后壁呈球形膨出,肛诊时手指可伸入膨出部,即可确诊。

(四)预防

同阴道前壁脱垂。

(五)治疗

轻度者不需治疗,重者需行后阴道壁及会阴修补术。

(耿静静)

第二节　子宫脱垂

子宫脱垂是子宫从正常位置沿阴道下降,宫颈外口达坐骨棘水平以下,甚至子宫全部脱出阴道口以外。子宫脱垂常伴有阴道前壁和后壁脱垂。

一、临床分度与临床表现

(一)临床分度

我国采用 1981 年全国部分省、市、自治区"两病"科研协作组的分度,以患者平卧用力向下屏气时,子宫下降最低点为分度标准。将子宫脱垂分为 3 度(图 5-3)。

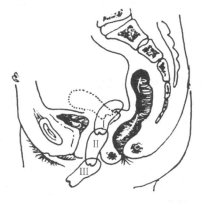

图 5-3　子宫脱垂

(1)Ⅰ度:①轻型,宫颈外口距处女膜缘小于 4 cm,未达处女膜缘;②重型,宫颈外口已达处女膜缘,阴道口可见子宫颈。

(2)Ⅱ度:①轻型,宫颈已脱出阴道口外,宫体仍在阴道内;②重型,宫颈及部分宫体脱出阴道口。

(3)Ⅲ度:宫颈与宫体全部脱出阴道口外。

(二)临床表现

1.症状

(1)Ⅰ度:患者多无自觉症状。Ⅱ度、Ⅲ度患者常有程度不等的腰骶区疼痛或下坠感。

(2)Ⅱ度:患者在行走、劳动、下蹲或排便等腹压增加时有块状物自阴道口脱出,开始时块状物在平卧休息时可变小或消失。严重者休息后块状物也不能自行回缩,常需用手推送才能将其还纳至阴道内。

(3)Ⅲ度:患者多伴Ⅲ度阴道前壁脱垂,易出现尿潴留,还可发生压力性尿失禁。

2.体征

脱垂子宫有的可自行回缩,有的可经手还纳,不能还纳的,常伴阴道前后壁脱出,长期摩擦可致宫颈溃疡、出血。Ⅱ度、Ⅲ度子宫脱垂患者宫颈及阴道黏膜增厚角化,宫颈肥大并延长。

二、病因

分娩损伤,产后过早体力劳动,特别是重体力劳动;子宫支持组织疏松薄弱,如盆底组织先天发育不良;绝经后雌激素不足;长期腹压增加。

三、诊断

通过妇科检查结合病史很容易诊断。检查时嘱患者向下屏气或加腹压,以判断子宫脱垂的最大程度,并分度。同时注意观察有无阴道壁脱垂、宫颈溃疡、压力性尿失禁等,必要时做宫颈细胞学检查。如可还纳,需了解盆腔情况。

四、处理

(一)支持疗法

加强营养,适当安排休息和工作,避免重体力劳动,保持大便通畅,积极治疗增加腹压的疾病。

(二)非手术疗法

1.放置子宫托

适用于各度子宫脱垂和阴道前后壁脱垂患者。

2.其他疗法

包括盆底肌肉锻炼、物理疗法和中药补中益气汤等。

(三)手术疗法

适用于国内分期Ⅱ度及以上子宫脱垂或保守治疗无效者。

1.阴道前、后壁修补术

适用于Ⅰ度、Ⅱ度阴道前、后壁脱垂患者。

2.曼氏手术

手术包括阴道前、后壁修补,主韧带缩短及宫颈部分切除术。适用于年龄较轻、宫颈延长、希望保留子宫的Ⅱ度、Ⅲ度子宫脱垂伴阴道前、后壁脱垂患者。

3.经阴道子宫全切术及阴道前后壁修补术

适用于Ⅱ度、Ⅲ度子宫脱垂伴阴道前、后壁脱垂、年龄较大、无须考虑生育功能的患者。

4.阴道纵隔形成术或阴道封闭术

适用于年老体弱不能耐受较大手术、不需保留性交功能者。

5.阴道、子宫悬吊术

可采用手术缩短圆韧带,或利用生物材料制成各种吊带,以达到悬吊子宫和阴道的目的。

五、预防

推行计划生育,提高助产技术,加强产后体操锻炼,产后避免重体力劳动,积极治疗和预防使腹压增加的疾病。

（耿静静）

第三节　压力性尿失禁

尿失禁是年长妇女的常见症状,类型较多,以压力性尿失禁最常见。压力性尿失禁(SUI)是指增加腹压甚至休息时,膀胱颈和尿道不能维持一定压力而有尿液溢出。

一、临床表现

起病初期患者平时活动时无尿液溢出,仅在腹压增加(如咳嗽、打喷嚏、大笑、提重物、跑步等活动)时有尿液流出,严重者休息时也有尿液溢出。80％的压力性尿失禁患者有膀胱膨出。检查时嘱患者不排尿,取膀胱截石位,观察咳嗽时有无尿液自尿道口溢出。若有尿液溢出,检查者用示、中两指伸入阴道内,分别轻压阴道前壁尿道两侧,再嘱患者咳嗽,若尿液不再溢出,提示患者有压力性尿失禁。

二、病因

病因复杂,主要包括衰老、多产、产程延长或难产及分娩损伤、子宫切除等。排便困难、肥胖等造成腹压增加的因素也可能导致压力性尿失禁。常见于膀胱膨出、尿道膨出和阴道前壁脱垂患者。

三、诊断与鉴别诊断

根据病史、症状和检查可初步诊断。确诊压力性尿失禁必须结合尿动力学检查。尿道括约肌不能收缩,当腹压增加超过尿道最大关闭压力时发生溢尿。目前临床上常用压力试验、指压试验和棉签试验作为辅助检查方法,以排除其他类型尿失禁及尿路感染。

四、治疗

(一)非手术治疗

1.盆底肌锻炼

简单方法是缩肛运动,每收缩 5 秒后放松,反复进行 15 分钟,每天 3 次,4～6 周为 1 个疗程。经 3 个月锻炼,30%～70%的患者能改善症状。

2.药物治疗

选用肾上腺素 α 受体药物,常用药物有丙米嗪、麻黄碱等。不良反应是使血压升高,老年患者特别是高血压患者慎用。

3.电刺激疗法

通过电流刺激盆底肌肉使其收缩,并反向抑制排尿肌活性。

4.尿道周围填充物注射

在尿道、膀胱颈周围注射化学材料,加强尿道周围组织张力的方法,远期效果尚未肯定。

(二)手术治疗

1.阴道前壁修补术

该手术曾为压力性尿失禁标准手术方法,目前仍被广泛用于临床。因压力性尿失禁常合并阴道脱垂和子宫脱垂,该手术常与经阴道子宫切除、阴道后壁修补术同时进行。适用于需同时行膀胱膨出修补的轻度压力性尿失禁患者。

2.耻骨后膀胱尿道固定悬吊术

均遵循 2 个基本原则:缝合尿道旁阴道或阴道周围组织,提高膀胱尿道交界部位增大尿道后角,延长尿道,增大尿道阻力;缝合至相对结实和持久的结构上,最常见为髂耻韧带,即 Cooper 韧带(称 Burch 手术)。

3.经阴道尿道悬吊手术

可用自身筋膜或合成材料。近年来,中段尿道悬吊术治疗压力性尿失禁的疗效已经得到普遍认同和广泛应用,为微创手术,尤其对老年和体弱的患者增加了手术安全性。

4.经阴道尿道膀胱颈筋膜缝合术

能增强膀胱颈和尿道后壁张力。

(耿静静)

第四节　外生殖器损伤

外生殖器损伤主要指外阴(包括会阴)和阴道损伤,以前者为多见。在外阴损伤中,又包括处女膜裂伤和外阴血肿或裂伤。本节主要介绍外阴血肿或裂伤。

一、病因

由于外阴部血供丰富且皮下组织疏松,当骑车、跨越栏杆或座椅、沿楼梯扶手滑行、乘公交车突然刹车或由高处跌下时,外阴部直接撞击到硬物,均可引起外阴部皮下血管破裂。而皮肤破裂很小或无裂口时,易形成外阴血肿,特别是当患者合并局部静脉曲张,或者损伤到前庭球或阴蒂静脉时,更易发生外阴血肿。有时外阴血肿很大,或撞击时,外阴皮肤错位撕裂,常合并外阴裂伤。

二、临床表现

外阴血肿或外阴裂伤多发生于未成年少女或年轻女性。受伤后,患者当即感到外阴部疼痛,伴有或不伴有外阴出血。如血肿继续增大,患者除感到外阴剧烈疼痛和行走困难外,还扪及会阴块物。甚至因巨大血肿压迫尿道而导致尿潴留。

检查可见外阴部一侧大小阴唇明显肿胀隆起,呈紫蓝色,有时血肿波及阴阜,压痛明显。血肿伴有裂伤时,可见皮肤黏膜破损、渗血或活动性出血。

三、诊断

患者有明显的外阴撞击史,伤后外阴疼痛,检查外阴局部隆起呈紫蓝色,伴有或不伴有皮肤破损即可诊断外阴血肿或外阴裂伤。但在检查时应特别注意有无尿道、直肠和膀胱的损伤。如外阴为尖锐物体所伤,可引起外阴深部穿透伤。严重者可穿入腹腔、肠道和膀胱。

四、治疗

外阴血肿的治疗应根据血肿大小、是否继续增大以及就诊时间而定。

(一)小血肿

血肿小,无增大趋势,可行保守治疗。嘱患者卧床休息,可采用臀部垫高的方法,降低会阴静脉压。最初 24 小时内宜局部冷敷(冰敷),以降低局部血流量和减轻外阴疼痛。24 小时后,可改用热敷或超短波远红外线等治疗,以促进血肿吸收。血肿形成 4～5 天后,可在严密消毒情况下抽出血液,以加速血肿的消失。但在血肿形成的最初 24 小时内,特别是最初数小时内切忌抽吸血液,因渗出的血液有压迫出血点而达到防止继续出血的作用,早期抽吸可诱发再度出血。

(二)大血肿

血肿大,特别是有继续出血者,应在良好的麻醉条件下(最好骶管麻醉或鞍麻),切开血肿、排出积血,结扎出血点后再缝合。术毕应在外阴和阴道内同时用纱布加压以防继续渗血,同时放置导尿管开放引流。

止血同时应使用有效抗生素预防感染,适当补液,必要时输血。对合并有脏器损伤者应先治疗关键性的损伤,暂时做简单的生殖器官损伤的止血处理,待重要器官损伤止血处理后,生命体征平稳,再处理外阴损伤。如果同时有多量出血,又可以同时处理者,应进行外阴清创缝合,以免失血过多,手术需在全麻下进行。

（耿静静）

第五节　子宫损伤

一、子宫穿孔

子宫穿孔多发生于流产刮宫,特别是钳刮人工流产手术时,但诊断性刮宫、安放和取出宫腔内节育器(intrauterine device,IUD)均可导致子宫穿孔。

（一）病因

1.术前未做盆腔检查或判断错误

刮宫术前未做盆腔检查或对子宫位置、大小判断错误，即盲目操作，是子宫穿孔的常见原因之一，特别是当子宫前屈或后屈，而探针、吸引头或刮匙放入的方向与实际方向相反时，最易发生穿孔。双子宫或双角子宫畸形患者，早孕时勿在未孕侧操作，亦易导致穿孔。

2.术时不遵守操作常规或动作粗暴

初孕妇宫颈内口较紧，强行扩宫，特别是跳号扩张宫颈时，可能发生穿孔。此外，如在宫腔内粗暴操作，过度搔刮或钳夹子宫某局部区域，均可引起穿孔。

3.子宫病变

以往有子宫穿孔史、反复多次刮宫史或剖宫产后瘢痕子宫患者，当再次刮宫时均易发生穿孔。子宫绒癌或子宫内膜癌累及深肌层者，诊断性刮宫或宫腔镜检查时，可导致或加速其穿孔或破裂。

4.萎缩子宫

当体内雌激素水平低落，如产后子宫过度复旧或绝经后，子宫往往小于正常，且其肌层组织脆弱、肌张力低，探针很容易直接穿透宫壁，甚至可将IUD直接放入腹腔内。

5.强行取出嵌入肌壁的IUD

IUD已嵌入子宫肌壁，甚至部分已穿透宫壁时，如仍强行经阴道取出，有引起子宫穿孔的可能。

（二）临床表现

绝大多数子宫穿孔均发生在人工流产手术，特别是大月份钳刮手术时。子宫穿孔的临床表现可因子宫原有状态、引起穿孔的器械大小、损伤的部位和程度，以及是否并发其他内脏损伤而有显著不同。

1.探针或IUD穿孔

凡探针穿孔，由于损伤小，一般内出血少，症状不明显，检查时除可能扪及宫底部有轻压痛外，余无特殊发现。产后子宫萎缩，在安放IUD时，有时可穿透宫壁将其直接放入腹腔而未察觉，直至以后B型超声随访IUD或试图取出IUD失败时方始发现。

2.卵圆钳、吸管穿孔

卵圆钳或吸管所致穿孔的孔径较大，特别是当穿孔后未及时察觉仍反复操作时，常伴急性内出血。穿孔发生时患者往往感突发剧痛。腹部检查，全腹均有压痛和反跳痛，以下腹部最为明显，但肌紧张多不显著，如内出血少，移动性浊音可为阴性。妇科检查宫颈举痛和宫体压痛均极显著。如穿孔部位在子宫峡部一侧，且伤及子宫动脉的下行支时，可在一侧阔韧带内扪及血肿形成的块物；但也有些患者仅表现为阵性颈管内活跃出血，宫旁无块物扪及，宫腔内亦已刮净而无组织残留。子宫绒癌或葡萄胎刮宫所导致的子宫穿孔，多伴有大量内、外出血，患者在短时间内可出现休克症状。

3.子宫穿孔并发其他内脏损伤

人工流产术发生穿孔后未及时发现，仍用卵圆钳或吸引器继续操作时，往往夹住或吸住大网膜、肠管等，以致造成内脏严重损伤。如将夹住的组织强行往外牵拉，患者顿感刀割或牵扯样上腹剧痛，术者亦多觉察往外牵拉的阻力极大，有时可夹出黄色脂肪组织、粪渣或肠管，严重者甚至可将肠管内黏膜层剥脱拉出。因肠管黏膜呈膜样，故即使夹出亦很难肉眼辨认其为何物。肠管损伤后,其内容物溢入腹腔,迅速出现腹膜炎症状。如不及时手术,患者可因中毒性休克死亡。

如穿孔位于子宫前壁,伤及膀胱时可出现血尿。当膀胱破裂,尿液流入腹腔后,则形成尿液性腹膜炎。

(三)诊断

凡经阴道宫腔内操作出现下列征象时,均提示有子宫穿孔的可能。

(1)使用的器械进入宫腔深度超过事先估计或探明的长度,并感到继续放入无阻力时。

(2)扩张宫颈的过程中,如原有阻力极大,但忽而阻力完全消失,且患者同时感到有剧烈疼痛时。

(3)手术时患者有剧烈上腹痛,检查有腹膜炎刺激征,或移动性浊音阳性;如看到夹出物有黄色脂肪组织、粪渣或肠管,更可确诊为肠管损伤。

(4)术后子宫旁有块物形成或宫腔内无组织物残留,但仍有反复阵性颈管内出血者,应考虑在子宫下段侧壁阔韧带两叶之间有穿孔可能。

(四)预防

(1)术前详细了解病史和做好妇科检查,并应排空膀胱。产后三月哺乳期内和宫腔小于6 cm者不放置 IUD。有刮宫产史、子宫穿孔史或哺乳期受孕而行人工流产术时,在扩张宫颈后即注射子宫收缩剂,以促进子宫收缩变硬,从而减少损伤。

(2)经阴道行宫腔内手术若不用超导可视是完全凭手指触觉的"盲目"操作,故应严格遵守操作规程,动作轻柔,安全第一,务求做到每次手术均随时警惕有损伤的可能。

(3)孕 12~16 周而行引产或钳刮术时,术前 2 天分四次口服米菲司酮共 150 mg,同时注射依沙吖啶 100 mg 至宫腔,以促进宫颈软化和扩张。一般在引产第 3 天,胎儿胎盘多能自行排出,如不排出时,可行钳刮术。钳刮时先取胎盘,后取胎体,如胎块长骨通过宫颈受阻时,忌用暴力牵拉或旋转,以免损伤宫壁。此时应将胎骨退回宫腔最宽处,换夹胎骨另一端则不难取出。

(4)如疑诊子宫体绒癌或子宫内膜腺癌而需行诊断性刮宫确诊时,搔刮宜轻柔。当取出的组织足以进行病理检查时,则不应再做全面彻底的搔刮术。

(五)治疗

手术时一旦发现子宫穿孔,应立即停止宫腔内操作。然后根据穿孔大小、宫腔内容物干净与否、出血多少和是否继续有内出血、其他内脏有无损伤以及妇女对今后生育的要求等而采取不同的处理方法(图 5-4)。

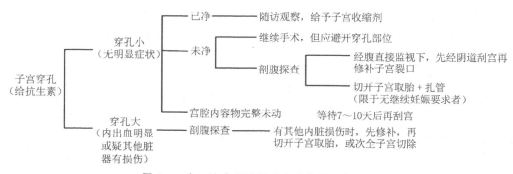

图 5-4　人工流产导致子宫穿孔的处理方法

（1）穿孔发生在宫腔内容物已完全清除后，如观察无继续内、外出血或感染，3 天后即可出院。

（2）凡穿孔较小者（用探针或小号扩张器所致），无明显内出血，宫腔内容物尚未清除时，应先给予麦角新碱或缩宫素以促进子宫收缩，并严密观察有无内出血。如无特殊症状出现，可在 7～10 天后再行刮宫术；但若术者刮宫经验丰富，对仅有部分宫腔内容物残留者，可在发现穿孔后避开穿孔部位将宫腔内容物刮净。

（3）如穿孔直径大，有较多内出血，尤其合并有肠管或其他内脏损伤者，则不论宫腔内容物是否已刮净，应立即剖腹探查，并根据术时发现进行肠修补或部分肠段切除吻合术。子宫是否切开或切除，应根据有无再次妊娠要求而定。已有足够子女者，最好做子宫次全切除术；希望再次妊娠者，在肠管修补后再行子宫切开取胎术。

（4）其他辅助治疗：凡有穿孔可疑或证实有穿孔者，均应尽早经静脉给予抗生素预防和控制感染。

二、子宫颈撕裂

子宫颈撕裂多发生于产妇分娩时，一般均在产后立即修补，愈合良好。但中孕人流引产时亦可引起宫颈撕裂。

（一）病因

多因宫缩过强但宫颈未充分容受和扩张，胎儿被迫强行通过宫颈外口或内口所致。一般见于无足月产史的中孕引产者。加用缩宫素特别是前列腺素引产者发生率更高。

（二）临床表现

临床上可表现为以下 3 种不同类型。

1.宫颈外口撕裂

宫颈外口撕裂与一般足月分娩时撕裂相同，多发生于宫颈 6 或 9 点处，长度可由外口处直达阴道穹隆部不等，常伴有活跃出血。

2.宫颈内口撕裂

内口尚未完全扩张，胎儿即强行通过时，可引起宫颈内口处黏膜下层结缔组织撕裂，因黏膜完整，故胎儿娩出后并无大量出血，但因宫颈内口闭合不全以致日后出现复发性流产。

3.宫颈破裂

凡裂口在宫颈阴道部以上者为宫颈上段破裂，一般同时合并有后穹隆破裂，胎儿从后穹隆裂口娩出。如破裂在宫颈的阴道部为宫颈下段破裂，可发生在宫颈前壁或后壁，但以后壁为多见。裂口呈横新月形，但宫颈外口完整。患者一般流血较多。窥阴器扩开阴道时即可看到裂口，甚至可见到胎盘嵌顿于裂口处。

（三）预防和治疗

（1）凡用依沙吖啶引产时，不应滥用缩宫素特别是不应采用米索前列醇加强宫缩。引产时如宫缩过强，产妇诉下腹剧烈疼痛，并有烦躁不安，而宫口扩张缓慢时，应立即肌内注射哌替啶 100 mg 及莨菪碱 0.5 mg 以促使子宫松弛，已加用静脉注射缩宫素者应尽速停止滴注。

（2）中孕引产后不论流血多少，应常规检查阴道和宫颈。发现撕裂者立即用人工合成可吸收缝线修补。

（3）凡因宫颈内口闭合不全出现晚期流产者，可在非妊娠期进行手术矫正，但疗效不佳。现多主张在妊娠 14～19 周期间用 10 号丝线前后各套 2 cm 长橡皮管绕宫颈缝合扎紧以关闭颈管，待妊娠近足月或临产前拆除缝线。

（耿静静）

第六节 生 殖 道 瘘

生殖道瘘是指生殖道与其邻近器官间有异常通道。临床上尿瘘最多见且常有多种尿瘘并存，称多发性尿瘘，其次为粪瘘。如果尿瘘与粪瘘并存，称混合瘘。此外还有子宫腹壁瘘。本节仅介绍尿瘘和粪瘘（图 5-5）。

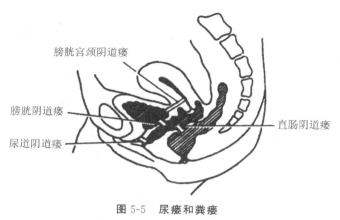

图 5-5 尿瘘和粪瘘

一、尿瘘

尿瘘是指生殖道与泌尿道之间形成的异常通道。表现为患者无法自主排尿。尿瘘可发生在生殖道与泌尿道之间的任何部位，根据泌尿生殖瘘发生的部位，分为膀胱阴道瘘、膀胱宫颈瘘、尿道阴道瘘、膀胱尿道阴道瘘、膀胱宫颈阴道瘘及输尿管阴道瘘等。其中膀胱阴道瘘最多见，有时可同时并存两种或多种类型尿瘘。

（一）病因
导致泌尿生殖瘘的常见病因为产伤和盆腔手术损伤。

1.产伤

多发生在经济、医疗条件落后的地区。国内资料显示产伤引起的尿瘘占 90% 以上。根据发病机制分为坏死型尿瘘：由于骨盆狭窄、胎儿过大或胎位异常所致头盆不称，产程延长，特别是第二产程延长者，阴道前壁膀胱尿道被挤压在胎头和耻骨联合之间，导致局部组织坏死形成尿瘘。损伤型尿瘘：产科助产手术直接损伤，应用缩宫素不当致宫缩过强，胎头明显受阻发生子宫破裂并损伤膀胱等。

2.妇科手术损伤

近年妇科手术所致尿瘘的发生率有上升趋势。经腹手术和经阴道手术损伤均有可能导致尿瘘，通常是由于分离组织粘连时伤及输尿管或输尿管末端游离过度导致的输尿管阴道瘘。

3.其他病因

外伤、放疗后、膀胱结核、晚期生殖泌尿道肿瘤、子宫托安放不当、局部治疗药物注射等均能导致尿瘘,但并不多见。

根据病变程度可分为简单尿瘘、复杂尿瘘和极复杂尿瘘。简单尿瘘指膀胱阴道瘘,瘘孔直径＜3 cm,尿道阴道瘘,瘘孔直径＜1 cm。复杂尿瘘指膀胱阴道瘘,瘘孔直径3 cm或瘘孔边缘距输尿管开口＜0.5 cm,尿道阴道瘘,瘘孔直径＞1 cm。其他少见的尿瘘均归类为极复杂尿瘘。

(二)临床表现

1.漏尿

漏尿为主要症状,尿液不能控制地自阴道流出。根据瘘孔的位置,患者可表现为持续漏尿、体位性漏尿、压力性尿失禁或膀胱充盈性漏尿等,如较高位的膀胱瘘孔患者在站立时无漏尿,而平卧时则漏尿不止。瘘孔极小者在膀胱充盈时方漏尿。一侧输尿管阴道瘘由于健侧输尿管的尿液进入膀胱,因此在漏尿同时仍有自主排尿。漏尿发生的时间也因病因不同而有区别:坏死型尿瘘多在产后及手术后3～7天开始漏尿;手术直接损伤者术后即开始漏尿;放射损伤所致漏尿发生时间晚且常合并粪瘘。

2.外阴皮炎

由于尿液长期的刺激、局部组织炎症增生及感染等,外阴皮炎表现为外阴部瘙痒和烧灼痛,外阴呈湿疹、丘疹样皮炎改变,继发感染后疼痛明显,影响日常生活。如为一侧输尿管下段断裂而致阴道漏尿,由于尿液刺激阴道一侧顶端,周围组织引起增生,盆腔检查可触及局部增厚。

3.尿路感染

合并尿路感染者有尿频、尿急、尿痛及下腹部不适等症状。

4.闭经及不孕

约15％的尿瘘患者闭经或月经失调,可能与精神创伤有关。亦因阴道狭窄可致性交障碍,导致不孕。

5.复杂巨大的膀胱尿道阴道瘘

特别是有性生活者,膀胱被用作性交器官,导致膀胱慢性炎症,若向上蔓延至输尿管或肾,可有腰痛、肾区叩痛。

(三)诊断

尿瘘诊断不困难,应仔细询问病史、手术史、漏尿发生时间和漏尿表现。仔细行妇科检查以明确瘘孔部位、大小及其周围瘢痕情况,大瘘孔极易发现,小瘘孔则通过触摸瘘孔边缘的瘢痕组织可明确诊断,阴道检查可以发现瘘孔位置。如患者系盆腔手术后,检查未发现瘘孔,仅见尿液自阴道穹隆一侧流出,多为输尿管阴道瘘。检查暴露不满意时,患者可取膝胸卧位,用单叶拉钩将阴道后壁上提,可查见位于耻骨后或较高位置的瘘孔。较难确诊时,行下列辅助检查。

1.亚甲蓝试验

亚甲蓝试验用于鉴别膀胱阴道瘘、膀胱宫颈瘘或输尿管阴道瘘,并可协助辨认位置不明的极小瘘孔。将100～200 mL亚甲蓝稀释液注入膀胱,若蓝色液体经阴道壁小孔流出为膀胱阴道瘘,自宫颈口流出为膀胱宫颈瘘或膀胱子宫瘘,阴道内为清亮尿液则为输尿管阴道瘘。

2.靛胭脂试验

亚甲蓝试验瘘孔流出清亮尿液的患者,静脉注射靛胭脂5 mL,5～10分钟见蓝色液体自阴道顶端流出者为输尿管阴道瘘。

3.膀胱镜、输尿管镜检查

了解膀胱容积、黏膜情况，有无炎症、结石、憩室，明确瘘孔的位置、大小、数目及瘘孔和膀胱三角的关系等。必要时行双侧输尿管逆行插管及输尿管镜检查确定输尿管瘘位置。

4.静脉肾盂造影

限制饮水 12 小时及充分肠道准备后，静脉注射 76% 泛影葡胺 20 mL，分别于注射后 5 分钟、15 分钟、30 分钟、45 分钟摄片，根据肾盂、输尿管及膀胱显影情况，了解双侧肾功能及输尿管有无异常，用于诊断输尿管阴道瘘、结核性尿瘘和先天性输尿管异位。

5.肾图

能了解肾功能和输尿管功能情况。

（四）治疗

手术修补为主要治疗方法。非手术治疗仅限于分娩或手术后 1 周内发生的膀胱阴道瘘和输尿管小瘘孔，经放置导尿管和/或输尿管导管后，2～4 周偶有自行愈合可能。年老体弱不能耐受手术者，可使用尿收集器。

1.手术治疗时间的选择

直接损伤的尿瘘一经发现立即手术修补。其他原因所致尿瘘应等 3～6 个月，待组织水肿消退、局部血液供应恢复正常再行手术。瘘修补失败后至少应等待 3 个月后再手术。

2.手术途径的选择

手术途径有经阴道、经腹和经阴道腹部联合等。原则上应根据瘘孔类型和部位选择不同途径。绝大多数膀胱阴道瘘和尿道阴道瘘可经阴道手术，输尿管阴道瘘多需经腹手术。手术成功与否不仅取决于手术，术前准备及术后护理是保证手术成功的重要环节。

3.术前准备

术前要排除尿路感染，治疗外阴炎。方法有：①术前 3～5 天用 1∶5 000 高锰酸钾液坐浴。有外阴湿疹者，在坐浴后局部涂搽氧化锌油膏，待痊愈后再行手术。②老年妇女或闭经患者术前口服雌激素制剂 15 天，促进阴道上皮增生，有利于伤口愈合。③常规进行尿液检查，有尿路感染应先控制感染，再行手术。④术前数小时开始应用抗生素预防感染。⑤必要时术前给予地塞米松，促使瘢痕软化。

4.术后护理

术后每天补液量不应少于 3 000 mL，留置尿管 10～14 天，增加尿量起冲洗膀胱的作用，保持导尿管引流通畅。发现阻塞及时处理，防止发生尿路感染。放置输尿管导管者，术后留置至少 1 个月。绝经患者术后继续服用雌激素 1 个月。术后 3 个月禁性生活，再次妊娠者原则上行剖宫产结束分娩。

（五）预防

绝大多数尿瘘可以预防，预防产伤所致的尿瘘更重要。提高产科质量是预防产科因素所致尿瘘的关键。经阴道手术助产时，术前必先导尿，若疑有损伤者，留置导尿管 10 天，保证膀胱空虚，有利于膀胱受压部位血液循环恢复，预防尿瘘发生。妇科手术时，对盆腔粘连严重、恶性肿瘤有广泛浸润等估计手术困难时，术前经膀胱镜放入输尿管导管，使术中易于辨认。即使是容易进行的全子宫切除术，术中也须明确解剖关系后再行手术操作。术中发现输尿管或膀胱损伤，须及时修补。使用子宫托需日放夜取。宫颈癌进行放疗时注意阴道内放射源的安放和固定，放射剂量不能过大。

二、粪瘘

粪瘘是指肠道与生殖道之间有异常通道,致使粪便由阴道排出,最常见的粪瘘是直肠阴道瘘。

(一)病因

1.产伤

与尿瘘相同,分娩时胎头长时间停滞在阴道内,阴道后壁及直肠受压,造成缺血、坏死是形成粪瘘的主要原因。难产手术操作、手术损伤导致Ⅲ度会阴撕裂,修补后直肠未愈合或会阴撕裂后缝线穿直肠黏膜未发现也可导致直肠阴道瘘。

2.先天畸形

先天畸形为非损伤性直肠阴道瘘,发育畸形出现先天直肠阴道瘘,常合并肛门闭锁。

3.盆腔手术损伤

行根治性子宫切除或左半结肠和直肠手术时,可直接损伤或使用吻合器不当等原因均可导致直肠阴道瘘,此种瘘孔位置一般在阴道穹隆处。

4.其他

长期放置子宫托不取出、生殖道癌肿晚期破溃或放疗不当等,均能引起粪瘘。

(二)临床表现

阴道内排出粪便为主要症状。瘘孔大者,成形粪便可经阴道排出,稀便时呈持续外流,无法控制。瘘孔小者,阴道内可无粪便污染,但肠内气体可自瘘孔经阴道排出,稀便时则从阴道流出。

(三)诊断

除先天性粪瘘外,一般均有明确病因。根据病史、症状及妇科检查不难做出诊断。阴道检查时大的粪瘘显而易见,小的粪瘘在阴道后壁见到一颜色鲜红的小肉芽样组织,用示指行直肠指检,可以触及瘘孔,如瘘孔极小,用一探针从阴道肉芽样处向直肠方向探查,直肠内手指可以触及探针。阴道穹隆处小的瘘孔、小肠和结肠阴道瘘需行钡剂灌肠检查方能确诊。

(四)治疗

手术修补为主要治疗方法。手术或产伤引起的粪瘘应即时修补。先天性粪瘘应在患者15岁左右月经来潮后再行手术,过早手术容易造成阴道狭窄。压迫坏死性粪瘘,应等待3～6个月炎症完全消退后再行手术修补。高位巨大直肠阴道瘘合并尿瘘者、前次手术失败阴道瘢痕严重者,应先行暂时行乙状结肠造口术,1个月后再行修补手术。术前3天严格肠道准备:少渣饮食2天,术前流质饮食1天,同时口服肠道抗生素、甲硝唑等3天以抑制肠道细菌。手术前晚及手术当天晨行清洁灌肠。每天用1：5 000高锰酸钾液坐浴1～2次。术后5天内控制饮食及不排便,禁食1～2天后改少渣饮食,同时口服肠蠕动抑制药物。保持会阴清洁。第5天起,口服药物软化大便,逐渐使患者恢复正常排便。

(五)预防

原则上与尿瘘的预防相同。分娩时注意保护会阴,防止会阴Ⅲ度裂伤。会阴缝合后常规行肛门指检,发现有缝线穿透直肠黏膜,应立即拆除重缝。避免长期放置子宫托不取出,生殖道癌肿放疗时应掌握放射剂量和操作技术。

(耿静静)

第六章

子宫内膜异位症与子宫腺肌病

第一节　子宫内膜异位症

　　具有生长功能的子宫内膜组织(腺体和间质)出现在宫腔被黏膜覆盖以外的部位时称为子宫内膜异位症(EMT),简称内异症。

　　EMT 以痛经、慢性盆腔痛、不孕为主要表现,是育龄妇女的常见病,该病的发病率近年有明显增高趋势,发病率占育龄妇女的 10%～15%,占痛经妇女的 40%～60%。在不孕患者中,30%～40%的患者合并 EMT,在 EMT 患者中不孕症的发病率为 40%～60%。

　　该病一般仅见于生育年龄妇女,以 25～45 岁妇女多见。绝经后或切除双侧卵巢后异位内膜组织可逐渐萎缩吸收,妊娠或使用性激素抑制卵巢功能可暂时阻止此病的发展,故 EMT 是激素依赖性疾病。

　　EMT 虽为良性病变,但具有类似恶性肿瘤远处转移、浸润和种植的生长能力。异位内膜可侵犯全身任何部位,最常见的种植部位是盆腔脏器和腹膜,以侵犯卵巢和宫底韧带最常见,其次为子宫、子宫直肠陷凹、腹膜脏层、直肠阴道隔等部位,故有盆腔 EMT 之称。

一、发病机制

本病的发病机制尚未完全阐明,关于异位子宫内膜的来源,目前有多种学说。

(一)种植学说

　　妇女在经期时子宫内膜碎片可随经血倒流,经输卵管进入盆腔,种植于卵巢和盆腔其他部位,并在该处继续生长和蔓延,形成盆腔 EMT。但已证实 90%以上的妇女可发生经血逆流,却只有 10%～15%的妇女罹患 EMT。剖宫产手术后所形成的腹壁瘢痕 EMT,占腹壁瘢痕 EMT 的 90%左右,是种植学说的典型例证。

(二)淋巴及静脉播散

　　子宫内膜可通过淋巴或静脉播散,远离盆腔部位的器官如肺、手或大腿的皮肤和肌肉发生的 EMT 可能就是通过淋巴或静脉播散的结果。

(三)体腔上皮化生学说

　　卵巢表面上皮、盆腔腹膜都是由胚胎期具有高度化生潜能的体腔上皮分化而来,在反复经血逆流、炎症、机械性刺激、异位妊娠或长期持续的卵巢甾体激素刺激下,易发生化生而成为异位症的子宫内膜。

(四)免疫学说

免疫异常对异位内膜细胞的种植、黏附、增生具有直接和间接的作用,表现为免疫监视、免疫杀伤功能减弱,黏附分子作用增强,协同促进异位内膜的移植。以巨噬细胞为主的多种免疫细胞可释放多种细胞因子,促进异位内膜的种植、存活和增殖。EMT 患者的细胞免疫和体液免疫功能均有明显变化,患者外周血和腹水中的自然杀伤细胞(NK)的细胞毒活性明显降低。病变越严重者,NK 细胞活性降低亦越明显。雌激素水平越高,NK 细胞活性则越低。血清及腹水中,免疫球蛋白 IgG、IgA 及补体 C_3、C_4 水平均增高,还出现抗子宫内膜抗体和抗卵巢抗体等多种自身抗体。因此,个体的自身免疫能力对异位内膜细胞的抑制作用,在本病的发生中起关键作用。

(五)在位内膜决定论

中国学者提出的"在位内膜决定论"揭示了在位子宫内膜在 EMT 发病中的重要作用,在位内膜的组织病理学、生物化学、分子生物学及遗传学等特质,与 EMT 的发生、发展密切相关,其"黏附-侵袭-血管形成"过程,所谓的"三 A 程序"可以解释 EMT 的病理过程,又可以表达临床所见的不同病变。

二、病理

EMT 最常见的发生部位为靠近卵巢的盆腔腹膜及盆腔器官的表面。根据其发生部位不同,可分为腹膜 EMT、卵巢 EMT、子宫腺肌病等。

(一)腹膜 EMT

腹膜和脏器浆膜面的病灶呈多种形态。无色素沉着型为早期细微的病变,具有多种表现形式,呈斑点状或小泡状突起,单个或数个呈簇,有红色火焰样病灶,白色透明病变,黄褐色斑及圆形腹膜缺损。色素沉着型为典型的病灶,呈黑色或紫蓝色结节,肉眼容易辨认。病灶反复出血及纤维化后,与周围组织或器官发生粘连,子宫直肠陷凹常因粘连而变浅,甚至完全消失,使子宫后屈固定。

(二)卵巢子宫内膜异位症

卵巢 EMT 最多见,约 80% 的内异症位于卵巢。多数为一侧卵巢,部分波及双侧卵巢。初始病灶表浅,于卵巢表面可见红色或棕褐色斑点或小囊泡,随着病变发展,囊泡内因反复出血积血增多,而形成单个或多个囊肿,称为卵巢子宫内膜异位囊肿。因囊肿内含暗褐色黏糊状陈旧血,状似巧克力液体,故又称为卵巢巧克力囊肿,直径大多在 10 cm 以内。卵巢与周围器官或组织紧密粘连是卵巢子宫内膜异位囊肿的临床特征之一,并可借此与其他出血性卵巢囊肿相鉴别。

(三)子宫骶韧带、直肠子宫陷凹和子宫后壁下段的子宫内膜异位症

这些部位处于盆腔后部较低或最低处,与经血中的内膜碎屑接触机会最多,故为 EMT 的好发部位。在病变早期,子宫骶韧带、直肠子宫陷凹或子宫后壁下段有散在紫褐色出血点或颗粒状散在结节。由于病变伴有平滑肌和纤维组织增生,形成坚硬的结节。病变向阴道黏膜发展时,在阴道后穹隆形成多个息肉样赘生物或结节样疤痕。随着病变发展,子宫后壁与直肠前壁粘连,直肠子宫陷凹变浅,甚至完全消失。

(四)输卵管子宫内膜异位症

内异症直接累及黏膜较少,偶在其管壁浆膜层见到紫褐色斑点或小结节。输卵管常与周围

病变组织粘连。

（五）子宫腺肌病

子宫腺肌病分为弥漫型与局限型两种类型。弥漫型的子宫呈均匀增大,质较硬,一般不超过妊娠3个月大小。剖面见肌层肥厚,增厚的肌壁间可见小的腔隙,直径多在5mm以内。腔隙内常有暗红色陈旧积血。局限型的子宫内膜在肌层内呈灶性浸润生长,形成结节,但无包膜,故不能将结节从肌壁中剥出。结节内也可见陈旧出血的小腔隙,结节向宫腔突出颇似子宫肌瘤。偶见子宫内膜在肌瘤内生长,称之为子宫腺肌瘤。

（六）恶变

EMT是一种良性疾病,但少数可发生恶变,恶变率为0.7%～1.0%,其恶变后的病理类型包括透明细胞癌、子宫内膜样癌、腺棘癌、浆液性乳头状癌、腺癌等。EMT恶变78%发生在卵巢,22%发生在卵巢外。卵巢外最常见的恶变部位是直肠阴道隔、阴道、结肠、盆腹膜、大网膜、脐部等。

三、临床表现

（一）症状

1.痛经

痛经是常见而突出的症状,多为继发性,占EMT的60%～70%。多于月经前1～2天开始,经期第1～2天症状加重,月经净后疼痛逐渐缓解。疼痛多位于下腹深部及直肠区域,以盆腔中部为多,多随局部病变加重而逐渐加剧,但疼痛的程度与病灶的大小不成正比。

2.性交痛

性交痛多见于直肠子宫陷凹有异位病灶或因病变导致子宫后倾固定的患者。当性交时由于受阴茎的撞动,可引起性交疼痛,以月经来潮前性交痛最明显。

3.不孕

EMT不孕率为40%～60%。主要原因是腹水中的巨噬细胞影响卵巢的分泌功能和排卵功能,导致黄体功能不全(LPD)、未破裂卵泡黄素化综合征(LUFS)、早孕自然流产等。EMT可使盆腔内组织和器官广泛粘连,输卵管变硬僵直,影响输卵管的蠕动,从而影响卵母细胞的拣拾和受精卵的输送;严重的卵巢周围粘连,可妨碍卵子的排出。

4.月经异常

部分患者可因黄体功能不全或无排卵而出现月经期前后阴道少量出血、经期延长或月经紊乱。内在性EMT患者往往有经量增多、经期延长或经前点滴出血。

5.慢性盆腔痛

71%～87%的EMT患者有慢性盆腔痛,慢性盆腔痛患者中有83%活检确诊为EMT;常表现为性交痛、大便痛、腰骶部酸胀及盆腔器官功能异常等。

6.其他部位EMT症状

肠道EMT可出现腹痛、腹泻或便秘。泌尿道EMT可出现尿路刺激症状等。肺部EMT可出现经前咯血、呼吸困难和/或胸痛。

（二）体征

典型的盆腔EMT在盆腔检查时,可发现子宫后倾固定,直肠子宫陷凹、子宫骶韧带或子宫颈后壁等部位扪及1～2个或更多触痛性结节,如绿豆或黄豆大小,肛诊更明显。有卵巢EMT

时,在子宫的一侧或双侧附件处扪到与子宫相连的囊性偏实不活动包块(巧克力囊肿),往往有轻压痛。若病变累及直肠阴道隔,病灶向后穹隆穿破时,可在阴道后穹隆处扪及甚至可看到隆起的紫蓝色出血点或结节,可随月经期出血。内在性 EMT 患者往往子宫胀大,但很少超过 3 个月妊娠,多为一致性胀大,也可能感到某部位比较突出犹如子宫肌瘤。如直肠有较多病变时,可触及一硬块,甚至误诊为直肠癌。

四、诊断

(一)病史

凡育龄妇女有继发性痛经进行性加重和不孕史、性交痛、月经紊乱等病史者,应仔细询问痛经出现的时间、程度、发展及持续时间等。

(二)体格检查

(1)妇科检查(三合诊)扪及子宫后位固定、盆腔内有触痛性结节或子宫旁有不活动的囊性包块,阴道后穹隆有紫蓝色结节等。

(2)其他部位的病灶如脐、腹壁瘢痕、会阴侧切瘢痕等处,可触及肿大的结节,经期明显。

临床上单纯根据典型症状和准确的妇检可以初步诊断 50% 左右的 EMT,但大约有 25% 的病例无任何临床症状,尚需借助下列辅助检查,特别是腹腔镜检查和活组织检查才能最后确诊。

(三)影像学检查

1.超声检查

超声检查可应用于各型内异症,通常用于Ⅲ～Ⅳ期的患者,是鉴别卵巢子宫内膜异位囊肿、直肠阴道隔 EMT 和子宫腺肌症的重要手段。巧克力囊肿一般直径为 5～6 cm,直径＞10 cm 较少,其典型的声像图特征如下。

(1)均匀点状型:囊壁较厚,囊壁为结节状或粗糙回声,囊内布满均匀细小颗粒状的反光点。

(2)混合型:囊内大部分为无回声区,可见片状强回声或小光团,但均不伴声影。

(3)囊肿型:囊内呈无回声的液性暗区,多孤立分布,但与卵巢单纯性囊肿难以区分。

(4)多囊型:包块多不规则,其间可见隔反射,分成多个大小不等的囊腔,各囊腔内回声不一致。

(5)实体型:内呈均质性低回声或弱回声。

2.磁共振(MRI)

磁共振(MRI)对卵巢型、深部浸润型、特殊部位内异症的诊断和评估有意义,但在诊断中的价值有限。

(四)CA125 值测定

血清 CA125 浓度变化与病灶的大小和病变的严重程度呈正相关,CA125≥35 U/mL 为诊断 EMT 的标准,临床上可以辅助诊断并可监测疾病的转归和评估疗效,由于 CA125 在不同的疾病间可发生交叉反应,使其特异性降低而不能单独作为诊断和鉴别诊断的指标。CA125 在监测内异症方面较诊断内异症更有价值。

在Ⅰ～Ⅱ期患者中,血清 CA125 水平正常或略升高,与正常妇女有交叉,提示 CA125 阴性者亦不能排除内异症。而在Ⅲ～Ⅳ期有卵巢子宫内膜异位囊肿、病灶侵犯较深、盆腔广泛粘连者,CA125 值多升高,但一般不超过 200 U/mL,腹腔液 CA125 的浓度可直接反映 EMT 病情,其浓度较血清高出 100 多倍,临床意义比血清 CA125 大:CA125 结合 EMAb、B 超、CT 或 MRI

可提高诊断准确率。

（五）抗子宫内膜抗体（EMAb）

EMT 是一种自身免疫性疾病，因为在许多患者体内可以测出抗子宫内膜的自身抗体。EMAb 是 EMT 的标志抗体，其产生与异位子宫内膜的刺激及机体免疫内环境失衡有关。EMT 患者血液中 EMAb 水平升高，经 GnRH-a 治疗后，EMAb 水平明显降低。测定抗子宫内膜抗体对内异症的诊断与疗效观察有一定的帮助。

（六）腹腔镜检查

腹腔镜检查是诊断 EMT 的金标准，特别是对盆腔检查和 B 超检查均无阳性发现的不育或腹痛患者更是重要手段。在腹腔镜下对可疑病变进行活检，可以确诊和正确分期，对不孕的患者还可同时检查其他不孕的病因和进行必要的处理，如盆腔粘连分解术、输卵管通液及输卵管造口术等。

五、子宫内膜异位症的分期

（一）美国生殖学会子宫内膜异位症手术分期

目前，世界上公认并应用的子宫内膜异位症分期法是 RAFS 分期，即按病变部位、大小、深浅、单侧或双侧、粘连程度及范围，计算分值，定出相应期别。

（二）子宫内膜异位症的临床分期

Ⅰ期：不孕症未能找到不孕原因而有痛经者，或为继发痛经严重者。妇科检查后穹隆粗糙不平滑感，或骶韧带有触痛。B 超检查无卵巢肿大。

Ⅱ期：后穹隆可触及小于 1 cm 的结节，骶韧带增厚，有明显触痛。两侧或一侧可触及<5 cm 肿块或经 B 超确诊卵巢增大者，附件与子宫后壁粘连，子宫后倾尚活动。

Ⅲ期：后穹隆可触及大于 1 cm 结节，骶韧带增厚或阴道直肠可触及结节，触痛明显，两侧或一侧附件可触及大于 5 cm 肿块或经 B 超确诊附件肿物者。肿块与子宫后壁粘连较严重，子宫后倾活动受限。

Ⅳ期：后穹隆被块状硬结封闭，两侧或一侧附件可触及直径大于 5 cm 肿块与子宫后壁粘连，子宫后倾活动受限，直肠或输尿管受累。

对Ⅰ期、Ⅱ期患者选用药物治疗，如无效时再考虑手术治疗。对Ⅲ期、Ⅳ期患者首选手术治疗，对Ⅳ期患者行保守手术治疗预后较差。对此类不孕患者建议在术前药物治疗 2~3 个月后再行手术，以期手术容易施行，并可较彻底清除病灶。

六、EMT 与不孕

在不孕患者中，30%~58%的患者合并 EMT，在 EMT 患者中不孕症的发病率为 25%~67%。EMT 合并不孕的患者治疗后 3 年累计妊娠率低于无 EMT 者；患内异症的妇女因男方无精子行人工授精，成功率明显低于无内异症的妇女。EMT 对生育的影响主要有以下因素。

（一）盆腔解剖结构改变

盆腔内 EMT 所产生的炎性反应以及其所诱发的多种细胞因子和免疫反应，均可损伤腹膜表面，造成血管通透性增加，导致水肿、纤维素和血清血液渗出，经过一段时间后，发生盆腔内组织、器官粘连。其粘连的特点是范围大而致密，容易使盆腔内器官的解剖功能异常：一般 EMT 很少侵犯输卵管的肌层和黏膜层，故输卵管多为通畅。但盆腔内广泛粘连可导致输卵管变硬僵直,影响输卵管的蠕动,或卵巢与输卵管伞部隔离,从而影响卵母细胞的拣拾和受精卵的输送,严重者可导致输卵管阻塞。如卵巢周围的严重粘连或卵巢子宫内膜异位囊肿破坏正常卵巢组织,可妨碍卵子的排出。

(二)腹水对生殖过程的干扰

内异症患者腹水中的巨噬细胞数量增多且活力增强,不仅吞噬精子,还可释放白细胞介素-1(IL-1)、白细胞介素-2(IL-2)、肿瘤坏死因子(INF)等多种细胞因子,影响精子的功能和卵子的质量,不利于受精过程及胚胎着床。腹水中的巨噬细胞降低颗粒细胞分泌孕酮的功能,干扰卵巢局部的激素调节作用,使 LH 分泌异常、PRL 水平升高、前列腺素(PG)含量增加,影响排卵的正常进行,可能导致 LPD、LUFS、不排卵等。临床发现 EMT 患者 IVF-ET 的受精率降低。盆腔液中升高的 PG 可以干扰输卵管的运卵功能,并刺激子宫收缩,干扰着床和使自然流产率升高达 50%。

七、EMT 治疗

国际子宫内膜异位症学术会议(WEC)曾总结提出对于 EMT,腹腔镜、卵巢抑制、三期疗法、妊娠、助孕是最好的治疗。中国学者又明确提出内异症的规范化治疗应达到 4 个目的:减灭和去除病灶、缓解和消除疼痛、改善和促进生育、减少和避免复发。

治疗时主要考虑的因素:①年龄;②生育要求;③症状的严重性;④既往治疗史;⑤病变范围;⑥患者的意愿。

(一)有生育要求的内异症治疗方案

对有生育要求的内异症患者,应首先行子宫输卵管造影(HSG),输卵管通畅者,可先采用抑制子宫内膜异位症灶有效的药物,如避孕药、内美通或 GnRH-a 等药物 3～6 个周期,然后给予促排卵治疗,对排卵正常但不能受孕者应行腹腔镜检查以明确有无盆腔粘连或引起不孕的其他盆腔因素。若 HSG 提示病变累及输卵管影响输卵管通畅性或功能,则应行腹腔镜检查确诊病因,在检查的同时完成盆腔粘连分离、异位病灶去除及输卵管矫正手术。EMT 患者手术后半年为受孕的黄金时期,术后 1 年以上获得妊娠的机会大大下降。

有学者认为对 EMT Ⅰ～Ⅱ期不孕患者,首选手术治疗,在无广泛病变或经手术重建盆腔解剖结构后,此时期盆腔内环境最有利于受精,子宫内膜的容受性也最高,应积极促排卵尽早妊娠或促排卵后行 IUI 3 个周期,仍未成功则行 IVF。对Ⅲ～Ⅳ期内异症不孕患者手术后短期观察或促排卵治疗,如未妊娠,直接 IVF 或注射长效 GnRH-a 2～3 支行 IVF-ET。对病灶残留,内异症生育指数评分低者,术后可用 GnRH-a 治疗 3 周期后行 IVF。

(二)无生育要求的治疗方案

对于无生育要求的内异症患者,治疗并控制病灶,以最简便、最小的代价来提高生活质量。治疗方法可分为手术治疗、药物治疗、介入治疗、中药治疗等。手术是第一选择,腹腔镜手术为首选。手术可以明确诊断,确定病变程度、类型、活动状态,进行切除、减灭病变,分离粘连,减轻症状,减少或预防复发。

子宫腺肌症症状较严重者,一般需行次全子宫切除或全子宫切除术。年轻且要求生育者,如病灶局限,可考虑单纯切除病灶,缓解症状,提高妊娠率,但子宫腺肌症的病灶边界不清又无包膜,故不宜将其全部切除。因此复发率较高。疼痛较轻者,可以药物治疗。

（三）手术治疗

手术的目的是切除病灶、恢复解剖。手术又分为保守性手术、半保守性手术以及根治性手术。

1.保守性手术

保留患者的生育功能,手术尽量切除肉眼可见的病灶、剔除囊肿以及分离粘连。适合年龄较轻、病情较轻又有生育要求者。

2.根治性手术

切除全子宫及双附件以及所有肉眼可见的病灶。适合年龄 50 岁以上、无生育要求、症状重或者内异症复发经保守手术或药物治疗无效者。

3.半保守性手术

切除子宫,但保留卵巢。主要适合无生育要求、症状重或者复发经保守手术或药物治疗无效,但年龄较轻希望保留卵巢内分泌功能者。

手术后的复发率取决于病情的严重程度及手术的彻底性。彻底切除或剥除病灶后 2 年复发率大约为 21.5%,5 年复发率为 40%～50%。手术后使用 GnRH-a 类药物可用于治疗切除不完全的内异症患者的疼痛,尤其是重度内异症者术后盆腔痛。对于术后想受孕的患者可以不使用该类药物,因为这并不能提高受孕率,而且还会因治疗耽搁怀孕。术后使用促排卵药物,争取术后早日怀孕。如果术后需要使用GnRH-a 类药物,注射第 3 支后 28 天复查 CA125 及 CA199,CA125 降至 15 U/mL 以下,CA199 降至20 U/mL 以下,待月经复潮后可行夫精人工授精(IUI)或 IVF-ET。

（四）药物治疗

药物治疗的目的是改善妊娠环境,获得妊娠和止痛。常用药物有以下几种。

1.假孕疗法

长期持续口服高剂量的雌、孕激素,抑制垂体 Gn 及卵巢性激素的分泌,造成无周期性的低雌激素状态,使患者产生一种高雄激素性的闭经,其所发生的变化与正常妊娠相似,故称为假孕疗法。各种口服避孕药和孕激素均可用来诱发假孕。

(1)口服避孕药:低剂量高效孕激素和炔雌醇的复合片,抑制排卵,下调细胞增殖,加强在位子宫内膜细胞凋亡,可有效安全地治疗 EMT 患者的痛经。长期连续或循环地使用是可靠的手术后用药,可避免或减少复发。通过阴道环给予雌、孕激素的方式治疗 EMT 相关疼痛效果及依从性良好。近年国外研究认为,避孕药疗效不差于 GnRH-a,且经济、便捷、不良反应小,可作为术后的一类用药。

用法:每天 1 片,连续服 9～12 个月或 12 个月以上。服药期间如发生阴道突破性出血,每天增加 1 片直至闭经。

(2)孕激素类:①地诺孕素是一种睾酮衍生物,仅结合于孕激素受体以避免雌激素、雄激素或糖皮质激素活性带来的不良反应。在改善 EMT 相关疼痛方面,地诺孕素与 GnRH-a 疗效相当。每天口服 2 mg,连续使用 52 周,对骨密度影响轻微。其安全耐受性很好,对血脂、凝血、糖代谢影响很小。给药方便,疗效优异,不良反应轻微,作为保守手术后的用药值得推荐。②炔诺酮5.0～7.5 mg/d(每片 0.625 mg),或甲羟孕酮(MPA)20～30 mg/d(每片 2 mg),连服 6 个月。如用药期间出现阴道突破性出血,可每天加服补佳乐 1 mg,或己烯雌酚 0.25～0.5 mg。

由于炔诺酮、甲羟孕酮类孕激素疗效短暂,妊娠率低,复发率高,现临床上已较少应用。

2.假绝经疗法

使用药物阻断下丘脑 GnRH-a 和垂体 Gn 的合成和释放,直接抑制卵巢激素的合成,以及有可能与靶器官性激素受体相结合,导致 FSH 和 LH 值低下,从而使子宫内膜萎缩,导致短暂闭经。不像绝经期后 FSH 和 LH 升高,故名假绝经疗法。常用药物有达那唑、内美通等。

(1)达那唑:是一种人工合成的 17α-乙炔睾酮衍生物,抑制 FSH 和 LH 峰,产生闭经;并直接与子宫内膜的雄激素和孕激素的受体结合,导致异位内膜腺体和间质萎缩、吸收而痊愈。

用法:月经第 1 天开始口服,每天 600～800 mg,分 2 次口服,连服 6 个月。或使用递减剂量,300 mg/d 逐渐减至 100 mg/d 的维持剂量,作为 GnRH-a 治疗后的维持治疗 1 年,能有效维持盆腔疼痛的缓解。

达那唑宫内节育器能有效缓解 EMT 有关的疼痛症状,且无口服时的不良反应。达那唑阴道环给药系统有效治疗深部浸润型 EMT 的盆腔疼痛,不良反应非常少见,可以作为术后长期维持治疗。

(2)孕三烯酮(内美通):是 19-去甲睾酮衍生物,有雄激素和抗雌孕激素作用,作用机制类似达那唑,疗效优于达那唑,不良反应较达那唑轻。其耐受性、安全性及疗效不如 GnRH-a。

用法:月经第 1 天开始口服,每周 2 次,每次 2.5 mg,连服 6 个月。

3.其他药物

(1)三苯氧胺(他莫昔芬,TAM):是一种非甾体类的雌激素拮抗剂,可与雌激素竞争雌激素受体,降低雌激素的净效应,并可刺激孕激素的合成,而起到抑制雌激素作用,能使异位的子宫内膜萎缩,造成闭经,并能缓解因内异症引起的疼痛等症状。但 TAM 治疗中又可出现雌激素样作用,长期应用可引起子宫内膜的增生,诱发卵巢内膜囊肿增大。

用法:每天 20～30 mg,分 2～3 次口服,连服 3～6 个月。

(2)米非司酮:能与孕酮受体及糖皮质激素受体结合,下调异位和在位内膜的孕激素受体含量并抑制排卵,造成闭经,促进 EMT 病灶萎缩,疼痛缓解。

用法:月经第 1 天开始口服,每天 10～50 mg,连服 6 个月。

(3)有前景的药物:芳香化酶抑制剂类,如来曲唑;GnRH-a-A 类药物西曲瑞克;基质金属蛋白酶抑制剂及抗血管生成治疗药物等。

4.免疫调节治疗

EMT 是激素依赖性疾病,性激素抑制治疗已广泛应用于临床并取得了一定的短期疗效,包括达那唑、GnRH-a 和口服避孕药等。但是高复发率以及长期使用产生的严重药物不良反应影响了后续治疗。研究表明 EMT 的形成和发展有免疫系统的参与,包括免疫监视的缺失,子宫内膜细胞对凋亡和吞噬作用的抵抗以及对子宫内膜细胞有细胞毒性作用的 NK 细胞活性的降低。因此,免疫调节为 EMT 治疗开辟了新的途径。目前,以下几种药物在 EMT 治疗研究中获得了初步疗效。

(1)己酮可可碱:己酮可可碱是一种磷酸二酯酶抑制剂,它既可以影响炎症调节因子的产生,也可以调节免疫活性细胞对炎症刺激的反应,近年来被认为可能对 EMT 有效而成为 EMT 免疫调节治疗的研究重点。己酮可可碱可以通过提高细胞内的环磷腺苷水平来减少炎症细胞因子的产生或降低其活性,如肿瘤坏死因子 α(TNF-α)。此外还具有抑制 T 淋巴细胞和 B 淋巴细胞活化,降低 NK 细胞活性,阻断白细胞对内皮细胞的黏附等作用。研究发现己酮可可碱可以调节EMT 患者腹膜环境的免疫系统功能,减缓子宫内膜移植物的生长,逆转过度活化的巨噬细胞,有效改善 EMT 相关的不孕。己酮可可碱不抑制排卵,对孕妇是安全的,适用于治疗与 EMT 相关的不孕症。

手术后使用己酮可可碱治疗轻度 EMT,800 mg/d,12 个月的妊娠率从 18.5% 提高到 31%,可以明显减轻盆腔疼痛。但也有研究认为并不能明显改善轻度到重度 EMT 患者的妊娠率,不能降低术后复发率。

(2)抗 TNF-α 治疗药物:TNF-α 是一种促炎症反应因子,是活化的巨噬细胞的主要产物,与 EMT 的形成和发展有关。EMT 患者腹腔液中 TNF-α 水平增高,并且其水平与 EMT 的严重程度相关。抗TNF-α治疗除了阻断 TNF-α 对靶细胞的作用外,还包括抑制 TNF-α 的产生。该类药物有己酮可可碱、英夫利昔单抗、依那西普、重组人 TNF 结合蛋白 I 等。

(3)干扰素-α2b:干扰素-α 能刺激 NK 细胞毒活性,并可促使 CD8 细胞表达。无论在体外实验或动物模型中,干扰素-α2b 对于 EMT 的疗效均得以证实。

(4)白细胞介素 12(IL-12):IL-12 的主要作用是调节免疫反应的可适应性。IL-12 可以作用于 T 淋巴细胞和 NK 细胞,从而诱导其他细胞因子的产生。其中产生的干扰素-γ 可以进一步增强 NK 细胞对子宫内膜细胞的细胞毒性作用,以及促进辅助性 T 淋巴细胞反应的产生。小鼠腹腔内注射 IL-12 明显减小异位子宫内膜病灶的表面积和总重量。但目前缺乏临床试验证实其疗效。

(5)中药:中医认为扶正固本类中药多有免疫促进作用,有促肾上腺皮质功能及增强网状内皮系统的吞噬作用,增加 T 淋巴细胞的比值。活血化瘀类中药对体液免疫与细胞免疫均有一定的抑制作用,不仅能减少已生成的抗体,而且还抑制抗体形成,对已沉积的抗原抗体复合物有促进吸收和消除的作用,还有抗炎、降低毛细血管通透性等作用。由丹参、莪术、三七、赤芍等组方的丹莪妇康煎具有增强细胞免疫和降低体液免疫的双向调节作用,疗效与达那唑相似。由柴胡、丹参、赤芍、莪术、五灵脂组方的丹赤坎使 33% 的 EMT 患者局部体征基本消失,NK 细胞活性升高。但是中药的具体免疫调节作用尚缺乏实验室证据的支持,且报道的临床疗效可重复性不强。

5.左炔诺孕酮宫内缓释系统(LNG-IUS,商品名曼月乐)

LNG-IUS 直接减少病灶中的 E_2 受体,使 E_2 的作用减弱导致异位的内膜萎缩,子宫动脉阻力增加,减少子宫血流量,减少子宫内膜中前列腺素的产生,明显减少月经量,改善 EMT 患者的盆腔疼痛,缓解痛经症状。与 GnRH-a 相比,LNG-IUS 缓解 EMT 患者痛经疗效相当,减少术后痛经复发。不增加心血管疾病风险,且降低血脂,不引起低雌激素症状,没有减少骨密度的严重不良反应,可长期应用。不规则阴道流血发生率高于 GnRH-a。如果 EMT 患者需要长期治疗,可优先选择 LNG-IUS,在提供避孕的同时,是治疗子宫内膜异位症、子宫腺肌病和慢性盆腔痛的有效、安全、便捷的治疗手段之一,尤其适用于合并有子宫腺肌症的 EMT 患者长期维持治疗。

曼月乐含 52 mg 左炔诺孕酮,每天释放 20 μg,可有效使用 5 年。

放置曼月乐一般选择在月经的 7 天以内,如果更换新的曼月乐可以在月经周期的任何时间。早孕流产后可以立即放置,产后放置应推迟到分娩后 6 周。

6.促性腺激素释放激素激动剂(GnRH-a)

GnRH-a 是目前最受推崇、最有效的子宫内膜异位症治疗药物。连续使用 GnRH-a 可下调垂体功能,造成药物暂时性去势及体内 Gn 水平下降、低雌激素状态;由于卵巢功能受抑制,产生相应低雌激素环境,使内异症病灶消退。目前常用的有长效制剂如进口的曲普瑞林、戈舍瑞林、布舍瑞林等;国产的长效制剂有亮丙瑞林(丽珠制药),短效制剂如丙氨瑞林(安徽丰原)。

(1)用法:长效制剂于月经第 1 天开始注射,每 28 天注射 1/2～1 支,注射 3～6 支,最多不超过 6 支。

(2)不良反应:主要为雌激素水平降低所引起的类似围绝经期综合征的表现,如潮热、多汗、血管舒缩不稳定、乳房缩小、阴道干燥等反应,占 90% 左右,一般不影响继续用药。严重雌激素减少,E_2<734 pmol/L,可增加骨中钙的吸收,而发生骨质疏松。

(3)反向添加疗法(Add-back):指联合应用 GnRH-a 及雌、孕激素,使体内雌激素水平达到所谓"窗口剂量",既不影响内异症的治疗,又可最大限度地减轻低雌激素的影响。其目的是减少血管收缩症状以及长期使用 GnRH-a 对于骨密度的损害。可以用雌、孕激素的联合或序贯方法。

用药方法:应用 GnRH-a 3 个月后,联合应用以下药物。①GnRH-a＋补佳乐 1～2 mg/d＋甲羟孕酮 2～4 mg/d。②GnRH-a＋补佳乐 1～2 mg/d＋炔诺酮 5 mg/d。③GnRH-a＋利维爱 2.5 mg/d。

雌二醇阈值窗口概念:血清 E_2 在 110～146 pmol/L 为阈值窗口,在窗口期内可不刺激 EMT 病灶生长,亦能满足骨代谢和血管神经系统对雌激素的需求,故可适当添加激素维持雌激素阈值水平,减少不良反应。适当的反加不影响 GnRH-a 疗效,且有效减少不良反应,延长用药时间。

(4)GnRH-a 反减治疗:以往采用 GnRH-a 先足量再减量方法,近年有更合理的长间歇疗法,延长 GnRH-a 用药间隔时间至 6 周 1 次,共用 4 次,亦能达到和维持有效低雌激素水平,是经济有效且减少不良反应的给药策略,但其远期复发率有待进一步研究。

(五)药物与手术联合治疗

手术治疗可恢复正常解剖关系,去除病灶并同时分离粘连,但严重的粘连使病灶不能彻底清除,显微镜下和深层的病灶无法看到,术后的并发症有时难以避免。手术后的粘连是影响手术效果、导致不孕的主要原因。药物治疗虽有较好的疗效,但停药后短期内病变可能复发,致密的粘连妨碍药物到达病灶内而影响疗效。根据病情程度在手术前后药物治疗。术前应用 GnRH-a,在低雌激素作用下,腹腔内充血减轻,毛细血管充血和扩张均不明显,使粘连易于分离,卵巢异位瘤易于剥离,有利于手术的摘除,还可预防术后粘连形成。术后用 1～2 个月的药物,可以抑制手术漏掉的病灶,预防手术后的复发。

八、EMT 的复发与处理

内异症复发指手术和规范药物治疗,病灶缩小或消失以及症状缓解后,再次出现临床症状且恢复至治疗前水平或加重,或再次出现子宫内膜异位症灶。内异症总体的复发率高达 50% 以上,作为一种慢性活动疾病,无论给予什么治疗,患者总处于复发的危险之中,特别是年轻的、保守性手术者。实际上,难以区分疾病的再现或复发,还是再发展或持续存在,更难界定治疗后多长时间再出现复发。无论何种治疗很难将异位灶清除干净,尤其是药物治疗。复发的生物学基础是异位内膜细胞可以存活并有激素的维持。这种异位灶可以很"顽强",在经过全期妊娠已经萎缩的异位种植可能在产后 1 个月复发。亦有报道在经过卵巢抑制后 3 个星期,仅在激素替代3 天即可再现病灶。复发的主要表现是疼痛以及结节或包块的出现,80% 于盆腔检查即可得知,超声扫描、血清 CA125 检查可助诊,最准确的复发诊断是腹腔镜检查。一般以药物治疗的复发率为高,1 年的复发率是 51.6%。保守性手术的每年复发率是 13.6%,5 年复发率是 40%～50%。

EMT复发的治疗基本遵循初治原则,但应个体化。如药物治疗后痛经复发,应手术治疗。手术后内异症复发可先用药物治疗,仍无效者应考虑手术治疗。如年龄较大、无生育要求且症状严重者,可行根治性手术。对于有生育要求者,未合并卵巢子宫内膜异位囊肿者,给予 GnRH-a 3 个月后进行 IVF-ET。卵巢子宫内膜异位囊肿复发可进行手术或超声引导下穿刺,术后给予 GnRH-a 3 个月后进行 IVF-ET。

（耿静静）

第二节　子宫腺肌病

　　子宫腺肌病是指子宫内膜向肌层良性浸润并在其中弥散性生长,其特征是在子宫肌层中出现异位的内膜和腺体,伴有周围肌层细胞的代偿性肥大和增生。本病有 20%～50% 的病例合并子宫内膜异位症,约 30% 合并子宫肌瘤。

　　目前子宫腺肌病的发病有逐渐增加的趋势,其治疗的方法日趋多样化,治疗方法的选择应在考虑患者年龄、生育要求、临床症状的严重程度、病变部位与范围、患者的意愿等的基础上确定。

一、临床特征

（一）病史特点

（1）详细询问相关的临床症状,如经量增多和进行性痛经。

（2）家族中有无相同病史。

（3）医源性因素所致子宫内膜创伤,如多次分娩、习惯性流产、人工流产、宫腔操作史。

（二）症状

　　子宫腺肌病的症状不典型,表现多种多样,没有特异性。约 35% 的子宫腺肌病无临床症状,临床症状与病变的范围有关。

（1）月经过多:占 40%～50%,一般出血与病灶的深度呈正相关,偶尔也有小病变月经过多者。

（2）痛经:逐渐加剧的进行性痛经,痛经常在月经来潮的前一周就开始,至月经结束。15%～30% 的患者有痛经,疼痛的程度与病灶的多少有关,约 80% 的痛经者为子宫肌层深部病变。

（3）其他症状:部分患者可有未明原因的月经中期阴道流血及性欲减退,子宫腺肌病不伴有其他不孕疾病时,一般对生育无影响,伴有子宫肌瘤时可出现肌瘤的各种症状。

（三）体征

　　妇科检查可发现子宫呈均匀性增大或有局限性结节隆起,质地变硬,一般不超过孕 12 周子宫的大小。近月经期检查,子宫有触痛。月经期,由于病灶充血、水肿及出血,子宫可增大,质地变软,压痛较平时更为明显;月经期后再次妇科检查发现子宫有缩小,这种周期性出现的体征改变为诊断本病的重要依据之一。合并盆腔子宫内膜异位症时,子宫增大、后倾、固定、骶骨韧带增粗,或子宫直肠陷凹处有痛性结节等。

二、辅助检查

(一)实验室检查

(1)血常规:明确有无贫血。

(2)CA125:子宫腺肌病患者血 CA125 水平明显升高,阳性率达 80%,CA125 在监测疗效上有一定价值。

(二)影像学检查

(1)B 超为子宫腺肌病的常规诊断手段。B 超的图像特点为:①子宫呈均匀性增大,轮廓尚清晰。②子宫内膜线可无改变,或稍弯曲。③子宫切面回声不均匀,有时可见大小不等的无回声区。

(2)MRI 为目前诊断子宫腺肌病最可靠的无创伤性诊断方法,可以区别子宫肌瘤和子宫腺肌病,并可诊断两者同时并存,对决定处理方法有较大帮助,在发达国家中广泛应用。图像表现为:①子宫增大,外缘尚光滑;②T_2WI 显示子宫的正常解剖形态扭曲或消失;③子宫后壁明显增厚,结合带厚度>8 mm;④T_2WI 显示子宫壁内可见一类似结合带的低信号肿物,与稍高信号的子宫肌层边界不清,类似于结合带的局灶性或广泛性增宽,其中可见局灶性的大小不等斑点状高信号区,即为异位的陈旧性出血灶或未出血的内膜岛。

(三)其他

(1)宫腔镜检查:子宫腔增大,有时可见异常腺体开口,并可除外子宫内膜病变。

(2)腹腔镜检查:子宫均匀增大,前后径增大更明显,子宫较硬,外观灰白或暗紫色,有时浆膜面见突出紫蓝色结节。

(3)肌层针刺活检:诊断的准确性依赖于取材部位的选择、取材次数以及病灶的深度和广度,特异性较高,但敏感性较低,而且操作困难,在临床上少用。

三、诊断

子宫腺肌病的诊断一般并不难,最主要的困难在于与子宫肌瘤等疾病的鉴别诊断。子宫腺肌病与子宫肌瘤均是常见的妇科疾病,两种病变均发生在子宫,发病年龄相仿,多见于 30~50 岁的育龄妇女,临床上容易互相混淆。一般来说子宫腺肌病突出症状是继发性逐渐加重的痛经,子宫肌瘤的突出症状却为月经过多及不规则出血,子宫腺肌病时子宫也有增大,但很少超过妊娠 3 个月子宫大小。

四、治疗

(一)治疗原则

由于子宫腺肌病的难治性,目前尚不能使每位患者均获得满意的疗效,应根据患者的年龄、生育要求和症状,实施个体化的多种手段的联合治疗策略。

(二)药物治疗

药物治疗子宫腺肌病近期疗效明显,但只是暂时性的,停药后症状体征常很快复发,对年轻有生育要求,近绝经期者或不接受手术治疗者可试用达那唑、孕三烯酮或促性腺激素释放激素类似物(GnRH-a)等。

1.达那唑

达那唑适用于轻度及中度子宫腺肌病痛经患者。

用法:月经第 1 天开始口服 200 mg,2～3 次/天,持续用药 6 个月。若痛经不缓解或未闭经,可加至 4 次/天。疗程结束后约 90％症状消失。停药后 4～6 周恢复月经及排卵。

不良反应:有恶心、头痛、潮热、乳房缩小、体重增加、性欲减退、多毛、痤疮、声音改变、皮脂增加、肌痛性痉挛等。但发生率低,且症状多不严重。

2.孕三烯酮

19-去甲睾酮的衍生物,有抗雌激素和抗孕激素作用,不良反应发生率同达那唑,但程度略轻。

用法:每周用药 2 次,每次 2.5 mg,于月经第 1 天开始服用,6 个月为 1 个疗程。因为用药量小,用药次数少,其应用近年来增多。孕三烯酮治疗轻症子宫腺肌病具有很好的效果,可达治愈目的,从而可防止其发展为重症子宫肌腺病,减少手术及术后并发症,提高患者生活质量。

3.促性腺激素释放激素激动剂(GnRH-a)

其为人工合成的十肽类化合物,能促进垂体细胞分泌黄体生成激素(LH)和卵泡刺激素(FSH),长期应用对垂体产生降调作用,可使 LH 和 FSH 分泌急剧减少。有研究表明子宫腺肌病导致不孕与化学和免疫等因素有关,而 GnRH-a 有调节免疫活性的作用,且使子宫大小形态恢复正常,从而改善了妊娠率。但 GnRH-a 作用是可逆性的,故对子宫腺肌病合并不孕的治疗在停药后短期内不能自行受孕者,应选择辅助生殖技术。

4.其他药物

(1)孕激素受体拮抗剂:米非司酮为人工合成 19-去甲基睾酮衍生物,具有抗孕激素及抗皮质激素的活性,用法为米非司酮 10 mg 口服 1 次/天,连续 3 个月,治疗后患者停经,痛经消失,子宫体积明显缩小,不良反应少见。年轻患者停药后复发率高于围绝经期患者,复发者进行长期治疗仍有效。

(2)左旋 18 甲基炔诺酮:Norplant 为左旋 18 甲基炔诺酮皮下埋植剂,可治疗围绝经期子宫腺肌病,治疗后虽子宫体积无明显缩小,但痛经缓解率达 100％。缓释左旋 18 甲基炔诺酮宫内节育器(LNG-IUS,曼月乐),国内外报道用 LNG-IUS 治疗子宫腺肌病痛经及月经过多有一定效果。

(3)短效口服避孕药:临床研究显示,长期服用短效避孕药可使子宫内膜和异位内膜萎缩,缓解痛经,减少经量,降低子宫内膜异位症的复发率。但是复方口服避孕药存在不良反应,服用后患者可出现点滴出血或突破性出血、乳房触痛、头痛、体重改变、恶心和呕吐等胃肠道反应以及情绪改变等不良反应,长期应用有血栓性疾病和心血管疾病风险。因此,复方口服避孕药的使用应综合各方面情况进行个体化用药,以使患者获得最大益处。目前国内外还没有关于该疗法用于子宫腺肌病治疗效果大样本的评价。

(4)孕激素:孕激素作用基于子宫内膜局部高剂量的孕酮,可引起蜕膜样变,上皮萎缩及产生直接的血管改变,使月经减少,甚至闭经。目前国外研究显示,地屈孕酮是分子结构最接近天然孕酮的一种孕激素,并具有更高的口服生物利用度。地屈孕酮是一种口服孕激素,可使子宫内膜进入完全的分泌相,从而可防止由雌激素引起的子宫内膜增生和癌变风险。地屈孕酮可用于内源性孕激素不足的各种疾病,它不产热,且对脂代谢无影响。极少数患者可出现突破性出血,一般加剂量即可防止。地屈孕酮也可能发生其他发生在孕激素治疗中的不良反应,如轻微出血、乳房疼痛,肝功能损害极为少见。目前国内外尚无使用地屈孕酮治疗子宫腺肌病的大型随机对照试验。

(三)手术治疗

药物治疗无效或长期剧烈痛经时,应行手术治疗。手术治疗包括根治手术(子宫切除术)和保守手术。

1.子宫切除术

子宫切除术是主要的治疗方法,也是唯一循证医学证实有效的方法,可以根治痛经和/或月经过多,适用于年龄较大、无生育要求者。近年来,阴式子宫切除术应用日趋增多,单纯子宫腺肌病子宫体积多小于12孕周子宫大小,行阴式子宫切除多无困难。若合并有内异症,有卵巢子宫内膜异位囊肿或估计有明显粘连,可行腹腔镜子宫切除术。虽然有研究表明腺肌病的子宫有稍多于10%病变可累及宫颈,但也有研究表明腺肌病主要见于子宫体部,罕见于宫颈部位,只要保证切除全部子宫下段,仍可考虑行子宫次全切除术。

2.保守性手术

子宫腺肌病病灶挖除术、子宫内膜去除术和子宫动脉栓塞术都属于保留生育功能的方法。腹腔镜下子宫动脉阻断术和病灶消融术(使用电、射频和超声等能减少子宫腺肌病量),近年来的报道逐渐增多,但这些手术的效果均有待于循证医学研究证实。

(1)子宫腺肌病病灶挖除术:适用于年轻、要求保留生育功能的患者。子宫腺肌瘤一般能挖除干净,可以明显地改善症状、增加妊娠机会。对局限型子宫腺肌病可以切除大部分病灶,缓解症状。虽然弥散型子宫腺肌病做病灶大部切除术后妊娠率较低,仍有一定的治疗价值。术前使用 GnRH-a 治疗 3 个月,可以缩小病灶利于手术。做病灶挖除术的同时还可做子宫神经去除术或子宫动脉阻断术以提高疗效。

(2)子宫内膜去除术:近年来,有报道在宫腔镜下行子宫内膜去除术治疗子宫腺肌病,术后患者月经量明显减少,甚至闭经,痛经好转或消失,对伴有月经过多的轻度子宫腺肌病可试用。子宫内膜切除术虽可有效控制月经过多及痛经症状,但对深部病灶治疗效果较差。远期并发症常见的为宫腔粘连、宫腔积血、不孕、流产、早产等。

(3)子宫动脉栓塞术:近期效果明显,月经量减少约50%,痛经缓解率达90%以上,子宫及病灶体积缩小显著,彩色超声显示子宫肌层及病灶内血流信号明显减少,该疗法对要求保留子宫和生育功能的患者具有重大意义。但 UAE 治疗某些并发症尚未解决,远期疗效尚待观察,对日后生育功能的影响还不清楚,临床应用仍未普及,还有待于进一步积累经验。

(4)子宫病灶电凝术:通过子宫病灶电凝可引起子宫肌层内病灶坏死,以达到治疗的目的。但病灶电凝术中很难判断电凝是否完全,因此不如手术切除准确,子宫肌壁电凝术后病灶被瘢痕组织所代替,子宫壁的瘢痕宽大,弹性及强度降低,故术后子宫破裂风险增加。

(5)盆腔去神经支配治疗:近年来国外学者采用开腹或腹腔镜下骶前神经切除术及子宫神经切除术治疗原发及继发性痛经,取得了较好效果。

(6)腹腔镜下子宫动脉阻断术:子宫动脉结扎治疗子宫腺肌病的灵感来源于子宫动脉栓塞治疗子宫腺肌病的成功经验,但该术式目前应用的病例不多。由于疼痛不能得到完全缓解,多数患者对手术效果并不满意。

五、预后与随访

(一)随访内容

通常包括患者主诉、疼痛评价、妇科检查、超声检查、血清 CA125 检测,如果是药物治疗者,需要检查与药物治疗相关的内容,如肝功能、骨密度等。

(二)预后

除非实施了子宫切除术,子宫腺肌病容易复发。因残留的内膜腺体而发生恶变的较少见,与子宫腺肌病类似的疾病子宫内膜异位症,其恶变率国内报道为 1.5%,国外报道为 0.7%~1.0%,相比之下,子宫腺肌病发生恶变更为少见。

(耿静静)

第七章

女性生殖内分泌疾病

第一节 痛 经

痛经是指伴随着月经的疼痛。疼痛可以出现在行经前后或经期,主要集中在下腹部,常呈痉挛性,通常还伴有其他症状,包括腰腿疼、头痛、头晕、乏力、恶心、呕吐、腹泻、腹胀等。痛经是育龄期妇女常见的疾病,发生率很高,文献报道为 30%～80% 不等,每个人的疼痛阈值差异及临床上缺乏客观的评价指标使得人们对确切的发病率难以评估。我国 1980 年全国抽样调查结果表明:痛经发生率为33.19%,其中原发性痛经占 36.06%,其余为继发性痛经。不同年龄段痛经发生率不同,初潮时发生率较低,随后逐渐升高,16～18 岁达顶峰,30～35 岁时下降,生育期稳定在40% 左右,以后更低,50 岁时为 20% 左右。

痛经分为原发性和继发性两种。原发性痛经是指不伴有其他明显盆腔疾病的单纯性功能性痛经;继发性痛经是指因盆腔器质性疾病导致的痛经。

一、原发性痛经

青春期和年轻的成年女性的痛经大多数是原发性痛经,是功能性的,与正常排卵有关,没有盆腔疾病;但有大约 10% 的严重痛经患者可能会查出有盆腔疾病,如子宫内膜异位症或先天性生殖道发育异常。原发性痛经的发病原因和机制尚不完全清楚,研究发现原发性痛经发作时有子宫收缩的异常,而造成收缩异常的原因有局部前列腺素、白三烯类物质、血管升压素、催产素的增高等。

(一)病因和病理生理

1.子宫收缩异常

正常月经期子宫的基础张力<1.33 kPa,宫缩时可达 16 kPa,收缩频率为 3～4 次/分。痛经时宫腔的基础压力提高,收缩频率增高且不协调。因此原发性痛经可能是子宫肌肉活动增强、过渡收缩所致。

2.前列腺素(PG)的合成和释放过多

子宫内膜是合成前列腺素的主要场所,子宫合成和释放前列腺素过多可能是导致痛经的主要原因。PG 的增多不仅可以刺激子宫肌肉过度收缩,导致子宫缺血,并且使神经末梢对痛觉刺激敏感化,使痛觉阈值降低。

3.血管紧张素和催产素过高

原发性痛经患者体内的血管紧张素增高,血管紧张素可以引起子宫肌层和血管的平滑肌收缩加强,因此,被认为是引起痛经的另一重要因素。催产素是引起痛经的另一原因,临床上应用催产素拮抗剂可以缓解痛经。

4.其他因素

主要是精神因素,紧张、压抑、焦虑、抑郁等都会影响对疼痛的反应和主观感受。

(二)临床表现

原发性痛经主要发生在年轻女性身上,初潮或初潮后数月开始,疼痛发生在月经来潮前或来潮后,在月经期的 48～72 小时持续存在;疼痛呈痉挛性,集中在下腹部,有时伴有腰痛,严重时伴有恶心、呕吐、面色苍白、出冷汗等,影响日常生活和工作。

(三)诊断与鉴别诊断

诊断原发性痛经,首先要排除器质性盆腔疾病的存在。全面采集病史,进行全面的体格检查,必要时结合辅助检查,如 B 超、腹腔镜、宫腔镜、子宫输卵管碘油造影等,排除子宫器质性疾病。鉴别诊断主要排除子宫内膜异位症、子宫腺肌症、盆腔炎性疾病等疾病引起的于继发性痛经,还要与慢性盆腔痛相区别。

(四)治疗

1.一般治疗

对痛经患者,尤其是青春期少女,必须进行有关月经的生理知识教育,消除其对月经的心理恐惧。痛经时可卧床休息,热敷下腹部,还可服用非特异性的止痛药。研究表明,对痛经患者施行精神心理干预可以有效减轻症状。

2.药物治疗

(1)前列腺素合成酶抑制剂:非甾体抗炎药是前列腺素合成酶抑制剂,通过阻断环氧化酶通路,抑制前列腺素合成,使子宫张力和收缩力下降,达到止痛的效果。有效率 60%～90%,服用简单,不良反应小,还可以缓解其他相关症状,如恶心、呕吐、头痛、腹泻等。一般于月经来潮、痛经出现前开始服用,连续服用 2～3 天,因为前列腺素在月经来潮的最初 48 小时释放最多,连续服药的目的是减少前列腺素的合成和释放。因此疼痛时临时间断给药效果不佳,难以控制疼痛。

常用于治疗痛经的非甾体类药物及剂量见表 7-1。

表 7-1　常用治疗痛经的非甾体类止痛药

药物	剂量
甲芬那酸	首次 500 mg,250 mg/6 h
氟芬那酸	100～200 mg/6～8 h
吲哚美辛(消炎痛)	25～50 mg/6～8 h
布洛芬	200～400 mg/6 h
酮洛芬	50 mg/8 h
芬必得	300 mg/12 h

布洛芬和酮洛芬的血药浓度 30～60 分钟达到峰值,起效很快。吲哚美辛等对胃肠道刺激较

大,容易引起消化道大出血,不建议作为治疗痛经的一线药物。

(2)避孕药具:短效口服避孕药和含左炔诺孕酮的宫内节育器(曼月乐)适用于需要采用避孕措施的痛经患者,可以有效地治疗原发性痛经。口服避孕药可以使50%的患者疼痛完全缓解,40%明显减轻。曼月乐对痛经的缓解的有效率也高达90%左右。避孕药的主要作用是抑制子宫内膜生长、抑制排卵、降低前列腺素和血管升压素的水平。各类雌、孕激素的复合避孕药均可以减少痛经的发生,它们减轻痛经的程度无显著差异。

(3)中药治疗:中医认为痛经是由于气血运行不畅引起,因此一般以通调气血为主,治疗原发性痛经一般用当归、川芎、茯苓、白术、泽泻等组成的当归芍药散,效果明显。

3.手术治疗

以往对原发性痛经药物治疗无效者的顽固性病例,可以采用骶前神经节切除术,效果良好,但有一定的并发症。近年来,主要用子宫神经部分切除术。无生育要求者,可进行子宫切除术。

二、继发性痛经

继发性痛经是指与盆腔器官的器质性病变有关的周期性疼痛。常在初潮后数年发生。

(一)病因

有许多妇科疾病可能引起继发性痛经,它们包括以下。

1.典型周期性痛经的原因

处女膜闭锁、阴道横隔、宫颈狭窄、子宫异常(先天畸形、双角子宫)、子宫腔粘连(Asherman综合征)、子宫内膜息肉、子宫平滑肌瘤、子宫腺肌病、盆腔瘀血综合征、子宫内膜异位症、IUD等。

2.不典型的周期性痛经的原因

子宫内膜异位症、子宫腺肌病、残留卵巢综合征、慢性功能性囊肿形成、慢性盆腔炎等。

(二)病理生理

研究表明,子宫内膜异位症和子宫腺肌症患者体内产生过多的前列腺素,可能是痛经的主要原因之一。前列腺素合成抑制制剂可以缓解该类疾病的痛经症状。环氧化酶(COX)是前列腺素合成的限速酶,在子宫内膜异位症和子宫腺肌症患者体内表达量过度增高。这些均说明前列腺素合成代谢异常与继发性痛经的疼痛有关。

宫内节育器(IUD)的不良反应主要是月经过多和继发痛经,其痛经的主要原因可能是子宫的局部损伤和 IUD 局部的白细胞浸润导致的前列腺素合成增加。

(三)临床表现

痛经一般发生在初潮后数年,生育年龄妇女较多见。疼痛多发生在月经来潮之前,月经前半期达到高峰,此后逐渐减轻,直到结束。继发性痛经症状常有不同,伴有腹胀、下腹坠痛、肛门坠痛等。但子宫内膜异位症的痛经也有可能发生在初潮后不久。

(四)诊断和鉴别诊断

诊断继发性痛经,除了详细询问病史外,主要通过盆腔检查,相关的辅助检查,如 B 超、腹腔镜、宫腔镜及生化指标的化验等,找出相应的病因。

(五)治疗

继发性痛经的治疗主要是针对病因进行治疗。

(李晓云)

第二节 高催乳素血症

机体受到内外环境因素(生理性或病理性)的影响,血中催乳素(PRL)水平升高,其升高值达到或超过 30 ng/mL 时,称高催乳素血症(HPRL)。发生高催乳素血症时,除有泌乳外常伴性功能低下,女性则有闭经不孕等表现。若临床上妇女停止授乳半年到 1 年仍有持续性溢乳,或非妊娠妇女有溢乳伴有闭经者,称闭经-溢乳综合征(AGS)。HPRL 在妇科内分泌疾病中较常见,其发病率约为 29.8%(12.9%~75%)。引起催乳激素增高的原因十分复杂。

一、催乳激素的来源和内分泌调节

PRL 来源于垂体前叶分泌细胞,妊娠和产褥期此种分泌细胞占垂体的 20%~40%,其余时间占 10%。下丘脑分泌多巴胺,经门脉系统进入垂体抑制 PRL 的分泌。也有人认为下丘脑分泌 PRL 抑制因子(PIF)抑制 PRL 分泌。下丘脑的促甲状腺释放激素(TRH)在促使垂体释放促甲状腺激素(TSH)的同时又能促使 PRL 的释放。5-羟色胺亦可促使 PRL 的分泌。通常 PRL 的分泌是受下丘脑的控制和调节。正常情况下,PRL 主要受下丘脑的持续性抑制控制。

二、病因

正常情况,PRL 的分泌呈脉冲式释放,其昼夜节律对乳腺的发育、泌乳和卵巢功能起重要调节作用,一旦此调节作用失衡即可引起 HPRL。

(一)生理性高催乳素血症

日常的生理活动可使 PRL 暂时性升高,如夜间睡眠(2~6 Am)、妊娠期、产褥期 3~4 周,乳头受吸吮性刺激、性交、运动和应激性刺激,低血糖等均可使 PRL 有所升高,但升高幅度不会太大,持续时间不会太长,否则可能为病理状态。

(二)病理性高催乳素血症

1.下丘脑-垂体病变

垂体 PRL 腺瘤是造成高催乳素血症主要原因,一般认为大于 10 mm 为大 PRL 腺瘤,小于 10 mm 称 PRL 微腺瘤,一般说来血中 PRL 大于 250 ng/mL 者多为大腺瘤,100~250 ng/mL 多为微腺瘤。随着 CT、MRI、放免测定使 PRL 腺瘤的检出率逐年提高。微小腺瘤有时临床长期治疗观察中才能确诊。

颅底炎症、损伤、手术,空泡蝶鞍综合征,垂体柄病变、压迫等亦可引起发病。

2.原发性和/或继发性甲状腺功能低下

由于甲状腺素分泌减少,解除了下丘脑-垂体的抑制作用,使 TRH 分泌增加,从而使 TSH 分泌增加,也刺激 PRL 分泌增加并影响卵巢与生殖功能。

(三)医源性高催乳素血症

药物治疗其他疾病时往往造成 PRL 的增高。

1.抗精神失常药物

氯丙嗪、阿米替林、丙咪嗪、舒必利、苯海索(安坦)、索拉西泮(罗拉)、奋乃静、甲丙氨酯(眠尔通）、甲氧氯普胺（灭吐灵）等，以上药物可影响多巴胺的产生，影响 PIF 的作用而导致 PRL 分泌增多。

2.甾体激素

雌激素和口服避孕药可通过对丘脑抑制 PIF 的作用或直接刺激 PRL 细胞分泌，使 PRL 升高。

3.其他药物

α-甲基多巴、利血平、苯丙胺、异烟肼、吗啡等也可使 PRL 升高。

（四）其他疾病

其他疾病亦可同时引起 PRL 的升高，例如，未分化支气管肺癌、肾上腺瘤、胚胎癌、艾迪生病、慢性肾衰竭、肝硬化、妇科手术、乳头炎、胸壁外伤、带状疱疹等。

（五）特发性闭经-溢乳综合征

此类患者与妊娠无关，临床亦查不到垂体肿瘤或其他器质性病变，许多学者认为可能系下丘脑-垂体功能紊乱，促性腺激素分泌受到抑制，而 PRL 分泌增加。其中部分病例经数年临床观察，最后发现垂体 PRL 腺瘤，故此类患者可能有无症状性潜在垂体瘤。所以对所有 HPRL 患者应定期随诊，早期发现肿瘤。

三、临床表现

（一）月经失调-闭经

当 PRL 升高超过生理水平时，则对性功能有影响，可表现为功能性出血、月经稀发以至闭经。有学者报道 PRL<60 ng/mL 仅表现月经稀发，PRL>60 ng/mL 易产生闭经。月经的改变可能是渐进而非急剧的变化，病早期时可能有正常排卵性月经，然后发展到虽有排卵而黄体功能不全、无排卵月经、月经稀发以至闭经。

（二）溢乳

溢乳的程度可表现不同，从挤压出一些清水或乳汁到自然分泌出不等量的乳汁。多数患者在检查乳房时挤压乳房才发现溢乳。有人报道，当 PRL 很高时则雌激素很低，而泌乳反停止，故溢乳与 PRL 水平不呈正相关。

（三）不孕/习惯性早期流产史

（1）高 PRL 血症伴无排卵，即使少数患者不闭经，但从基础体温（BBT）、宫内膜活检及孕酮测定均证实无排卵，所以常有原发不孕。

（2）高 PRL 血症伴黄体功能不全，主要表现为：①BBT 示黄体期<12 天，黄体期温度上升不到 0.3 ℃；②宫内膜活检显示发育迟缓；③黄体中期孕酮值<5 ng/mL。故高 PRL 血症患者易不孕，有习惯性早期流产史。

（四）其他表现

若发病在青春期前，第二性征不发育。成年妇女可有子宫萎缩，性功能减退，部分患者由于雌素水平低落而出现围绝经期症状。微小腺瘤（直径<1 cm）时，很少有自觉症状，肿瘤长大向上压迫视交叉时，则有头痛、视力障碍、复视、偏盲、甚至失明等。

四、诊断

（一）病史及体格检查

重点了解月经史、婚育史、闭经和溢乳出现的始因、诱因、全身疾病史和引起 HPRL 相关的药物治疗史。查体时应注意有无肢端肥大和黏液性水肿。妇科检查了解性器官和性征有无萎缩或器质性病变。乳房检查注意乳房发育、形态、有无肿块、炎症、观察溢乳(多用双手轻挤压乳房)溢出物性状和数量。

(二)内分泌检查

1.PRL 的测定

取血前患者至少 1 个月未服用激素类药物或多巴胺拮抗剂,当天未做乳房检查,一般在晨8～10点空腹取血,取血前静坐 0.5 小时,两次测定值均不低于 30 ng/mL 为异常。药物引起的HPRL 很少超过80 ng/mL,停药后则 PRL 恢复正常。当 PRL＞100 ng/mL 时应首先除外垂体瘤可能性。一般认为 PRL 值的升高与垂体瘤体积呈正相关。巨大腺瘤出血坏死时 PRL 值可不升高。需指出的是目前所用 PRL 放免药盒仅测定小分子 PRL(相对分子质量 25 000),而不能测定大/大大分子(相对分子质量5 万～10 万)PRL,故某些临床症状明显而 PRL 正常者,不能排除所谓隐匿型高催乳素血症。

2.其他相关内分泌测定

各种原发的或继发的内分泌疾病均可能与高催乳素血症有关。除测定 PRL 外应测 FSH、LH、E_2、P,了解卵巢及垂体功能。TRH 测定除外原发性甲状腺功能低下,肾上腺功能检查和生长激素测定等。

(三)催乳素功能试验

1.催乳素兴奋试验

(1)促甲状腺激素释放激素试验(TRH Test):正常妇女 1 次静脉注射 TRH 100～400 μg后,25～30 分钟 PRL 较注药前升高 5～10 倍,TSH 升高 2 倍,垂体瘤不升高。

(2)氯丙嗪试验:氯丙嗪促进 PRL 分泌。正常妇女肌内注射 25～50 mg 后 60～90 分钟血PRL 较用药前升高 1～2 倍。持续 3 小时,垂体瘤时不升高。

(3)灭吐灵兴奋试验:该药为多巴胺受体拮抗剂,促进 PRL 合成和释放。正常妇女静脉注射10 mg 后 30～60 分钟,PRL 较注药前升高 3 倍以上。垂体瘤时不升高。

2.催乳素抑制试验

(1)左旋多巴试验:该药为多巴胺前体物,经脱羧酶作用生成多巴胺,抑制 PRL 分泌。正常妇女口服 500 mg 后 2～3 小时 PRL 明显降低。垂体瘤时不降低。

(2)溴隐亭试验:该药为多巴胺受体激动剂,强力抑制 PRL 合成和释放。正常妇女口服2.5～5.0 mg 后 2～4 小时 PRL下降达到 50％,持续 20～30 小时,特发性 HPRL 和 PRL 腺瘤时下降明显。

(四)医学影像学检查

1.蝶鞍断层扫描

正常妇女蝶鞍前后径＜17 mm、深度＜13 mm、面积＜130 mm²,若出现以下现象应做 CT或 MRI 检查:①蝶鞍风船状扩大;②双蝶底或重像;③鞍内高/低密度区或不均质;④平面变形;⑤鞍上钙化灶;⑥前后床突骨质疏松或鞍内空泡样变;⑦骨质破坏。

2.CT 和 MRI 扫描

可进一步确定颅内病灶定位和放射测量。

3.各种颅内造影

各种颅内造影包括海绵窦造影、气脑造影和脑血管造影。

（五）眼科检查

明确颅内病变压迫现象，包括视力、眼压、眼底检查等。

五、治疗

针对病因不同，治疗目的不同，合理选择药物和手术方式等。

（一）病因治疗

若病因是由原发性甲状腺功能低下引起的 HPRL，可用甲状腺素替代疗法。由药物引起者，停药后一般短期 PRL 可自然恢复正常，如停药后半年 PRL 仍未恢复，再采用药物治疗。

（二）药物治疗

1.溴隐亭

溴隐亭为治疗高 PRL 血症的首选药物，它是麦角生物碱的衍生物，多巴胺受体激动剂，直接作用于下丘脑和垂体，抑制 PRL 合成与分泌，且抑制垂体瘤的生长使肿瘤缩小或消失。用药方法较多，一般先每天2.5 mg，5～7 天，若无不良反应可增加到 5～7.5 mg/d（分 2～3 次服），根据 PRL 水平增加剂量，连续治疗3～6 个月或更长时间。一般治疗 4 周左右，血 PRL 降到正常。2～14周溢乳停止，月经恢复。治疗期间一旦妊娠即应停药。

不良反应：治疗初期有恶心、头痛、眩晕、腹痛、便秘、腹泻，有时尚可出现直立性低血压等。不良反应一般症状不重，在 1～2 周内自行消失。

2.溢乳停（甲磺酸硫丙麦角林）

20 世纪 80 年代新开发的拟多巴胺药物，其药理作用和临床疗效与溴隐亭相似，但剂量小，毒副作用少，作用时间长。目前已由天津药物研究院 1995 年完成Ⅱ期临床研究，并开始临床试用，剂量每片 50 μg。用法每天 25～50 μg，1 周后无不良反应加量，根据 PRL 水平增加剂量，直至 PRL 水平降至正常。

3.左旋多巴

左旋多巴在体内转化为多巴胺作用于下丘脑，抑制 PRL 分泌，但作用时间短，需长期服药。剂量每天0.5 mg，3 次/天，连续半年。大部分患者用药后 1 个月恢复月经，1.5～2.0 个月溢乳消失。此药对垂体瘤无效。

4.维生素 B_6 可抑制泌乳

其作用机制可能是作为多巴脱羧酶的辅酶，增加下丘脑内多巴向多巴胺转化，刺激 PIF 作用，而抑制 PRL 分泌。用法为每天 200～600 mg，可长期应用。

5.其他药物

长效溴隐亭（LA）注射剂每次 50 mg，每天肌内注射 1 次，最大剂量可达 100 mg。

CV205-502（苯并喹啉衍生物）是一种新的长效非麦角类多巴胺激动剂，作用时间长达 24 小时。剂量每天 0.06～0.075 mg。

（三）促排卵治疗

对 HPRL 患者中无排卵和不孕者，单纯用以上药物不能恢复排卵和妊娠。因此，除用溴隐亭治疗外，应配伍促排卵药物治疗，具体方法有以下 3 种方式。

（1）溴隐亭-CC-HCG。

（2）溴隐亭-HMG-HCG。

（3）GnRH 脉冲疗法-溴隐亭。

综合治疗,除缩短治疗的周期并可提高排卵率和妊娠率。

(四)手术治疗

对垂体瘤患者手术切除效果良好,对微腺瘤治疗率可达85%。目前经蝶鞍显微手术切除垂体瘤安全、方便、易行,损伤正常组织少,多恢复排卵性月经。但对较大垂体瘤,因垂体肿瘤没有包膜,与正常组织界限不清,不易切除彻底,故遗留 HPRL 血症,多伴有垂体功能不全症状。因此,有人建议对较大肿瘤术前选用溴隐亭治疗,待肿瘤缩小再手术,可提高手术疗效。如术后肿瘤切除不完全,症状未完全消除,服用溴隐亭等药物仍可获得疗效;术后出现部分垂体功能不全,PRL 仍高可用 HMG/HCG 联合治疗,加用溴隐亭等药物;若有其他内分泌腺功能不全现象,可根据检查结果补充甲状腺素、泼尼松等。

(五)放疗

放疗适用肿瘤已扩展到蝶鞍外或手术未能切除干净术后持续 PRL 高水平者。方法可行深部X线、^{60}Co、α-粒子和质子射线治疗,同位素^{198}Au 种植照射。

(六)综合疗法

综合疗法对那些 HPRL 合并有垂体瘤患者单纯手术或单纯放疗疗效均不满意。1988 年 Chun 报道垂体瘤单纯手术、放疗、手术后加放疗,肿瘤的控制率分别为 85%、50%、93%,而平均复发时间为 3、4、4.5 年。因此,有人主张对有浸润性 PRL 大腺瘤先用溴隐亭治疗使肿瘤缩小再手术,术后加放疗,可提高肿瘤的治愈率。对溢乳闭经综合征患者,不论采用何种疗法均应定期随访检查,包括 PRL 测定和蝶鞍 X 线复查。

(李晓云)

第三节　围绝经期综合征

围绝经期综合征是指妇女在自然绝经前后或因其他原因丧失卵巢功能,而出现一系列性激素减少所致的症状,包括自主神经功能失调的表现。

一、病因及病理生理

围绝经期的变化包括两个方面:一方面是卵巢功能衰退,此时期卵巢逐渐趋于排卵停止,雌激素分泌减少,体内雌激素水平低落;另一方面是机体老化,两者常交织在一起。神经血管功能不稳定的综合征主要与性激素水平下降有关,但发病机制尚未完全阐明。

二、诊断

(一)临床表现

临床表现主要根据患者的自觉症状,而无其他器质性疾病。

(1)血管舒缩综合征:潮热、面部发红、出汗、瞬息即过,反复发作。

(2)精神神经症状:情绪不稳定、易激动,自己不能控制,忧郁失眠,精力不集中等。

(3)生殖道变化:外阴与阴道萎缩,阴道干燥疼痛,外阴瘙痒。子宫萎缩、盆底肌松弛导致子宫脱垂及阴道膨出。

（4）尿频急或尿失禁；皮肤干燥、弹性消失；乳房萎缩、下垂。

（5）心血管系统：胆固醇、甘油三酯和致动脉粥样硬化脂蛋白增高，抗动脉粥样硬化脂蛋白降低，可能与冠心病的发生有关。

（6）全身骨骼发生骨质疏松。

（二）鉴别诊断

必须排除心血管、神经精神和泌尿生殖器各处的病变；潮热、出汗、精神症状、高血压等需与甲状腺功能亢进症和嗜铬细胞瘤相鉴别。

（三）辅助检查

（1）血激素测定：FSH 及 LH 增高、雌二醇下降。

（2）X 线检查：脊椎、股骨及掌骨可发现骨质疏松。

三、治疗

（一）一般治疗

加强卫生宣教，解除不必要的顾虑，保证劳逸结合与充分的睡眠。轻症者不必服药治疗，必要时可选用适量镇静药，如地西泮 2.5～5.0 mg/d 或氯氮草 10～20 mg/d 睡前服，谷维素 20 mg，每天 3 次。

（二）性激素治疗

绝经前主要用孕激素或雌孕激素联合调节月经异常；绝经后用替代治疗。

1.雌激素

对于子宫已切除的妇女，可单纯用妊马雌酮 0.625 mg 或 17β-雌二醇 1 mg，连续治疗 3 个月。对于存在子宫的妇女，可用尼尔雌醇片每次 5 mg，每月 1 次，症状改善后维持量 1～2 mg，每月 2 次，对稳定神经血管舒缩活动有明显的疗效，而对子宫内膜的影响少。

2.雌激素、孕激素序贯疗法

雌激素用法同上，后半期加用 7～10 天炔诺酮，每天 2.5～5.0 mg；或黄体酮 6～10 mg，每天 1 次；或甲羟孕酮 4～8 mg，每天 1 次，可减少子宫内膜癌的发生率。但周期性子宫出血的发生率高。

3.雌激素、雄激素联合疗法

妊马雌酮 0.625 mg 或 17β-雌二醇 1 mg，每天 1 次，加甲睾酮 5～10 mg，每天 1 次，连用 20 天，对有抑郁型精神状态患者较好，且能减少对子宫内膜的增殖作用，但有男性化作用，而且常用雄激素有成瘾可能。

4.雌激素替代治疗应注意的几点

（1）激素替代治疗（HRT）应该是维持围绝经期和绝经后妇女健康的全部策略（包括关于饮食、运动、戒烟和限酒）中的一部分。在没有明确应用适应证时，比如雌激素不足导致的明显症状和身体反应，不建议使用 HRT。

（2）绝经后 HRT 不是一个给予女性的标准单一的疗法，HRT 必须根据临床症状、预防疾病的需要、个人及家族史、相关试验室检查、女性的偏好和期望做到个体化治疗。

（3）没有理由强制性限制 HRT 使用时限。她们也可以有几年时间中断 HRT，但绝经症状可能会持续许多年，应该给予她们最低有效的治疗剂量。是否继续 HRT 治疗取决于具有充分知情权的医患双方的审慎决定，并视患者特殊的目的或对后续的风险与收益的客观评估而定。

只要女性能够获得症状的改善,并且了解自身情况及治疗可能带来的风险,就可以选择 HRT。

(4)使用 HRT 的女性应该至少1年进行一次临床随访,包括体格检查,更新病史和家族史,相关试验室和影像学检查,与患者进行生活方式和预防及减轻慢性病策略的讨论。

(5)总体来说,在有子宫的所有妇女中,全身系统雌激素治疗中应该加入孕激素,以防止子宫内膜增生或是内膜癌。无子宫者,无须加用孕激素。用于缓解泌尿生殖道萎缩的低剂量阴道雌激素治疗,可被全身吸收,但雌激素还达不到刺激内膜的水平,无须同时给予孕激素。

(6)乳腺癌与绝经后 HRT 的相关性程度还存在很大争议。但与 HRT 有关的可能增加的乳腺癌风险是很小的(少于每年 0.1%),并小于由生活方式因素如肥胖、酗酒所带来的风险。

(7)禁忌证,如血栓栓塞性疾病、镰状细胞贫血、严重肝病、脑血管疾病、严重高血压等。

(李晓云)

第八章

妊娠滋养细胞疾病

第一节 葡 萄 胎

葡萄胎是指妊娠后胎盘绒毛滋养细胞增生,终末绒毛转变成水泡,水泡间相连成串,形如葡萄得名,亦称水泡状胎块。葡萄胎是良性疾病,有时具有恶性倾向,成为发生恶性滋养细胞肿瘤的前身。

一、病因及分类

(一)病因

葡萄胎的真正发病原因不明。病例对照研究发现,葡萄胎的发生与营养状况、社会经济及年龄有关。病因学中,年龄是一显著相关因素,年龄大于 40 岁者葡萄胎发生率比年轻妇女高10 倍,年龄小于 20 岁也是发生完全性葡萄胎的高危因素,这两个年龄阶段妇女易有受精缺陷。部分性葡萄胎与孕妇年龄无关。

通过细胞遗传学结合病理学研究证明,两类葡萄胎——完全性葡萄胎与部分性葡萄胎各有遗传学特点。完全性葡萄胎的染色体基因组是父系来源,即卵子在卵原核缺失或卵原核失活的情况下和精原核结合后发育形成。染色体核型为二倍体,其中90%为46,XX,由一个"空卵"(无基因物质卵)与一个单倍体精子(23,X)受精,经自身复制恢复为二倍体(46,XX),再生长发育而成,称为空卵受精。其少数核型为46,XY,这是两个性染色体不同的精子(23,X 及 23,Y)同时使空卵受精,称为双精子受精。部分性葡萄胎核型常是三倍体,80%为 69,XXY,其余是69,XXX或 69,XXY,来自一个正常卵子与双精子受精,由此带来一套多余的父方染色体成分;也可由于一个正常的单倍体卵子(或精子)与减数分裂失败的二倍体配子结合所致。

(二)分类

葡萄胎可分为以下两类。

1.完全性葡萄胎

整个子宫腔内充满水泡,胎盘绒毛全部受累,无胎儿及其附属物可见。

2.部分性葡萄胎

仅部分胎盘绒毛发生水泡状变性,胎儿多已死亡。部分性葡萄胎很少转化为恶性。

二、诊断

(一)病史

停经后有不规则阴道出血、腹痛,妊娠呕吐严重且出现时间较早,妊娠早期出现妊娠期高血压疾病征象,尤其是在妊娠28周前出现先兆子痫,有双侧卵巢囊肿或甲状腺功能亢进征象。

(二)临床表现

典型的临床表现如下。

1.阴道流血

阴道流血是葡萄胎的重要症状。一般于停经后2~3个月,或迟至3~4个月开始少量、断续的褐色或暗红色阴道流血。量渐增多,常伴贫血。在胎块排出时常大量出血,可致休克,甚至死亡。在排出物中可见到水泡。

2.子宫迅速增大

由于葡萄胎生长快及宫腔内出血,多数患者子宫增大较快,大于停经月份,子宫下段宽软饱满。完全性葡萄胎时,摸不到胎体,查不到胎心、胎动。

3.黄素化囊肿

由于大量绒毛膜促性腺激素(HCG)的刺激,一侧或双侧卵巢可出现大小不等的黄素化囊肿。

4.妊娠呕吐及高血压征象

由于增生的滋养细胞产生大量的HCG,葡萄胎患者妊娠呕吐往往比正常妊娠者为重。因为子宫增长快,宫内张力大,在孕早、中期即可出现妊娠高血压疾病的表现,甚至发生心力衰竭或子痫。

5.其他症状

患者可有轻重不等的下腹痛。少数患者有咯血,多于清宫后自然消失。个别患者可有甲状腺功能亢进的表现。

(三)辅助检查

血β-HCG在100 U/L以上,常超声检查见子宫增大,有"落雪状"或"蜂窝状"宫腔声像图,或子宫无明显增大,宫腔内含有水泡样结构及一部分正常胎盘组织,有时可见完整胎儿。

(四)病理检查

1.大体所见

葡萄样水泡大小不一,直径数毫米至3 cm,水泡壁薄,透亮,内含黏液性液体,绒毛与之将其相连,水泡间空隙充满血液及凝血块。

2.组织学特点

滋养细胞呈不同程度增生;绒毛间质水肿;间质内血管消失或仅有极稀少的无功能血管。

三、鉴别诊断

(一)流产

不少病例最先被误诊为先兆流产。流产有停经史及阴道流血症状,妊娠试验可阳性,而葡萄胎患者子宫多大于同期妊娠子宫,孕期超过12周时HCG水平仍高。B型超声图像显示葡萄胎特点。

（二）双胎妊娠

子宫较同期单胎妊娠大。HCG水平亦稍高,易与葡萄胎混淆,但双胎妊娠无阴道出血,B型超声显像可确诊。

（三）羊水过多

羊水过多可使子宫迅速增大,虽多发生于妊娠后期,但发生在中期妊娠者需与葡萄胎鉴别,羊水过多时不伴阴道流血,HCG水平较低,B型超声显像可确诊。

四、规范化治疗

（一）清除宫腔内容物

葡萄胎确诊后应及时清除宫腔内容物,一般采用吸宫术迅速排空宫腔,即使子宫增大至妊娠6个月左右大小,仍可使用负压吸引。注意在输液、配血准备下,充分扩张子宫颈管,用大号吸管吸引。待子宫缩小后轻柔刮宫,在宫口扩大后可以应用缩宫素。一般尽量一次吸刮干净,子宫过大者可在1周后第二次刮宫,每次刮出物均需送病理检查。

（二）黄素囊肿的处理

因囊肿可自行消退,一般无须处理。

（三）预防性化学治疗（简称化疗）

葡萄胎恶变率为10％～25％,为防止葡萄胎恶变,应对高危患者进行预防性化疗:①年龄大于40岁;②葡萄胎排出前HCG值异常升高;③滋养细胞高度增生或伴有不典型增生;④葡萄胎清除后,HCG下降曲线不呈进行性下降,而是降至一定水平后即持续不再下降,或始终处于高值;⑤出现可疑转移灶者;⑥无条件随访者。一般选用氟尿嘧啶或放线菌素D单药化疗1～2个疗程。

（四）葡萄胎处理后

应避孕1～2年,宜用阴茎套或阴道隔膜避孕,一般不宜采用宫内节育器,因可混淆子宫出血原因。而含有雌激素的避孕药有促进滋养细胞生长的作用,亦不应用。

（五）随访

定期随访极重要,可早期发现持续性或转移性滋养细胞疾病。葡萄胎清除后每周一次做HCG定量测定,直到降至正常水平。开始3个月内仍每周复查一次,此后3个月每半月一次,然后每月一次持续半年,第2年起改为每半年一次,共随访2年。随访内容除每次必须监测HCG外,应注意有无阴道异常流血、咳嗽、咯血及其他转移灶症状,并作妇科检查,盆腔B超及胸部X线片检查也应重复进行。

（李轩宇）

第二节　侵蚀性葡萄胎

侵蚀性葡萄胎指葡萄胎组织侵入子宫肌层局部,少数转移至子宫外,因具恶性肿瘤行为而命名。侵蚀性葡萄胎来自良性葡萄胎,多数在葡萄胎清除后6个月内发生。侵蚀性葡萄胎的绒毛可侵入子宫肌层或血管或两者皆有,起初为局部蔓延,水泡样组织侵入子宫肌层深部,有时完全穿透子宫壁,并扩展进入阔韧带或腹腔,半数病例随血运转移至远处,主要部位是肺和阴道。预后较好。

一、病理

大体可见水泡状物或血块,镜检时有绒毛结构,滋养细胞过度增生及不典型增生的程度不等,具有过度的侵蚀能力。组织学分为 3 型。①1 型:肉眼见大量水泡,形态似葡萄胎,但已侵入子宫肌层或血窦,很少出血坏死;②2 型:肉眼见少量或中等量水泡,滋养细胞中度增生,部分细胞分化不良,组织有出血坏死;③3 型:肿瘤几乎全部为坏死组织和血块,肉眼仔细观察才能见到少数水泡,个别仅在显微镜下找到残存肿大的绒毛,滋养细胞高度增生并分化不良,形态上极似绒癌。

二、临床表现

(一)原发灶表现

最主要症状是阴道不规则流血,多数在葡萄胎清除后几个月开始出现,量多少不定。妇科检查子宫复旧延迟,葡萄胎排空后 4～6 周子宫未恢复正常大小,黄素化囊肿持续存在。若肿瘤组织穿破子宫,则表现为腹痛及腹腔内出血症状。有时触及宫旁转移性肿块。

(二)转移灶表现症状、体征

视转移部位而异。最常见部位是肺,其次是阴道、宫旁,脑转移少见。在肺转移早期,胸片显示肺野外带单个或多个半透明小圆形阴影为其特点,晚期病例所见与绒癌相似。阴道转移灶表现为紫蓝色结节,溃破后大量出血。脑转移典型病例出现头痛、呕吐、抽搐、偏瘫及昏迷,一旦发生,致死率高。

三、诊断

(一)病史及临床表现

根据葡萄胎清除后半年内出现典型的临床表现或转移灶症状,结合辅助诊断方法,临床诊断可确立。

(二)HCG 连续测定

葡萄胎清除后 8 周以上 HCG 仍持续高水平,或 HCG 曾一度降至正常水平又迅速升高,临床已排除葡萄胎残留、黄素化囊肿或再次妊娠,可诊断为侵蚀性葡萄胎。

(三)超声检查

B 型超声宫壁显示局灶性或弥漫性强光点或光团与暗区相间的蜂窝样病灶,应考虑为侵蚀性葡萄胎或绒癌。

(四)组织学诊断

单凭刮宫标本不能作为侵蚀性葡萄胎的诊断依据,但在侵入子宫肌层或子宫外转移的切片中,见到绒毛结构或绒毛退变痕迹,即可诊断为侵蚀性葡萄胎。若原发灶与转移灶诊断不一致,只要任一标本中有绒毛结构,即应诊断为侵蚀性葡萄胎。

四、治疗

治疗原则以化疗为主,手术为辅。侵蚀性葡萄胎化疗几乎已完全替代了手术,但手术治疗在控制出血、感染等并发症及切除残存或耐药病灶方面仍占重要地位。

（一）化学药物治疗

1.所用药物

药物包括氟尿嘧啶（5-FU）、放线菌素 D（Act-D）、甲氨蝶呤（MTX）及其解救药亚叶酸钙（CF）、环磷酰胺（CTX）、长春新碱（VCR）、依托泊苷（VP-16）、顺铂（CDDP）等。

2.用药原则

Ⅰ期通常用单药治疗；Ⅱ～Ⅲ期宜用联合化疗；Ⅳ期或耐药病例则用 EMA-CO 方案，完全缓解率高，不良反应小。

3.不良反应

以造血功能障碍为主，其次为消化道反应，肝功能损害也常见，严重者可致死，治疗过程中应注意防治。脱发常见，停药后可逐渐恢复。

4.停药指征

化疗须持续到症状、体征消失，HCG 每周测定 1 次，连续 3 次在正常范围，再巩固 2～3 个疗程，随访 5 年无复发者为治愈。

（二）手术治疗

病变在子宫、化疗无效者可切除子宫，手术范围主张行次广泛子宫切除及卵巢动静脉高位结扎术，主要切除宫旁静脉丛。年轻未育者尽可能不切子宫，以保留生育功能；必须切除子宫时，仍应保留卵巢，见绒癌处理。

五、预后

一般均能治愈，个别病例死于脑转移。病理分型中 3 型常发展为绒癌，预后较差。

六、随访

临床痊愈出院后应严密随访，观察有无复发。第 1 年内每月随访 1 次，1 年后每 3 个月随访 1 次，持续至 3 年，再每年 1 次至 5 年，此后每 2 年 1 次。随访内容重点同葡萄胎。

（胡利文）

第九章

女性生殖系统肿瘤

第一节 子宫肌瘤

一、概念与概述

子宫肌瘤是女性生殖系统最常见的良性肿瘤,多见于30～50岁的妇女。由于很多患者无症状,或肌瘤较小不易发现,因此,临床报告肌瘤的发生率仅为4％～11％,低于实际发生率。子宫肌瘤确切的发病因素尚不清楚,一般认为主要与女性激素刺激有关。近年来研究还发现,子宫肌瘤的发生与孕激素、生长激素也有一定关系。

二、分类

按肌瘤生长的部位可分为子宫体肌瘤和子宫颈肌瘤(图9-1),前者占92％,后者仅占8％。子宫体肌瘤可向不同的方向生长,根据其发展过程中与子宫肌壁的关系分为以下三类。

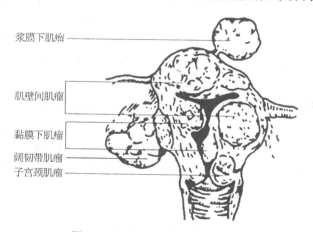

浆膜下肌瘤

肌壁间肌瘤

黏膜下肌瘤

阔韧带肌瘤

子宫颈肌瘤

图 9-1　各型子宫肌瘤示意图

(一)肌壁间子宫肌瘤

其最常见,占60％～70％。肌瘤位于子宫肌壁内,周围均为肌层包围。

（二）浆膜下子宫肌瘤

这类肌瘤占 20%。肌瘤向子宫体表面生长、突起，上面覆盖子宫浆膜层。若肌瘤继续向浆膜面生长，仅有一蒂与子宫肌壁相连，称带蒂的浆膜下肌瘤。宫体肌瘤向宫旁生长突入阔韧带前后叶之间，称为阔韧带肌瘤。

（三）黏膜下肌瘤

临床较少见，约占 10%。肌瘤向宫腔方向生长，突出于子宫腔，表面覆盖子宫黏膜，称为黏膜下肌瘤。黏膜下肌瘤易形成蒂，子宫收缩使肌瘤经宫颈逐渐排入阴道。子宫肌瘤大多数为多个，称为多发性子宫肌瘤。也可为单个肌瘤生长。

三、病理

（一）巨检

典型的肌瘤为实质性的球形结节，表面光滑，与周围肌组织有明显界限。肌瘤虽无包膜，但由于其周围的子宫肌层受压形成假包膜。切开假包膜后肌瘤突出于切面。肌瘤剖面呈灰白色漩涡状或编织状。纤维组织成分多者肌瘤质硬，肌细胞多者肌瘤偏软。

（二）镜检

肌瘤由平滑肌与纤维组织交叉排列组成，呈漩涡状。细胞呈梭形，大小均匀，核染色较深。

四、继发变性

肌瘤失去原有典型结构和外观时，称为继发变性，可分为良性和恶性两类。

（一）良性变性

1.玻璃样变

最多见，肌瘤部分组织水肿变软，剖面漩涡结构消失，代之以均匀的透明样物质，色苍白。镜下见病变区肌细胞消失，呈均匀粉红色无结构状，与周围无变性区边界明显。

2.囊性变

常继发于玻璃样变，组织液化，形成多个囊腔，也可融合成一个大囊腔。囊内含清澈无色液体，并可自然凝固成胶胨状。囊壁由透明变性的肌瘤组织构成。

3.红色变性

多发于妊娠期或产褥期，其发生原因尚不清。肌瘤体积迅速增大，发生血管破裂。血红蛋白渗入瘤组织，故剖面呈暗红色，如同半熟烤牛肉，有腥臭味，完全失去原漩涡状结构。

其他良性变性还有脂肪变性、钙化等。

（二）恶性变

恶性变即为肉瘤变，占子宫肌瘤的 0.4%～0.8%。恶变后肌瘤组织脆而软，与周围界限不清，切面漩涡状结构消失，呈灰黄色，似生鱼肉，多见于年龄较大、生长较快与较大的肌瘤。对子宫迅速增大或伴不规则阴道流血者，考虑有恶变可能。

五、临床表现

（一）症状

肌瘤的典型症状为月经过多和继发贫血，但多数患者无症状，仅于盆腔检查时发现。症状与肌瘤的生长部位、生长速度及有无变性有关。

1.阴道流血

阴道流血为肌瘤患者的主要症状。浆膜下肌瘤常无出血,黏膜下肌瘤及肌壁间肌瘤表现为月经量过多,经期延长。黏膜下肌瘤若伴有坏死、溃疡,则表现为不规则阴道流血。

2.腹部包块

偶然情况下扪及包块。包块常位于下腹正中,质地硬,形态可不规则。

3.白带增多

肌瘤使子宫腔面积增大,内膜腺体分泌旺盛,故白带增多。黏膜下肌瘤表面感染、坏死,可产生大量脓血性排液。

4.腹痛、腰酸

一般情况下不引起疼痛,较大肌瘤引起盆腔淤血,出现下腹部坠胀及腰骶部酸痛,经期由于盆腔充血,症状更加明显。浆膜下肌瘤发生蒂扭转时,可出现急性腹痛。肌瘤红色变性时可出现剧烈疼痛,伴恶心、呕吐、发热、白细胞计数升高。

5.压迫症状

压迫膀胱可发生尿频、尿急,压迫尿道可发生排尿困难或尿潴留,压迫直肠可发生便秘等。

6.不孕

不孕占 25％～40％,肌瘤改变宫腔形态,妨碍孕卵着床。

7.全身症状

出血多者有头晕、全身乏力、心悸、面色苍白等继发性贫血表现。

(二)体征

1.腹部检查

较大的肌瘤可升至腹腔,腹部检查可扪及肿物,一般居下腹部正中,质硬,表面不规则,与周围组织界限清。

2.盆腔检查

由于肌瘤生长的部位不同,检查结果各异。

(1)浆膜下肌瘤:肌瘤不规则增大,表面呈结节状。带蒂肌瘤有细蒂与子宫体相连,可活动;阔韧带肌瘤位于子宫一侧,与子宫分不开,常把子宫推向对侧。

(2)肌壁间肌瘤:子宫呈均匀性增大,肌瘤较大时,可在子宫表面摸到突起结节或球形肿块,质硬。

(3)黏膜下肌瘤:窥器撑开阴道后,可见带蒂的黏膜下肌瘤脱出于宫颈口外,质实,表面为充血暗红的黏膜包围,可有溃疡及继发感染坏死。宫口较松,手指进宫颈管可触到肿瘤蒂部。如肌瘤尚未脱出宫口外,只能扪及子宫略呈均匀增大,而不能摸到瘤体。

六、诊断及鉴别诊断

根据经量增多及检查时子宫增大,诊断多无困难。对不能确诊者通过探测宫腔、子宫碘油造影、B超检查、宫腔镜及腹腔镜检查等协助诊断。

子宫肌瘤常易与下列疾病相混淆,需加以鉴别。

(一)妊娠子宫

子宫肌瘤透明变性或囊性变时质地较软,可被误认为妊娠子宫,尤其是 40～50 岁高龄孕妇。如忽视病史询问,亦可能将妊娠子宫误诊为子宫肌瘤。已婚生育期妇女有停经史、早孕反应史,结合尿 HCG 测定、B 超检查一般不难诊断。

（二）卵巢肿瘤

卵巢肿瘤多为囊性或囊实性，位于下腹一侧，可与子宫分开，亦可为双侧，很少有月经改变。而子宫肌瘤质硬，位于下腹正中，随子宫移动，常有月经改变。必要时可用 B 超、腹腔镜检查明确诊断。

（三）盆腔炎性包块

盆腔炎性包块与子宫紧密粘连，患者常有生殖道感染史。检查时包块固定有压痛，质地较肌瘤软，B 超检查有助于诊断。抗感染治疗后症状、体征好转。

此外，子宫肌瘤应与子宫腺肌病、子宫肥大症、子宫畸形、子宫颈癌等疾病相鉴别。

七、子宫肌瘤治疗原则

子宫肌瘤（以下简称肌瘤）是女性的常见病和多发病。肌瘤的瘤体大小不一，差异甚大，可从最小的镜下肌瘤至超出足月妊娠大小；其症状也是变化多端，又因生育与否，瘤体生长部位不一，故治疗方法也多种，主要分为随访观察、药物治疗和手术治疗。手术治疗包括保守性手术和根治性手术，手术途径和方法需因人而异，个体化处理。

（一）期待观察

期待观察即静观其变，采用定期随诊的方式观察子宫肌瘤的进展。是否能够采取期待治疗，除了根据患者的年龄，肌瘤的大小、数目、生长部位，是否有月经改变和其他并发症等因素外，患者近期是否有生育要求等个人意愿也是重要的决定因素。

以下情况可考虑期待治疗：肌瘤较小（直径<5 cm）、单发或向浆膜下生长；子宫小于 10 周妊娠子宫大小；无月经量过多、淋漓不尽等改变；无尿频、尿急，无长期便秘等压迫症状；无继发贫血等并发症；不是导致不孕或流产的主要原因；B 超未提示肌瘤变性；近绝经期妇女。

对于有近期生育要求的妇女，考虑到多种激素类药物都对子宫和卵巢功能的影响，孕前不宜长期使用。而子宫肌瘤剥出等手术会造成子宫肌壁、子宫内膜和血管损伤，术后子宫局部瘢痕形成，若短期内妊娠有子宫破裂风险，因此术后需要避孕 6～12 个月。若能排除由于肌瘤的原因导致不孕或流产者，可以带瘤怀孕至分娩。但需要告知患者孕期可能出现肌瘤迅速生长、红色变性等，并有导致流产、胎儿生长受限可能，如果孕期出现腹痛、阴道流血情况及时就诊。

子宫肌瘤是激素依赖性肿瘤，绝经后随着卵巢功能减退后，肌瘤失去了雌激素的支持，部分瘤体会自然萎缩甚至消失，原先增大的子宫也可能恢复正常大小。因此，接近绝经的患者，对于无症状、不影响健康的肌瘤可以暂时观察，无须急于手术治疗。

每 3～6 个月复查 1 次。随诊内容：了解临床症状变化；妇科检查；必要时辅以 B 超及其他影像学检测。如果出现月经过多、压迫症状或者肌瘤短期内迅速增大、子宫大于 10 周妊娠大小、肌瘤变性等情况则应及时结束期待治疗，采用手术或其他方法积极治疗。

（二）药物治疗

1.适应证

药物是治疗子宫肌瘤的重要措施，以下情况可考虑药物治疗。

（1）子宫肌瘤小，子宫呈 2～2.5 个月妊娠大小，症状轻，近绝经年龄。

（2）肌瘤大而要求保留生育功能，避免子宫过大、过多切口者。

（3）肌瘤致月经过多、贫血等可考虑手术，但患者不愿手术，年龄在 45～50 岁的妇女。

（4）较大肌瘤准备经阴式或腹腔镜、宫腔镜手术切除者。

（5）手术切除子宫前为纠正贫血、避免术中输血及由此产生的并发症。

（6）肌瘤合并不孕者用药物使肌瘤缩小，创造受孕条件。

（7）有内科并发症且不能进行手术者。

2.禁忌证

（1）肌瘤生长较快，不能排除恶变。

（2）肌瘤发生变性，不能除外恶变。

（3）黏膜下肌瘤症状明显，影响受孕。

（4）浆膜下肌瘤发生扭转时。

（5）肌瘤引起明显的压迫症状，或肌瘤发生盆腔嵌顿无法复位者。

（三）手术治疗

手术仍是子宫肌瘤的主要治疗方法。

（1）经腹子宫切除术：适应于患者无生育要求，子宫≥12周妊娠子宫大小；月经过多伴失血性贫血；肌瘤生长较快；有膀胱或直肠压迫症状；保守治疗失败或肌瘤剜除术后再发，且瘤体大或症状严重者。

（2）经阴道子宫切除术：适合于盆腔无粘连、炎症，附件无肿块者；腹部不愿留瘢痕或个别腹部肥胖者；子宫和肌瘤体积不超过3个月妊娠大小；有子宫脱垂者也可经阴道切除子宫同时做盆底修补术；无前次盆腔手术史，不需探查或切除附件者；肌瘤伴有糖尿病、高血压、冠心病、肥胖等内科并发症不能耐受开腹手术者。

（3）子宫颈肌瘤剔除术：宫颈阴道部肌瘤若过大可造成手术困难宜尽早行手术（经阴道）；肌瘤较大产生压迫症状，压迫直肠、输尿管或膀胱；肌瘤生长迅速，怀疑恶变者；年轻患者需保留生育功能可行肌瘤切除，否则行子宫全切术。

（4）阔韧带肌瘤剔除术：适合瘤体较大或产生压迫症状者；阔韧带肌瘤与实性卵巢肿瘤鉴别困难者；肌瘤生长迅速，尤其是疑有恶性变者。

（5）黏膜下肌瘤常导致经量过多，经期延长均需手术治疗。根据肌瘤部位或瘤蒂粗细分别采用钳夹法、套圈法、包膜切开法、电切割、扭转摘除法等，也可在宫腔镜下手术，甚至开腹、阴式或腹腔镜下子宫切除术。

（6）腹腔镜下或腹腔镜辅助下子宫肌瘤手术。①肌瘤剔除术：主要适合有症状的肌瘤，单发或多发的浆膜下肌瘤，瘤体最大直径≤10 cm，带蒂肌瘤最为适宜；单发或多发肌壁间肌瘤，瘤体直径最小≥4 cm，最大≤10 cm；多发性肌瘤≤10个；术前已除外肌瘤恶变可能。腹腔镜辅助下肌瘤剔除术可适当放宽手术指征。②腹腔镜下或腹腔镜辅助下子宫切除术：主要适合肌瘤较大，症状明显，药物治疗无效，不需保留生育功能者。但瘤体太大，盆腔重度粘连，生殖道可疑恶性肿瘤及一般的腹腔镜手术禁忌者均不宜进行。

（7）宫腔镜下手术：有症状的黏膜下肌瘤及突向宫腔的肌壁间肌瘤首先考虑行宫腔镜手术。主要适应证为月经过多、异常子宫出血、黏膜下肌瘤或向宫腔突出的肌壁间肌瘤，直径＜5 cm。

（8）聚焦超声外科（超声消融）为完全非侵入性热消融术，适应证可适当放宽。上述需要药物治疗和手术治疗的患者均可考虑选择超声消融治疗。禁忌证同药物治疗。

（9）子宫肌瘤的其他微创手术包括微波、冷冻、双极气化刀，均只适合于较小的黏膜下肌瘤；射频治疗也有其独特的适应范围，并非所有肌瘤的治疗均可采用；子宫动脉栓塞也有其适应范围。

总之,各种治疗各有利弊,有其各自的适应证,每种方法也不能完全取代另一种方法,更不能取代传统的手术治疗,应个体化地选用。有关效果、不良反应和并发症尚有待于进一步的观察,不能过早或绝对定论。

(四)妊娠合并子宫肌瘤的治疗原则

1.早孕合并肌瘤

一般对肌瘤不予处理而予以定期观察,否则易致流产。如肌瘤大,估计继续妊娠易出现并发症,孕妇要求人工流产或属计划外妊娠则可终止妊娠。术后短期内选择行子宫肌瘤超声消融术、肌瘤剔除术或人工流产术同时行肌瘤剔除术。

2.中孕合并肌瘤

通常认为无论肌瘤大小、单发或多发,宜首选严密监护下行保守治疗。如肌瘤影响胎儿宫内发育或发生红色变性,经保守治疗无效;或瘤蒂扭转、坏死,瘤体嵌顿,出现压迫症状则行肌瘤剔除术,手术应在怀孕 5 个月之前进行。

3.孕晚期合并肌瘤

通常无症状者可等足月时行剖宫产术,同时行肌瘤剔除术;有症状者先予保守治疗等到足月后处理。

4.产褥期合并肌瘤

预防产后出血及产褥感染。肌瘤变性者先保守治疗,无效者剖腹探查。未行肌瘤剔除者定期随访。如子宫仍＞10 孕周,则于产后 6 个月行手术治疗。

5.妊娠合并肌瘤的分娩方式

肌瘤小不影响产程进展,又无产科因素存在可经阴道分娩。若出现胎位不正、宫颈肌瘤、肌瘤嵌顿、阻碍胎先露下降、影响宫口开大,孕前有肌瘤剔除史并穿透宫腔者,B超提示胎盘位于肌瘤表面,有多次流产、早产史,珍贵儿则可放宽剖宫产指征。如肌瘤大、多发、变性、胎盘位于肌瘤表面,本人不愿保留子宫,可行剖宫产及子宫切除术。肌瘤剔除术后妊娠的分娩方式,由距妊娠、分娩间隔时间,肌瘤深度、部位、术后恢复综合考虑。临床多数选择剖宫产,也可先行试产,有子宫先兆破裂可行剖宫产。

6.剖宫产术中对肌瘤的处理原则

剖宫产同时行肌瘤剔除术适合有充足血源,术中技术娴熟,能处理髂内动脉或子宫动脉结扎术或子宫切除术,术前应 B 超了解肌瘤与胎盘位置以决定切口位置及手术方式。术中一般先做剖宫产,除黏膜下肌瘤外,先缝合剖宫产切口,然后再行肌瘤剔除术。肌瘤剔除前先在瘤体周围或基底部注射缩宫素。

(五)子宫肌瘤与不孕的治疗原则

(1)年龄＜30 岁,不孕年限少于 2～3 年,浆膜下或肌壁间肌瘤向浆膜突出,不影响宫腔形态,无月经改变,无痛经,生长缓慢者,输卵管至少一侧通畅,卵巢储备功能良好,可随访 6～12 个月。期间监测排卵,指导性生活,对排卵障碍者可用促排卵药物助孕。

(2)年轻、不孕年限少于 2 年,尚不急于妊娠,卵巢储备功能良好,但有月经多、痛经,子宫如孕 10～12 周大小等可先考虑:①药物治疗,使肌瘤缩小改善症状;②超声消融,肌瘤坏死、体积缩小、改善症状、改善子宫受孕条件,术后避孕 3～6 个月后考虑妊娠;③肌瘤剔除术,术后建议避孕 1 年;黏膜下肌瘤宫腔无损者避孕 4～6 个月后考虑妊娠。妊娠后加强管理,警惕孕中、晚期子宫破裂,放宽剖宫产指征。

（六）子宫肌瘤不孕者的辅助生育技术

辅助生育技术（assisted reproductive technology，ART）一般可采用 IVF-ET,用于肌瘤小、宫腔未变形者。国内外均有不少报道:浆膜下肌瘤对体外受精无不良影响已得到共识。精子卵浆内注射对浆膜下肌瘤者胚胎种植率和临床妊娠率无危害作用。有关行辅助生育技术前,子宫肌瘤不孕者是否先做肌瘤剔除术,尚无统一意见;辅助生育技术前超声消融子宫肌瘤改善子宫受孕条件,也在探索研究中。有学者认为手术后可增加妊娠机会;也有认为增加胚胎移植数,可有较满意的效果。我国应结合国情慎重对待。

（七）子宫肌瘤急腹症治疗原则

红色变性以保守治疗为主。若症状加重,有指征剖腹探查时则可做肌瘤剔除术或子宫切除术。肌瘤扭转应立即手术;肌瘤感染化脓宜积极控制感染和手术治疗;肌瘤压迫需手术解除;恶变者尤其是年龄较大的绝经后妇女,不规则阴道流血宜手术切除;卒中性子宫肌瘤较为罕见,宜手术切除。

（八）子宫肌瘤的激素替代治疗原则

有关绝经妇女子宫肌瘤的激素替代治疗（hormone replacement therapy，HRT）,多数主张有绝经期症状者可用激素治疗,治疗期间定期 B 超复查子宫肌瘤大小、内膜是否变化,注意异常阴道流血,使用时注意药物及剂量,孕激素用量不宜过大。雌激素孕激素个体化,采用小剂量治疗,当发现肌瘤增大、异常出血可停用。口服比经皮用药对肌瘤的生长刺激作用弱。绝经期子宫肌瘤者使用激素治疗不是绝对禁忌证,而是属慎用范围,强调知情同意和定期检查、随访的重要性。

（九）子宫肌瘤者的计划生育问题

根据 WHO 生殖健康与研究部编写的《避孕方法选用医学标准》中,肌瘤患者宫腔无变形者,复方口服避孕药、复方避孕针、单纯孕激素避孕药、皮下埋植等均可使用,Cu-IUD、曼月乐不能使用,屏障避孕法不宜使用。

（十）弥漫性子宫平滑肌瘤病

弥漫性子宫平滑肌瘤病是良性病理组织学结构,但有恶性肿瘤生物学行为,原则上以子宫切除为宜。因肿瘤弥漫生长,几乎累及子宫肌层全层,也可波及浆膜及内膜,若手术保守治疗易致出血,损伤大、术后粘连、复发,若再次妊娠易发生子宫破裂等。个别年轻、未孕育欲保留子宫及生育功能者宜严密观察,知情同意,告之各种可能情况,此类保守治疗者常分别选用药物促性腺激素释放激素类似物、米非司酮、宫腔镜、栓塞等单一或联合治疗。

子宫肌瘤诊治流程见图 9-2。

八、保留子宫的治疗方案

（一）期待疗法

对于子宫肌瘤小,没有症状者,可以定期随访,若肌瘤明显增大或出现症状时可考虑进一步治疗。绝经后肌瘤多可萎缩甚至消失。如患者年轻未生育,应建议其尽早计划并完成生育。

（二）保守治疗

保守治疗指保留患者生殖功能的治疗方法。

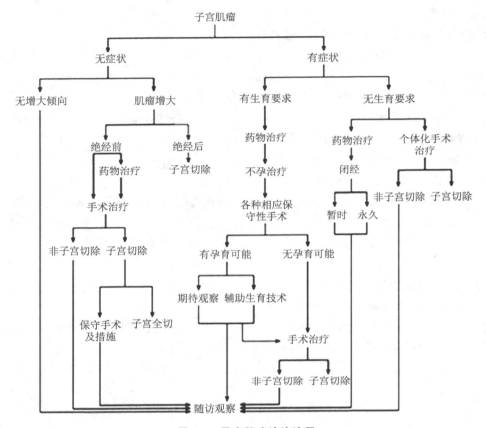

图 9-2　子宫肌瘤诊治流程

本流程根据治疗原则而订,供各级医师临床应用参考,具体处理强调个体化

1.药物治疗

子宫肌瘤的药物治疗多为用药期间效果明确,但停药后又症状反复,且不同药物有各自不良反应,故非长期治疗方案选择,应严格掌握其各自适应证。

(1)米非司酮(RU486):在中国药品说明书上现今没有该药对子宫肌瘤治疗的适应证,故有医疗纠纷的隐患,在临床治疗上应慎重,要与患者充分沟通理解后方可使用。

RU486 治疗肌瘤的适应证:①症状明显,不愿手术的 45 岁以上子宫肌瘤患者,以促进其绝经进程,抑制肌瘤生长,改善临床症状;②月经量多、贫血严重、因服用铁剂有不良反应而又不愿输血,希望通过药物治疗使血红蛋白正常后再手术者;③有手术高危因素或有手术禁忌证者;④因患者本身的某些原因希望暂时或坚决不手术者。

RU486 用药后 3 个月可使肌瘤体积缩小 30%～50%。有文献结果显示 10 mg 米非司酮治疗 3 个月显著减少月经期失血量,提高患者血红蛋白水平并减少子宫肌瘤体积,但有子宫内膜增生的不良反应(无不典型增生)。但 RU486 停药后有反跳问题。其不良反应为恶心、食欲减退、潮热、性欲低下等,停药可逆转。此外,为防止出现抗糖皮质激素的不良反应,不宜长期使用 RU486。

(2)促性腺激素释放激素类似物:其治疗子宫肌瘤的适应证同 RU486,但价格昂贵。使用 3～6个月可使瘤体缩小 20%～77%,但停药后又恢复治疗前大小。促性腺激素释放激素类似物目前多用于术前治疗以减少肌瘤体积,然后实施微创手术。

(3)其他药物治疗:包括达那唑、芳香化酶抑制剂、选择性雌激素受体修饰剂及孕激素受体修饰剂等。这些药物的应用并不广泛,部分尚在试验阶段。

2.子宫肌瘤剔除术

对于要求保留生育功能的年轻子宫肌瘤患者,除外恶性可能以后,子宫肌瘤剔除术是目前最佳的治疗方法。当患者出现以下情况,应考虑手术:①出现明显的症状,如月经过多伴贫血、肌瘤压迫引起的疼痛或尿潴留等;②肌瘤子宫超过妊娠3个月大小;③肌瘤生长迅速,有恶性变可能;④黏膜下肌瘤,特别是已脱出于宫颈口者;⑤肌瘤并发症,如蒂扭转、感染;⑥年轻不孕的肌瘤患者;⑦诊断未明,与卵巢肿瘤不能鉴别者;⑧宫颈肌瘤。子宫肌瘤剔除术又分为开腹、腹腔镜、阴式及宫腔镜等不同途径,其中后三种属微创手术方式,但各种手术自有其适应证。

(1)开腹子宫肌瘤剔除术(transabdominal myomectomy,TAM)适应证最为广泛,适于所有年轻、希望生育、具有手术指征的肌瘤患者,它不受肌瘤位置、大小和数目的限制。因此,困难的、难以通过微创路径完成的子宫肌瘤剔除手术均为开腹子宫肌瘤剔除术的指征。对于以下的几种情况一般即是直接行开腹子宫肌瘤剔除术的适应证:①特殊部位肌瘤(如接近黏膜的肌瘤);②多发肌瘤(≥5个),子宫体积>孕12周;③既往采用各种途径剔除术后复发的肌瘤;④合并子宫内膜异位症等疑盆腔重症粘连者。

(2)腹腔镜子宫肌瘤剔除术(laparoscopic myomectomy,LM)与TAM比较具有住院时间短、术后发热率低及血红蛋白数下降少的优点。随着腹腔镜手术器械的不断改进、缝合技术的提高,LM正逐步成为部分TAM的替代手术方法。腹腔镜肌瘤剔除术的具体适应证仍未取得统一意见,一般来讲,LM适用于:①浆膜下或阔韧带子宫肌瘤;②≤4个中等大小(≤6 cm)的肌壁间子宫肌瘤;③直径为7~10 cm的单发肌壁间子宫肌瘤。

手术医师可根据自己的腹腔镜手术技巧适当放宽手术指征。而直径>10 cm的肌壁间肌瘤,数量多于4个或靠近黏膜下的肌瘤及宫颈肌瘤,属于腹腔镜手术的相对禁忌证。因为当肌瘤过大或过多时,腹腔镜手术可能出现以下问题:①手术时间延长、失血量增加,手术并发症增加;②需要转为开腹手术的风险增加;③肌瘤残留导致二次手术概率增加;④缝合欠佳导致子宫肌层愈合不佳,增加孕期子宫破裂风险。

(3)经阴道子宫肌瘤剔除术(transvaginal myomectomy,TVM)治疗子宫肌瘤也具有其明显的优势。①腹部无瘢痕、腹腔干扰小、术后疼痛轻、恢复快;②无设备要求、医疗费用低;③可以通过触摸减少术中小肌瘤的遗漏;④直视下缝合关闭瘤腔更彻底。

目前较为接受的TVM的适应证:①不超过2个(最好单发)直径<7 cm的前后壁近子宫下段的肌瘤;②浆膜下肌瘤;③宫颈肌瘤;④同时要求阴道较宽松,无盆腔粘连、子宫活动度好。

阴式手术也存在一些缺点,如操作空间有限、难以同时处理附件等。因此术前需要评估子宫的大小、活动度、阴道的弹性和容量及有无附件病变。阴式手术尤其适于伴有子宫脱垂、阴道壁膨出的患者。但盆腔炎症、子宫内膜异位症、怀疑或肯定子宫恶性肿瘤、盆腔手术史、附件病变者和子宫阔韧带肌瘤不适合行TVM。

(4)宫腔镜子宫肌瘤剔除术已成为治疗黏膜下肌瘤的首选治疗方法。目前较为接受的宫腔镜治疗肌瘤的适应证为子宫≤6周妊娠大小、肌瘤直径≤3 cm且主要突向宫腔内。宫腔镜手术的决定因素在于肌瘤位于肌层内的深度。

Wamsteker(1993年)根据子宫肌瘤与子宫肌壁的关系将黏膜下肌瘤分为三型:①0型,完全突向宫腔的带蒂黏膜下肌瘤;②Ⅰ型,侵入子宫肌层<50％,无蒂的黏膜下肌瘤;③Ⅱ型,侵入子宫肌层>50％,无蒂的黏膜下肌瘤。

符合适应证的0型肌瘤几乎都可以通过1次手术切除干净,对于>3 cm、Ⅰ/Ⅱ型黏膜下肌瘤,宫腔镜手术一次性切除有一定困难,若无法一次性切除,则需多次手术治疗。为防止子宫穿孔,通常需在腹腔镜监护下进行。也有学者认为可使用术中超声监测替代腹腔镜,术中超声实时监测可提供关于宫腔镜、肌瘤及子宫壁关系的准确信息,有利于控制切割的深度,避免子宫穿孔。

3.子宫动脉栓塞术

子宫动脉栓塞术(uterine artery embolization,UAE)是近年发展的一种子宫肌瘤的微创治疗方法。至20世纪90年代初,子宫动脉栓塞术治疗子宫肌瘤患者已逾万例,栓塞剂一般选择永久性栓塞剂乙烯醇(polyvinyl alcohol,PVA)颗粒,少数加用钢圈或吸收性明胶海绵。UAE治疗原理为肌瘤结节对子宫动脉栓塞后导致的急性缺血非常敏感,发生坏死、瘤体缩小甚至消失。同时,子宫完整性因侧支循环建立而不受影响。UAE的适应证为,症状性子宫肌瘤不需要保留生育功能,但希望避免手术或手术风险大。禁忌证包括严重的造影剂过敏、肾功能不全及凝血功能异常。UAE对于腺肌病或合并腺肌病者效果较差,MRI等影像学检查可帮助鉴别诊断子宫肌瘤与子宫腺肌病。此外,由于UAE无法取得病理诊断,需警惕延误恶性病变的治疗,治疗前需仔细鉴别诊断。

4.高强度聚焦超声消融术

高强度聚焦超声(high intensity focused ultrasound,HIFU)是当前唯一一种真正意义上的无创治疗方法,应用超声引导技术或磁共振成像引导技术,实现人体深部病灶的精确显示和定位,以及治疗全程中的监控。

(1)目前学者比较认同的HIFU治疗子宫肌瘤适应证:①已完成生育;②不愿手术并希望保留子宫的肌壁间肌瘤患者,瘤体<10 cm。

(2)禁忌证:①有恶性肿瘤家族史;②短期内子宫肌瘤生长迅速者;③肌瘤直径>10 cm且有压迫感或子宫大于孕20周;④阴道出血严重;⑤超声聚焦预定的靶区与皮肤距离<1 cm者;⑥腹部有纵行瘢痕,且瘢痕明显阻挡超声通过的患者。

(3)相对禁忌证:①体积较大的后壁肌瘤,易引起皮肤及盆腔深部周围器官的损伤;②黏膜下肌瘤或浆膜下带蒂肌瘤。

值得注意的是,同样没有病理诊断的HIFU治疗可能会延误恶变的子宫平滑肌肉瘤治疗,所以,治疗前也需要行相关检查除外恶性肿瘤。

九、不保留子宫的治疗方案

对于无生育要求、有手术指征的患者,均可以考虑行子宫切除术。手术范围有:全子宫切除术、次全子宫切除术(又称阴道上子宫切除)以及筋膜内子宫切除术。如无特殊原因,仍建议行全子宫切除术。

(一)全子宫切除术

全子宫切除术有经腹、经阴道及经腹腔镜三种途径。目前仍以经腹手术为主,腹腔镜及阴式手术比例逐渐增高。经腹途径的优点是:暴露清楚、操作简单,多发、巨大肌瘤及腹腔内有粘连仍可进行。

1.经阴道全子宫切除术

如肌瘤和子宫较小、盆腔无粘连、阴道壁松弛者,术者技术熟练时可行阴式全子宫切除术。优点是对腹腔脏器干扰少,术后恢复快,肠粘连、梗阻并发症少,无腹部伤口,尤其适于伴有子宫脱垂、阴道壁膨出的患者。由于阴式手术操作空间有限,难以同时切除附件,术前应除外附件病变可能。

2.腹腔镜下全子宫切除术

腹腔镜下全子宫切除术是以侵入性更小的方式获得腹腔和盆腔更好的暴露。除了有很小的腹部切口外,具备了阴式手术其他优点,还解决了阴式术野暴露有限的问题。因此,腹腔镜下全子宫切除术可以用于:①明确诊断及盆腹腔情况,帮助选择最佳的手术方式及范围;②分离粘连;③必要时可以同时切除附件。

(二)次全子宫切除术

次全子宫切除术即为保留宫颈仅切除子宫体的手术方式,其手术简单,危险性小。根据Cochrane数据库的总结,次全子宫切除术与全子宫切除术在术后性功能、排尿及肠道功能方面并无差别。但次全子宫切除术的缺点是宫颈残端仍有发生癌瘤机会,发生后处理较为困难。同时宫颈残端因血运和淋巴回流受阻,易使慢性炎症加重。由于上述的这些原因,目前次全子宫切除术被认为是最后的选择,仅对那些担心有出血或解剖异常者,必须要限制手术范围的患者保留使用。

(三)筋膜内子宫切除术

筋膜内子宫切除术(classic intrafascial SEMM hysterectomy,CISH)是由德国的 Semm 医师于1991年提出并应用于临床的一种术式。该术式于子宫峡部以下在筋膜内进行操作,切除部分宫颈组织包括宫颈移行带和宫颈管内膜,因此,可以减少术后宫颈残端病变的可能。此外,由于在筋膜内操作,减少了损伤输尿管、膀胱和肠道的机会。因此,CISH 也是治疗子宫肌瘤时可供选择的一种合理的术式。

对于子宫切除术中是否同时预防性切除卵巢尚存争议,目前在我国一般来讲,40 岁以下妇女无卵巢病变时,尽量保留;45～50 岁未绝经妇女可建议切除一侧或双侧卵巢;绝经后妇女及有卵巢癌、乳腺癌家族史的患者建议同时切除双侧卵巢,但卵巢去留最终应尊重患者的要求。据统计,近年来因良性疾病切除子宫的同时切除双侧附件的比例在升高,但越来越多的证据表明,手术绝经从远期看对心血管、骨质代谢、性心理、认知及精神健康等方面均有负面影响。国外有研究表明,对于无卵巢癌高危因素的女性,将卵巢保留至 65 岁对其远期生存率有益。此外,无论何种方式切除子宫,术前应检查宫颈,除外宫颈病变,尤其宫颈癌的可能。

(乔秀梅)

第二节 子 宫 肉 瘤

子宫肉瘤是一类来源于子宫内膜间质、结缔组织或平滑肌的子宫恶性肿瘤,好发于围绝经期妇女,多发生在 40～60 岁。临床十分少见,占妇科恶性肿瘤 1%～3%,占子宫恶性肿瘤的2%～6%。子宫肉瘤虽少见,但组织成分繁杂,分类也繁多,主要有子宫平滑肌肉瘤、子宫内膜间质肉瘤和子宫恶性苗勒管混合瘤等。由于子宫肉瘤恶性程度高,预后较差,不易早期诊断,术后易复发,放疗和化疗不甚敏感,故病死率高,其 5 年生存率徘徊在 30％～50％。

一、组织发生及病理

根据组织来源,主要分为以下几种。

(一)平滑肌肉瘤

平滑肌肉瘤最多见,来自子宫肌层或子宫血管壁平滑肌纤维,也可由子宫肌瘤恶变而来,称子宫肌瘤肉瘤变性或恶变。巨检见肉瘤呈弥漫性生长,与子宫肌层无明显界限;肌瘤肉瘤变者常从中心开始向周围播散。剖面失去漩涡状结构,常呈均匀一片或鱼肉状,色灰黄,质地脆而软。50％以上见出血坏死。镜下见平滑肌细胞增生,细胞大小不一,排列紊乱,核异型,染色质多、深染且分布不均,核仁明显,有多核巨细胞,核分裂象＞5/10 HP 及有凝固性坏死。

(二)子宫内膜间质肉瘤

来自宫内膜间质细胞,分两类。

1.低度恶性子宫内膜间质肉瘤

以往称淋巴管内间质异位等,少见。巨检见子宫球状增大。剖面见子宫内膜层有息肉状肿块,鱼肉样,棕褐色至黄色,可有出血、坏死和囊性变。镜下见子宫内膜间质细胞高度增生并浸润肌层,细胞大小一致,呈圆形或小梭形,核分裂象≤3/10 HP。

2.高度恶性子宫内膜间质肉瘤

高度恶性子宫内膜间质肉瘤又称子宫内膜间质肉瘤,少见,恶性程度较高。巨检形似前者,但体积较大。镜下见内膜间质细胞呈梭形或多角形,大小不等,异形性明显,核分裂象＞10/10 HP。

(三)恶性中胚叶混合瘤肿瘤(malignant mesodermal mixed tumor,MMMT)

含肉瘤和腺癌两种成分,故又称癌肉瘤或恶性中胚叶混合瘤,较罕见的子宫恶性肿瘤,来自中胚叶。巨检见肿瘤从子宫内膜长出,向宫腔突出呈息肉样,多发性或分叶状,底部较宽或形成蒂状,质软,表面光滑或有溃烂,肿瘤切面呈鱼肉状,有出血和小囊腔。晚期浸润周围组织。镜下见癌(腺癌为主)和肉瘤两种成分混合存在。

二、临床表现

(一)早期症状

早期症状不明显,向宫腔内生长者,症状出现较早,随病情变化可出现以下症状。

1.不规则阴道出血

不规则阴道出血是最常见的症状,量或多或少,由宫腔生长的肿瘤表面破溃所致。若合并感染坏死,可有大量脓性分泌物排出,内含组织碎片,味臭。肿瘤可自宫腔或宫颈脱至阴道内。

2.下腹部块物

子宫肌瘤迅速增大,尤其是绝经后的患者,应考虑为恶性。

3.压迫症状

晚期肿瘤向周围组织浸润,压迫周围组织,加上肿瘤生长迅速而出现下腹痛、腰痛等。压迫直肠、膀胱时出现相关脏器压迫症状。

4.晚期癌症状

癌肿转移腹膜或大网膜时出现血性腹水,晚期出现恶病质、消瘦、继发性贫血、发热等全身衰

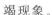

竭现象。

(二)体征

妇科检查:子宫增大,质软,表面不规则。有时宫口扩张,宫口内见赘生物或从宫口向阴道脱出的息肉样或葡萄状赘生物,呈暗红色,质脆,触之易出血。晚期肉瘤可浸润盆壁。

三、临床分期

常用国际抗癌协会(UICC)的分期法如下所述。
(1)Ⅰ期:癌肿局限于宫体。
(2)Ⅱ期:癌肿已浸润至宫颈。
(3)Ⅲ期:癌肿已超出子宫范围,侵犯盆腔其他脏器及组织,但仍局限于盆腔。
(4)Ⅳ期:癌肿超出盆腔范围,侵犯上腹腔或已有远处转移。

四、转移途径

转移途径有直接蔓延、淋巴转移及血行转移,以血行转移多见。

五、诊断

根据病史、症状、体征,应疑有子宫肉瘤的可能。分段诊刮是有效的辅助诊断方法,刮出物送病理检查可确诊。但因子宫肉瘤组织复杂,刮出组织太少易误诊为腺癌;有时取材不当仅刮出坏死组织以致误诊或漏诊,若肌瘤位于肌层内,尚未侵犯子宫内膜,刮宫无法诊断,B超及CT等检查可协助诊断,但最后诊断必须根据病理切片检查结果。手术切除的子宫肌瘤标本也应逐个详细检查,可疑者应做快速病理检查以确诊。子宫肉瘤易转移至肺部,故应常规行胸部X线片。

六、治疗

治疗原则是以手术为主。Ⅰ期行全子宫及双侧附件切除术。宫颈肉瘤、子宫肉瘤Ⅱ期、癌肉瘤应行子宫广泛性切除术及盆腔及主动脉旁淋巴结切除术。根据病情早晚,术后加用化疗或放疗可提高疗效,恶性苗勒管混合瘤对放疗较敏感,手术加放疗疗效较好。目前对肉瘤化疗效果较好的药物有顺铂、多柔比星、异环磷酰胺等,常用三药联合方案。子宫恶性中胚叶混合瘤和高度恶性子宫内膜间质肉瘤对放疗敏感。低度恶性子宫内膜间质肉瘤含雌孕激素受体,孕激素治疗有一定疗效,通常用醋酸甲羟孕酮或甲地孕酮。

七、预后

子宫肌瘤肉瘤变的恶性程度一般较低,预后较好。恶性苗勒管混合瘤恶性程度高,预后差。子宫肉瘤的5年存活率仅为20%～30%。

(李晓云)

第三节 子宫内膜癌

子宫内膜癌为女性生殖道常见恶性肿瘤之一,发达国家中发病率居女性生殖道恶性肿瘤首位,病死率居第 2 位。多见于老年妇女,高发年龄 50～60 岁,近年来年轻患者有增多趋势。由于人类寿命延长和肥胖人群增多,近二十年间子宫内膜癌发病率仍居高不下,而病死率也明显上升。病死率的上升除与老年、肥胖、内科并发症多等相关外,与晚期病例、高危组织类型增多及一些患者未能接受适宜诊治相关。目前对两种类型内膜癌的病理及基础研究已取得较大进展;临床手术、化疗、激素治疗亦积累了更多资料,临床研究更加深入;对年轻早期患者的保守治疗亦做了一定探索。但在治疗中对术前影像学评估的价值,术中肉眼及病理冷冻切片检查对肌层受累程度的判断的准确性,淋巴结切除范围等均尚存争议。为进一步改善预后,妇科肿瘤医师应进一步识别、区分高危子宫内膜癌患者,进行适宜治疗,以期降低病死率,达到最佳疗效。

子宫内膜癌多见于绝经后妇女(70%),围绝经期妇女占 20%～25%,<40 岁妇女约占 5%,发病与肥胖、雌激素持续增高、遗传等因素相关,询问病史时应重视以下高危因素。①肥胖、无排卵性不孕、不育、延迟绝经(52 岁以后绝经)。②代谢紊乱性疾病:糖尿病、高血压。③与雌激素增高有关的妇科疾病:多囊卵巢综合征、卵巢颗粒细胞瘤、子宫内膜增生或不典型增生史和子宫肌瘤有不规则出血者。④有使用外源性雌激素史者,特别是无孕激素对抗的雌激素替代治疗,或长期应用他莫昔芬患者。⑤有癌家族史、多发癌及重复癌倾向者(乳腺癌、卵巢癌等),LynchⅡ综合征。遗传性非息肉样结肠直肠癌患者其内膜癌发病危险为 40%～60%等。

有高危因素的患者应密切随访,若有月经过多、阴道不规则出血等症状出现应行分段诊刮,明确诊断。Ⅱ型 Lynch 综合征患者亦可在完成生育任务后行预防性子宫切除术。

一、临床表现

(一)阴道出血

(1)绝经后阴道出血:绝经后阴道流血,为子宫内膜癌患者的主要症状,子宫内膜癌患者多为绝经后妇女,90%以上有阴道流血症状,绝经时间愈长,发生内膜癌的概率愈高。

(2)围绝经期妇女月经紊乱:约 20%的内膜癌患者为围绝经期妇女,以围绝经期月经紊乱及血量增多为主要表现。

(3)40 岁以下妇女月经紊乱或经量增多者,近年来年轻患者已有增多趋势(5%～10%),多为肥胖、不孕或多囊卵巢综合征患者。

(二)阴道异常排液

阴道异常排液可为浆液性或血性分泌物。

(三)下腹疼痛及其他症状

下腹疼痛可由宫腔积脓或积液引起,晚期则因癌肿扩散导致消瘦、下肢疼痛及贫血等。应重视阴道流血、排液等症状。有以上症状妇女均应考虑有无内膜癌可能性,并应及时进行妇科及其他相关检查。

二、检查

(一)全面查体

注意有无糖尿病、高血压、心血管及肺部疾病。

(二)妇科检查

排除阴道、子宫颈病变出血及炎性感染引起的排液。早期盆腔检查多正常,晚期可有子宫增大、附件肿物、贫血及远处转移的相应体征。

三、辅助检查

(一)细胞学涂片检查

子宫颈和阴道脱落细胞学涂片检查阳性率低,宫腔刷片或宫腔冲洗液细胞学涂片检查阳性率增高,但均不能作为确诊依据。

(二)经阴道 B 超检查

经阴道 B 超检查为首选的无创辅助检查方法,可了解子宫大小、宫腔内有无异常回声、内膜厚度、肌层有无浸润、附件肿物大小及性质等。绝经后妇女内膜厚度＜5 mm 时,其阴性预测值可达 96％。

(三)诊刮或内膜活检

诊刮或内膜活检是确诊或排除子宫内膜癌的重要方法。对绝经后内膜增厚＞5 mm 或有宫腔赘生物者;年龄＞40 岁阴道不规则流血疑为内膜癌患者或 40 岁以下有内膜癌高危因素,高度怀疑内膜癌者应行诊刮术或内膜活检。

(四)宫腔镜检查

近年来,宫腔镜检查已广泛应用于宫内膜病变的早期诊断。可直接对可疑部位进行活检,提高诊断准确性,避免常规诊刮或活检的漏诊。多用于经阴道 B 超检查子宫内膜无明显增厚和病变,或呈内膜息肉样变者;或经诊刮活检阴性,仍有反复出血的患者。

(五)MRI、CT、CA125 等检查

病情需要者可选用 MRI、CT 检查及 CA125 检测。MRI、CT 对淋巴结转移诊断价值相同,MRI 对累及子宫颈肌层浸润深度的预测准确度优于 CT。CA125 值明显升高者,提示可能有子宫外病灶存在,可作为晚期内膜癌术后监测指标。对疑有宫外病灶的高危患者亦可选用计算机体层显像检查,明确病变范围。

四、诊断

应根据诊刮或直接宫腔活检,或宫腔镜下活检及病理组织学检查结果等做出诊断。

五、分期

子宫内膜癌采用 FIGO 手术病理分期,目前使用的是 2009 年 FIGO 子宫内膜癌的手术病理分期。对于未行手术治疗的患者或者是先行放疗的患者,采用 1971 年制定的临床分期。

(一)手术-病理分期

(1)Ⅰ期:肿瘤局限于子宫体。

(2)Ⅰ$_A$ 期:无或＜1/2 肌层受累。

(3) Ⅰ~B~期:≥1/2肌层受累(≥/2肌层浸润)。

(4) Ⅱ期:癌瘤累及子宫颈间质,但未扩散至宫外。

(5) Ⅲ期:局部和/或区域扩散。

(6) Ⅲ~A~期:癌瘤累及子宫体浆膜层和/或附件。

(7) Ⅲ~B~期:阴道和/或宫旁受累。

(8) Ⅲ~C~期:癌瘤转移至盆腔和/或腹主动脉旁淋巴结。

(9) Ⅲ~C1~期:癌瘤转移全盆腔淋巴结。

(10) Ⅲ~C2~期:癌瘤转移至腹主动脉旁淋巴结有/无盆腔淋巴结转移。

(11) Ⅳ期:癌瘤累及膀胱和/或肠黏膜;或远处转移。

(12) Ⅳ~A~期:癌瘤累及膀胱和/或肠道黏膜。

(13) Ⅳ~B~期:远处转移,包括腹腔转移及(或)腹股沟淋巴转移。

(二)临床分期

(1) Ⅰ期:癌瘤局限于宫体。

(2) Ⅰ~A~期:子宫腔长度≤8 cm。

(3) Ⅰ~B~期:子宫腔长度>8 cm。

(4) Ⅱ期:癌瘤累及子宫颈。

(5) Ⅲ期:癌瘤播散于子宫体以外,盆腔内(阴道、宫旁组织可能受累,但未累及膀胱、直肠)。

(6) Ⅳ期:癌瘤累及膀胱或直肠,或有盆腔以外的播散。

六、病理类型

子宫内膜癌通常可分为Ⅰ型和Ⅱ型子宫内膜癌。Ⅰ型子宫内膜癌与无孕激素拮抗的雌激素刺激有关,可由子宫内膜复杂性不典型增生发展而来;Ⅱ型子宫内膜癌可由萎缩的子宫内膜癌变而来。Ⅰ型和Ⅱ型又包括不同的病理类型,Ⅰ型主要包括子宫内膜样腺癌(G_1、G_2)和黏液性腺癌,其他病理类型多属于Ⅱ型子宫内膜癌,即特殊类型的子宫内膜癌。子宫内膜癌的主要病理类型为腺癌,其中以子宫内膜样腺癌最为常见(60%~65%)。2014年,WHO将子宫内膜癌的病理分类在2003年分类的基础上进行了修改。按照2003年和2014年WHO的病理分类标准,癌肉瘤未归入子宫内膜癌,属于子宫的上皮-间叶混合性肿瘤。但病理学家认为癌肉瘤属化生癌,其恶性程度高,早期易发生淋巴、血行转移及腹腔播散,应按高级别的内膜癌治疗。因此,在2015年的FIGO妇癌报道、2015年的ACOG内膜癌指南,以及2016年的NCCN指南中,均将癌肉瘤归入子宫内膜癌。

子宫内膜样腺癌分为高、中、低分化(Grad:1,2,3),为影响预后的重要因素。G_1、G_2病变多为来源于增生过长的子宫内膜,与雌激素作用相关,属于Ⅰ型子宫内膜癌;G_3则可能来源于萎缩的内膜,或为内膜样癌晚期事件,因基因突变而恶变与雌激素无关,属于Ⅱ型子宫内膜癌。伴鳞状分化成分的子宫内膜样癌,其腺癌的分化程度(G_1~G_3)为预后的重要因素。

子宫浆液性(乳头状)腺癌现多称子宫浆液性癌(USC或ESC),恶性程度极高,占1%左右。透明细胞癌常见于老年患者,预后差,Ⅰ期5年生存率仅44%。其他特殊类型均属Ⅱ型子宫内膜癌。

七、治疗

(一)子宫内膜非典型增生的治疗

根据2014年WHO分类标准,子宫内膜增生症分为两种类型:一类称为增生过长不伴有非典型增生,包括有不伴非典型增生的子宫内膜单纯性增生和复杂性增生,其癌变率<1%,作为功血处理;第二类称为非典型增生过长/内膜样上皮内瘤变,非典型增生过长的癌变率在25%～33%,内膜样上皮内瘤变的癌变率在59%左右,所以应积极处理。

子宫内膜非典型增生治疗中应重视患者年龄和内膜非典型增生的程度(轻、中、重度);年轻、未生育或要求保留子宫者,可采用激素治疗,密切随访;由于内膜复杂性增生伴非典型增生中约40%伴子宫内膜癌,对40岁以上无生育要求者,若为中或重度非典型增生,或者是内膜样上皮内瘤变,建议行筋膜外子宫切除术。

轻度非典型增生可选用醋酸甲羟孕酮(10～30 mg/d),于经前10天周期性用药。中度以上非典型增生则应用大剂量孕激素持续治疗(甲羟孕酮250～500 mg/d或甲地孕酮80～160 mg/d,3个月;或18-炔诺孕酮3～4 mg/d,3个月),定期诊刮或宫腔镜送组织学检查,根据内膜对治疗的反应,决定是否继续激素治疗或改用手术治疗。要求生育者,待内膜正常后可加促排卵药物治疗,如氯米芬50～100 mg每天1次,周期5～9天用药。亦可用己酸孕酮500 mg肌内注射,每周2～3次,3个月后减量再用3个月,或用丹那唑或局部用药(曼月乐节育环)等治疗。因其恶变率较高,治疗后2～13年内可有复发,故应密切随访。个别病例亦可试用芳香化酶抑制剂和选择性雌激素受体拮抗剂治疗。

(二)子宫内膜癌的其他治疗方法

1.放疗

放疗分为单纯放疗、术前放疗及术后放疗。单纯放疗主要用于晚期或有严重内科疾病、高龄和无法手术的其他期患者,可按临床分期进行放疗。术前放疗,主要是为控制、缩小癌灶,创造手术机会或缩小手术范围。术后放疗是对手术-病理分期后具有复发高危因素患者重要的辅助治疗,或作为手术范围不足的补充治疗。

(1)单纯放疗。①腔内照射(后装)高剂量率:A点及F点总剂量为45～50 Gy,每周1次,分6～7次完成。②体外照射:40～45 Gy,6周内完成。

(2)术前放疗。①全剂量照射:腔内加体外照射同单纯放疗,于完成放疗后8～10周行单纯全子宫及附件切除术。②腔内照射:腔内照射45～50 Gy,完成照射后8～10周手术;部分性腔内术前放疗,A点及F点总剂量不低于20 Gy,分2～3次完成治疗,每周1次,放疗后10～14天手术(切除子宫及双侧附件)。③术前体外照射:用于不利于腔内照射者(如子宫>10周,或有宫腔以外播散者)。盆腔外照射剂量为20 Gy,2～3周完成;或A点及F点20 Gy,每周1次,分3次完成。

(3)术后放疗。①术后全盆腔照射:总剂量40～50 Gy,4～6周完成。②腹主动脉旁扩大照射区:总剂量30～40 Gy,3～4周完成。照射前行肾扫描,放疗时应加以屏障(若术前已行体外放疗,应减少术后照射剂量)。若采用适形及调强技术,保护好正常组织,对主动脉淋巴结转移照射量可达50～60 Gy。③术后腔内放疗:手术范围不够;有癌瘤残存,或疑有癌瘤残存者,或有局部复发高危因素者可于手术后2周行腔内放疗,总剂量10～20 Gy,2～3周完成。

大量临床研究已证实,对Ⅰ期患者来说,术后辅助放疗仅I_C期G_3患者可获益,并多采用腔内照射。对I_B期G_2、G_3,I_C期G_2、G_3期若无淋巴转移及宫外病变,术后多不主张采用辅助放疗。

2.化疗

(1)多用于特殊病理类型:癌瘤分化差,孕激素受体(PR)、雌激素受体(ER)阴性患者;或为晚期复发癌的辅助治疗。常用药物有 DDP、ADM、紫杉醇(Taxol)、卡铂、5-FU 和 CTX 等。单一药物的有效率为 25%～37%。目前单一用药已被联合用药取代,紫杉醇加铂(TP)已成为一线联合化疗方案。

(2)常用的联合化疗方案:经临床观察,疗效可达 40%～60%。疗程根据患者病情、全身状况和术后是否放疗等确定,一般可应用 3～6 个疗程。

(3)对化疗的建议:①对于放疗后的高危患者给予辅助化疗能提高肿瘤无进展生存时间,但是对于总体生存率的好处还没有得到证实。②对于早期的高风险患者的化疗只应该在临床试验内进行。③对于腹腔残留病灶<2 cm 的患者和Ⅲ期内膜癌患者,化疗优于全腹照射。④子宫内膜癌患者大多年老体弱,在给予辅助治疗时要考虑到这一点。

(4)建议方案。①AP:多柔比星(ADM)50 mg/m²、顺铂(DDP)50 mg/m² 静脉用药,间隔3～4 周。②TP:紫杉醇(Taxol)135 mg/m²、卡铂(CBP)AUC(曲线下面积)4～5 静脉用药,间隔3～4 周。③CBP+Taxol 有效率达 40%,目前亦有用两者低剂量周疗(TAP 因毒性高且临床疗效与AP 相近故少用)。

3.激素治疗

激素治疗仅用于晚期或复发的子宫内膜样癌患者。以高效药物、大剂量、长疗程为宜,4～6 周可显效。激素治疗目前仅对癌瘤分化好(G_1),孕激素受体(PR)阳性者疗效较肯定,对远处复发者疗效优于盆腔复发。治疗时间尚无统一看法,但应用药 2 年以上。总有效率 25%～30%,可延长患者的疾病无进展生存期,对生存率无影响。目前Ⅰ期患者术后多不采用孕激素做辅助治疗。

(1)孕激素治疗。①甲羟孕酮(MPA):口服,每天 250～500 mg。②甲地孕酮(MA):口服,每天 80～160 mg。③氯地孕酮:口服,每天 20～40 mg。孕激素治疗总有效率 25%,病变无进展期间为 4 个月左右,但总生存率不变(10～12 个月)。研究证明,MPA 剂量>200 mg/d,不增加有效率,有水钠潴留、体重增加及增加栓塞危险。

(2)抗雌激素药物治疗:他莫昔芬为雌激素受体拮抗剂,有抗雌激素作用,可使 PR 水平上升,有利于孕激素治疗。口服每天 20 mg,数周后可增加剂量,或先用 2～3 周后再用孕激素,可提高孕激素治疗效果。在孕激素治疗无效的患者中,约 20%他莫昔芬治疗有效。

(3)近年来亦有采用芳香化酶抑制剂或选择性雌激素受体调节剂行激素治疗报道,如雷洛昔芬有效率为 28%。

4.靶向治疗

除了手术、放疗、化疗、激素治疗,靶向治疗目前也在子宫内膜癌的治疗中有了越来越重要的作用,特别是对于晚期和复发病例,靶向治疗也取得了一定的治疗效果。目前也开展了贝伐珠单抗、酪氨酸激酶抑制剂等对子宫内膜癌靶向治疗的临床试验。

(三)复发癌或转移癌治疗

多在治疗后 3 年内复发:①局部复发可选择手术、放疗,或手术与放射联合治疗。术后 1～2 年单个盆腔复发灶,若能切除多可治愈。若患者为已接受放疗后复发,治疗则与宫颈癌复发相同;对中心性复发符合条件者选用盆腔脏器廓清术。②若非局部复发,可选用孕激素治疗,MPA 250 mg 每天 1 次或 MA 80 mg 每天 3 次,可长期服用,一般治疗 3 个月后方显效。化疗药物DDP、Taxol 及 ADM 等可用于手术及放疗无法治愈的复发患者。

1.手术治疗

手术后局部或区域复发可进行手术探查,切除病灶;或行放疗。若为盆腔放疗后复发(原照射部位复发),处理上仍存争议。

(1)复发性内膜癌行广泛手术如盆腔脏器切除术等的存活率仅为20%,故可采用局部阴道切除,加或不加术中放疗。对以前未接受过RT复发癌部位,或以前仅为近距离放疗的复发,以手术探查盆、腹腔,再切除复发灶,加或不加用术中放疗;RT加近距离照射对这些患者亦为可选用治疗之一。

对于局限于阴道的复发或有盆腔淋巴结复发,推荐瘤区放疗,加或不加腔内近距离照射或化疗。阴道复发用放疗其生存率为40%~50%,若有阴道外扩散或盆腔淋巴结受累,其预后更差。

腹主动脉旁或髂总淋巴结复发可做瘤区放疗,加用或不加用阴道照射、化疗。

对上腹部及盆腔转移或复发的镜下残留癌灶,行化疗,加用或不加用瘤区直接放疗。对残留单个大癌灶可切除者应行手术切除,术后加或不加放疗;对不能切除的单个大癌灶按已扩散病灶处理。处理全身的病变可行保守性治疗。

(2)对以前已行过外照射的复发部位推荐治疗如下:手术探查盆腔,切除复发灶,加或不加术中放疗、激素治疗及化疗。

2.复发和晚期内膜癌的激素治疗和化疗

用于子宫内膜样癌激素治疗的药物主要是孕激素类药物、他莫昔芬、芳香化酶抑制剂也可应用。目前尚无特别有效的孕激素药物和方案。高分化转移癌瘤激素治疗反应好,可有一定的缓解期,特别是对盆腔外局部的转移和复发病灶,如对肺转移疗效较好。对无症状或低级别(高分化)弥散的转移灶,激素治疗(应用激素类药物)有效,特别是雌、孕激素受体阳性患者。对孕激素标准治疗无效的病例,约20%对他莫昔芬治疗有效。有研究报道,选择性雌激素受体调节剂在转移性内膜癌治疗有效率为28%。在激素治疗中若病变进展,可应用细胞毒性类药物进行化疗。对激素和化疗无效者,全身转移患者可行保守性治疗。

3.复发和转移癌的化疗

内膜癌化疗方面研究很多,单药物多用如顺铂、卡铂、紫杉醇、多柔比星等,治疗有效率为21%~36%。

多药联合治疗有效率31%~81%,但存活期相对较短,中位生存期近1年。在对卵巢癌治疗研究的应用基础上卡铂和紫杉醇已逐渐应用于内膜癌的复发和晚期癌的治疗。有效率为40%,总生存期为13个月。低剂量紫杉醇和卡铂周疗仍有一定疗效。化疗和/或保守性放疗是对有症状 G_2、G_3 及有大转移癌灶复发和晚期癌可缓解症状的治疗方法(若2个疗程化疗均无效则可纳入临床研究)。

八、子宫内膜癌的特殊类型

(一)子宫浆液性腺癌

子宫浆液性乳头状腺癌现多称子宫浆液性腺癌,较少见,为子宫内膜癌的特殊亚型(Ⅱ型)。其病理形态上与卵巢浆液性乳头状癌相同,以含砂粒体的浆液性癌,有或无乳头状结构为其诊断特征。恶性程度高,分化低,早期可发生脉管浸润、深肌层受累、盆腹腔淋巴结转移。预后差,Ⅰ期复发转移率达31%~50%;早期5年存活率40%~50%,晚期则低于15%。其癌前病变为子宫内膜腺体异型增生。子宫内膜浆液性上皮内癌为子宫浆液性癌早期病变(或一种可转移的特殊形式),33%～67%伴宫外转移,14%～25%伴子宫颈转移,临床处理同浆液性癌。

诊治中应注意以下几点。

(1)严格进行手术-病理分期:诊刮病理检查一旦诊断为子宫浆液性癌,无论临床诊断期别早晚,均应进行全面手术分期(包括盆腹腔冲洗液细胞学检查、盆腹腔腹膜多处活检、腹膜后淋巴结切除等)。

(2)手术治疗:同卵巢癌细胞减灭缩瘤术,包括大网膜切除等。

(3)重视术后辅助放化疗:因该类肿瘤多数分化不良,盆腹腔早期播散。术后化疗中以铂类为主,常选用与卵巢浆液性乳头状瘤相同的方案,如 TP、CP 或 CAP 等。放疗则多选用阴道腔内照射控制局部复发。

(4)与卵巢浆液性乳头状癌鉴别:①卵巢与子宫均受累,但主要病灶在子宫;②卵巢内病变仅为卵巢门淋巴管瘤栓;③若盆腹腔内有病变,卵巢皮质仅有镜下受累,则可诊断为本病。

(二)子宫癌肉瘤病

病理学家认为子宫癌肉瘤属化生癌,应属上皮癌,故 WHO 2003 年提出将子宫癌肉瘤归于子宫内膜癌的范畴,NCCN 将其划入特殊类型的子宫内膜癌。子宫癌肉瘤的组织来源可为同源性或异源性,以前归属于恶性中胚叶混合性瘤,其恶性程度高,早期即有腹腔、淋巴、血液循环转移。手术治疗上应按高级别特殊类型内膜癌处理。对化疗敏感,异环磷酰胺为其单一最有效药物。联合治疗方案以异环磷酰胺联合顺铂方案最有效,已广泛应用。术后盆腔照射可有效控制复发,提高生存率。

九、特殊情况处理

(一)子宫切除术后诊断为子宫内膜癌

应根据术后与子宫外播散相关的高危因素,如组织分级、肌层浸润深度、病理类型等制订进一步治疗方案。G_1 或 G_2、浅肌层浸润、无脉管受累,不需要进一步治疗。G_3、深肌层浸润、脉管受累、特殊病理类型等,均应再次手术完成分期及切除附件,亦可根据情况采用盆腔外照射代替手术。

(二)年轻妇女内膜癌的诊治问题

子宫内膜癌在 35 岁以下妇女中少见,诊断应注意与内膜重度不典型增生相鉴别,有无与雌激素相关的疾病。孕激素可治愈内膜不典型增生且保留生育能力。若确诊为癌,已有生育者可选用全子宫及附件切除术。若癌的病理诊断不能肯定,应由患者自己决定是否进行保守治疗,在患者充分咨询,了解风险,签署必要的医疗文件后,采用大剂量孕激素治疗,严密随访治疗 3 个月后行全面诊刮评估疗效。

(三)保留生育功能问题

对年轻早期患者保留生育功能及生理功能的治疗是极富挑战性的。

1.风险

(1)子宫是孕卵种植、胚胎和胎儿发育的场所,是内膜癌发生、发展的器官。在治疗过程中,内膜癌变可能进展、恶化甚至能影响患者的生命安全。

(2)内膜癌患者可同时伴有卵巢癌的风险:转移至卵巢,属于病变本身累及卵巢(Ⅲ期);也可合并原发性卵巢癌。

(3)内膜癌病理类型诊断困难,重复性差[子宫内膜不典型增生(或瘤样病变)与高分化腺癌鉴别困难],影响病例的选择。

（4）即使保留生育功能治疗成功后,生育问题及促排卵药物与内膜癌的关系尚不明确。

2.可行性

（1）年轻（≤40岁）的内膜癌患者:多为早期,多数预后良好。

（2）孕激素对高分化内膜癌疗效好（成功病例报道较多）。

（3）内膜癌的癌变进展相对缓慢,有长期监测观察的可能性,若无缓解或有复发,及时治疗预后影响小。若治疗成功,妊娠对子宫内膜有保护作用。

3.适应证

病例选择尚无统一标准,但多按以下标准进行:年龄<40岁;高分化子宫内膜样癌（G_1）,经MRI检查病灶局限于子宫内膜,没有子宫肌层浸润和子宫外转移的证据。检查:癌组织PR（＋）、血清CA125<35 kU/L及肝、肾功能正常;渴望保留生育功能,完全理解保留生育功能不是子宫内膜癌治疗的标准方式,同意承担治疗风险。术前评估:全面评估,严格选择,充分准备。

4.方法

可给予醋酸甲地孕酮（160 mg/d）或醋酸甲羟孕酮（500 mg/d）,3～6个月行宫腔镜检查或者诊刮判断内膜变化。

总之,对年轻、早期子宫内膜癌患者,保留生育功能治疗是特殊的保守治疗,风险大,处于探索阶段,治疗方案尚不成熟,但也有成功案例的研究报道。尚待妇科肿瘤和生殖内分泌的同道共同努力,进行设计完善、大样本量的临床研究。

十、随访

临床Ⅰ期、Ⅱ期复发率为15%,多数为有症状复发（58%）,复发时间多在治疗后3年内。完成治疗后应定期随访,及时确定有无复发。对于未放疗的患者,规律随访可以尽早发现阴道复发,可以再行放疗得到补救治疗。

随访时间:术后2年内,每3～4个月1次;术后3～5年,每6个月至1年1次。

随访检查内容:由于只有在有症状的复发患者中才会发现阴道细胞学检查阳性,因此,阴道细胞学检查可以不作为常规检查内容,视诊检查就足够了。随访检查内容如下。①阴道视诊、盆腔检查（三合诊）;②期别晚者,可进行血清CA125检查,根据不同情况,可选用CT、MRI等检查;③有家族史者宜行相关基因检测。应对患者进行口头或书面交代相关复发症状,如阴道流血、食欲下降、体重减轻、疼痛（盆腔、背、腰部）、咳嗽、气促,腹水或下肢水肿等,一旦出现异常应及时就诊。

（李晓云）

第四节　子宫颈癌

子宫颈癌是我国最常见的女性生殖道恶性肿瘤,其发病率有明显的地区差异。在世界范围内,子宫颈癌发病率最高的地区是哥伦比亚,最低的是以色列。我国属于高发区,但不同的地区发病率也相差悬殊,其地区分布特点是高发区连接成片,从山西、内蒙古、陕西,经湖北、湖南到江西,形成一个子宫颈癌的高发地带。农村高于城市,山区高于平原。随着近50年来国内外长期大面积普查普治及妇女保健工作的开展,子宫颈癌的发病率和死亡率均已明显下降,且晚期肿瘤的发生率明显下降,早期及癌前病变的发生率在上升。发病年龄以40~55岁为最多见,20岁以前少见。子宫颈癌以鳞状细胞癌为最多见,其次还有腺癌及鳞腺癌。少见病理类型还有神经内分泌癌、未分化癌、混合型上皮/间叶肿瘤、黑色素瘤、淋巴瘤等。

一、子宫颈鳞状细胞癌

子宫颈恶性肿瘤中70%~90%为鳞状细胞癌。多发生于子宫颈鳞状上皮细胞和柱状上皮细胞交界的移行区。子宫颈鳞状细胞癌又有疣状鳞癌及乳头状鳞癌等亚型。

(一)病因

子宫颈癌病因至今比较明确的是与人乳头瘤病毒感染有关。HPV在自然界广泛存在,主要侵犯人的皮肤和黏膜,导致不同程度的增生性病变。目前鉴定出的HPV种类130余种亚型,大约有40种与肛门生殖道感染有关。根据其在子宫颈癌发生中的危险性不同,可将HPV分为2类:高危型HPV,包括16、18、31、33、35、39、45、51、52、56、58、59、68、73、82,此种类型通常与子宫颈高度病变和子宫颈癌的发生相关,如HPV16、18型常常在子宫颈癌中检测到。而我国还包括33、31、58及52型。低危型HPV,包括6、11、40、42、43、44、54、61、70、72、81、88、CP6108型等,常常在良性或子宫颈低度病变中检测到,而很少存在于癌灶中,如HPV6、11型与外生殖器和肛周区域的外生型湿疣关系密切。目前还有3型疑似高危型:26、53和66型。

已有大量研究证实HPV阴性者几乎不会发生子宫颈癌(子宫颈微偏腺癌、透明细胞癌除外)。因此,检测HPV感染是子宫颈癌的一种重要的辅助筛查手段。

但以往资料也显示,子宫颈癌的发生可能也与下列因素有关。①早婚、早育、多产。②性生活紊乱、性卫生不良。③子宫颈裂伤、外翻、糜烂及慢性炎症的长期刺激。④其他病毒:疱疹病毒Ⅱ型(HSV-Ⅱ及人巨细胞病毒(HCMV)等感染。⑤有高危的性伴侣:性伴侣有多种性病、性伴侣有多个性伴、性伴侣患有阴茎癌、性伴侣的前任妻子患有子宫颈癌等。⑥吸烟者。⑦社会经济地位低下、从事重体力劳动者。

(二)病理特点

1.组织发生

子宫颈鳞状细胞癌的好发部位为子宫颈阴道部鳞状上皮与子宫颈管柱状上皮交界部,即移行带。在子宫颈移行带形成过程中,其表面被覆的柱状上皮可通过鳞状上皮化生或鳞状上皮化被鳞状上皮所代替。此时,如有某些外来致癌物质刺激或HPV高危亚型的持续感染存在等,使移行带区近柱状上皮活跃的未成熟储备细胞或化生的鳞状上皮,向细胞的不典型方向发展,形成子宫颈上皮内瘤变,并继续发展为镜下早期浸润癌和浸润癌。这一过程绝大多数是逐渐的、缓慢的,但也可能有少数患者不经过原位癌而于短期内直接发展为浸润癌。

2.病理表现

(1)根据癌细胞的分化程度分为3种类型。①高分化鳞癌(角化性大细胞型,Ⅰ级):癌细胞大,高度多形性。有明显的角化珠形成,可见细胞间桥,癌细胞异型性较轻,核分裂较少,或无核分裂。②中分化鳞癌(非角化性大细胞型,Ⅱ级):癌细胞大,多形性,细胞异型性明显,核深染,不规则,核浆比例失常,核分裂较多见,细胞间桥不明显,无或有少量角化珠,可有单个的角化不良细胞。③低分化鳞癌(小细胞型,Ⅲ级):含有小的原始细胞,核深染,含粗颗粒。癌细胞大小均匀,核浆比例更高。无角化珠形成,亦无细胞间桥存在,偶可找到散在的角化不良的细胞。细胞异型性明显,核分裂象多见。此型常需利用免疫组化及电镜来鉴别。

(2)根据肿瘤生长的方式及形态,子宫颈鳞癌大体标本可分为以下 4 种。

外生型。最常见,累及阴道。①糜烂型:子宫颈外形清晰,肉眼未见肿瘤,子宫颈表面可见不规则糜烂,程度不一,多呈粗糙颗粒性,质地较硬,容易接触性出血,此种类型多见于早期子宫颈癌。②结节型:肿瘤从子宫颈外口向子宫颈表面生长,多个结节融合形成团块状,有明显的突起,常有深浅不一的溃疡形成。肿瘤质地较硬、脆,触诊时出血明显。③菜花型:为典型外生型肿瘤。癌肿生长类似菜花样,自子宫颈向阴道内生长。此型瘤体较大,质地较脆、血液循环丰富、接触性出血明显,常伴有感染和坏死灶存在。因向外生长,故较少侵犯宫旁组织,预后相对好。

内生型。癌灶向子宫颈邻近组织浸润,子宫颈表面光滑或仅有柱状上皮异位,子宫颈肥大质硬呈桶装,常累及宫旁组织。

溃疡型。内生型和乳头型,肿瘤向子宫颈管侵蚀性生长,形成溃疡或空洞,状如火山口。有时整个子宫颈穹隆组织及阴道溃烂而完全消失,边缘不整齐。组织坏死、分泌物恶臭、排液、癌瘤组织硬脆。此型多见于体形消瘦、体质虚弱、一般情况差的患者。

颈管型。癌灶发生于颈管内,常侵及子宫颈管及子宫峡部供血层及转移至盆腔淋巴结。

一般内生型子宫颈癌血管、淋巴结转移及宫旁和宫体受侵较多见,外生型侵犯宫体较少。

3.根据癌灶浸润的深浅分类

(1)原位癌:见子宫颈上皮内瘤变。

(2)微小浸润癌:在原位癌的基础上,镜下发现癌细胞小团似泪滴状甚至锯齿状出芽穿破基底膜,或进而出现膨胀性间质浸润,但深度不超过 5 mm,宽不超过 7 mm,且无癌灶互相融合现象,浸润间质。

(3)浸润癌:癌组织浸润间质的深度超过 5 mm,宽度超过 7 mm 或在淋巴管、血管中发现癌栓。

(三)转移途径

1.直接蔓延

直接蔓延最常见。向下侵犯阴道,向上可累及子宫峡部及宫体,向两侧扩散到子宫颈旁组织,主、骶韧带,压迫输尿管并侵犯阴道旁组织,晚期向前后可侵犯膀胱和直肠,形成膀胱阴道瘘或直肠阴道瘘。

2.淋巴转移

淋巴转移这是子宫颈癌转移的主要途径,转移率与临床期别有关。最初受累的淋巴结有宫旁、子宫颈旁、闭孔、髂内、髂外、髂总、骶前淋巴结,称一级组淋巴转移。继而受累的淋巴结有腹主动脉旁淋巴结和腹股沟深浅淋巴结,称为二级组淋巴结转移。晚期还可出现左锁骨上淋巴结转移。

3.血行转移

血行转移较少见,多发生在癌症晚期。主要转移部位有肺、肝、骨骼等处。

(四)临床分期

子宫颈癌临床分期目前采用的是国际妇产科联盟(FIGO,2009 年)的临床分期标准。

1.子宫颈癌临床分期

Ⅰ期,癌已侵犯间质,但局限于子宫颈。①ⅠA 期:镜下早期浸润,即肉眼未见病变,用显微镜检查方能做出诊断。间质的浸润<5 mm,宽度≤7 mm,无脉管的浸润。ⅠA1 期,显微镜下可

测量的微灶间质浸润癌。其间质浸润深度≤3 mm,水平扩散≤7 mm。ⅠA2 期,显微镜下可测量的微小癌,其浸润间质的深度>3 mm 但≤5 mm,水平扩散≤7 mm。②ⅠB 期:临床病变局限在子宫颈,或病灶超过ⅠA 期。ⅠB1 期,临床病变局限在子宫颈,癌灶≤4 cm。ⅠB2 期,临床病变局限在子宫颈,癌灶>4 cm。

Ⅱ期,癌灶超过子宫颈,但阴道浸润未达下 1/3,宫旁浸润未达骨盆壁。①ⅡA 期:癌累及阴道为主,但未达下 1/3;无明显宫旁浸润。ⅡA1,临床可见癌灶,≤4 cm;ⅡA2,临床可见癌灶,>4 cm。②ⅡB 期:癌浸润宫旁为主,未达盆壁。

Ⅲ期,癌侵犯阴道下 1/3 或延及盆壁。有肾盂积水或肾无功能者,均列入Ⅲ期,但非癌所致的肾盂积水或肾无功能者除外。①ⅢA 期:宫旁浸润未达盆壁,但侵犯阴道下 1/3。②ⅢB 期:宫旁浸润已达盆壁,癌瘤与盆壁间无空隙,或引起肾盂积水或肾无功能。

Ⅳ期,癌扩展超出真骨盆或临床侵犯膀胱和/或直肠黏膜。①ⅣA 期:癌肿侵犯膀胱和/或直肠黏膜等邻近器官。②ⅣB 期:癌肿浸润超出真骨盆,有远处器官转移。

2.分期注意事项

(1)ⅠA 期应包括最小的间质浸润及可测量的微小癌;ⅠA1 及ⅠA2 均为显微镜下的诊断,非肉眼可见。

(2)静脉和淋巴管等脉管区域受累,宫体扩散和淋巴结受累均不参与分期。

(3)检查宫旁组织增厚并非一定是癌性浸润所致,可由于炎性增厚;只有宫旁组织结节性增厚、弹性差、硬韧未达盆壁者才能诊断为ⅡB 期,达盆壁者诊断为ⅢB 期。

(4)癌性输尿管狭窄而产生的肾盂积水或肾无功能时,无论其他检查是否仅Ⅰ或Ⅱ期,均应定为Ⅲ期。

(5)仅有膀胱泡样水肿者不能列为Ⅳ期而为Ⅲ期。必须膀胱冲洗液有恶性细胞时,需病理证实有膀胱黏膜下浸润,方可诊断为Ⅳ期。

(五)诊断

子宫颈癌在出现典型症状和体征后,一般已为浸润癌,诊断多无困难,活组织病理检查可确诊。但早期子宫颈癌及癌前病变往往无症状,体征也不明显,目前国内外均主张使用三阶梯检查法来进行子宫颈病变和子宫颈癌的筛查/检查,从而尽早发现癌前病变和早期癌,同时减少漏诊的发生。

1.症状

(1)无症状:微小浸润癌一般无症状,多在普查中发现。

(2)阴道出血:ⅠB 期后,癌肿侵及间质内血管,开始出现阴道出血,最初表现为少量血性白带或性交后、双合诊检查后少量出血,称接触性出血。也可能有经间期或绝经后少量不规则出血。晚期癌灶较大时则表现为多量出血,甚至因较大血管被侵蚀而引起致命大出血。

(3)排液、腐臭味:阴道排液,最初量不多,呈白色或淡黄色,无臭味。随着癌组织破溃和继发感染,阴道可排出大量米汤样、脓性或脓血性液体,常伴有蛋白质腐败样的恶臭味。

(4)疼痛:晚期癌子宫颈旁组织有浸润,常累及闭孔神经、腰骶神经等,可出现严重持续的腰骶部或下肢疼痛。癌瘤压迫髂血管或髂淋巴,可引起回流受阻,出现下肢肿胀疼痛。癌肿压迫输尿管,引起输尿管及肾盂积水,则伴有腰部胀痛不适。

(5)水肿:癌症晚期肿瘤压迫髂淋巴或髂内、髂外动静脉引起血流障碍,发生下肢水肿、外阴水肿、腹壁水肿等。末期营养障碍也可能发生全身水肿。

（6）邻近器官转移。①膀胱：晚期癌侵犯膀胱，可引起尿频、尿痛或血尿。双侧输尿管受压，可出现无尿，排尿异常及尿毒症。癌浸润穿透膀胱壁，可发生膀胱阴道瘘。②直肠：癌肿压迫或侵犯直肠，常有里急后重、便血或排便困难，严重者可发生肠梗阻及直肠阴道瘘。

（7）远处器官转移。晚期子宫颈癌可通过血行转移发生远处器官转移。最常见肺脏、骨骼及肝脏等器官的转移。①肺转移：患者出现咳嗽、血痰、胸痛、背痛、胸腔积液等。②骨骼转移：常见于腰椎、胸椎、耻骨等，有腰背痛及肢体痛发生，病灶侵犯或压迫脊髓，可引起肢体感觉及运动障碍。③肝脏转移：早期可不表现，晚期则出现黄疸、腹水及肝区痛等表现。

2.体征

早期子宫颈癌子宫颈的外观和质地可无异常，或仅见不同程度的糜烂。子宫颈浸润癌外观上可见糜烂、菜花、结节及溃疡，有时子宫颈肿大变硬呈桶状。妇科检查除注意子宫颈情况外，还应注意穹隆及阴道是否被侵犯，子宫是否受累。要注意子宫大小、质地、活动度、宫旁有无肿物及压痛。

3.辅助检查

（1）子宫颈细胞学检查。传统涂片巴氏染色，结果分为5级：Ⅰ级为正常的阴道上皮细胞涂片，不需特殊处理。Ⅱ级为炎症。现多将Ⅱ级再分为Ⅱa和Ⅱb级。Ⅱa级细胞为炎症变化，Ⅱb级细胞有核异质的不典型改变。对Ⅱ级特别是Ⅱb级应先给予抗感染治疗，4～6周后行涂片检查追访。如持续异常，应行阴道镜检查或阴道镜下定位活组织检查。Ⅲ、Ⅳ、Ⅴ级分别为可疑癌、高度可疑癌及癌。对Ⅲ级以上的涂片，应立即重复涂片，并做进一步检查，如阴道镜检查、碘试验、活组织检查等。目前即使是传统涂片，也主张采用TBS描述性诊断法进行报告。TBS描述性诊断法内容如下。①良性细胞改变。感染：滴虫性阴道炎；真菌形态符合念珠菌属；球杆菌占优势，形态符合阴道变异菌群（阴道嗜血杆菌）；杆菌形态符合放线菌属；细胞改变与单纯疱疹病毒有关；其他。反应性改变：与下列因素有关-炎症（包括不典型修复）；萎缩性阴道炎；放疗；宫内避孕器（IUD）；其他。②上皮细胞改变。鳞状上皮细胞：无明确诊断意义的非典型鳞状细胞（ASCUS）；低度鳞状上皮内病变（LSIL）：HPV感染、CINⅠ；高度鳞状上皮内病变（HSIL）；原位癌、CINⅡ、CINⅢ；鳞状上皮细胞癌。腺上皮细胞：宫内膜细胞（良性，绝经后）、无明确诊断意义的非典型腺上皮（AGUS）、子宫颈腺癌、宫内膜腺癌、宫外腺癌、腺癌。其他恶性新生物。

（2）碘试验，称席勒（Schiller）或卢戈（Lugol）试验。将2%的溶液涂在子宫颈和阴道壁上，观察其染色。正常子宫颈鳞状上皮含糖原，与碘结合后呈深赤褐色或深棕色。子宫颈炎或子宫颈癌的鳞状上皮及不成熟的化生上皮不含或缺乏糖原而不着色，碘试验主要用于子宫颈细胞学检查可疑癌又无阴道镜的条件下时识别子宫颈病变的危险区，确定活检的部位，了解阴道有无癌浸润。

（3）阴道镜检查，是一种简便有效的了解子宫颈及阴道有无病变的方法。当子宫颈防癌涂片可疑或阳性，而肉眼不能见到子宫颈上皮及毛细血管异常，通过阴道镜的放大作用则可明确其形态变化。可根据形态异常部位活组织检查，以提高活检的准确率，常作为子宫颈细胞学检查异常，组织病理学检查时确定活检部位的检查方法。并可定期追踪观察CIN治疗后的变化。但阴道镜无法观察子宫颈管内疾病。

（4）人乳头瘤病毒（HPV）检测。鉴于人乳头瘤病毒感染与子宫颈癌的直接关系，近年来常用检测子宫颈细胞内HPV-DNA，对细胞学ASG-US以上的人群进行分流，对子宫颈癌进行辅助诊断。子宫颈涂片检查呈阴性或可疑者，如HPV-DNA阳性，重新复查涂片或再次取材可降低子宫颈涂片的假阴性率。因为细胞学对残留病变的敏感性为 70%，HPV 为 90%。但 HPV 阴性者意义更大。同时，HPV 的分型检测对于临床上追踪 HPV 的持续感染、CIN 及子宫颈癌的治疗后追踪评价、疫苗注射前的感染与否的知晓均有意义。

（5）子宫颈和颈管活组织检查及子宫颈管内膜刮取术，是确诊 CIN 和子宫颈癌最可靠和不可缺少的方法。一般无阴道镜时应在子宫颈鳞-柱交界部的 3、6、9、12 点四处取活检；有阴道镜时可在碘试验不着色区、醋白试验明显异常区，上皮及血管异常区或肉眼观察的可疑癌变部位取多处组织，各块组织分瓶标清楚位置送病理检查。除做子宫颈活组织检查外，怀疑腺癌时还应用刮匙做子宫颈管搔刮术，特别是子宫颈刮片细胞学检查为Ⅲ级或Ⅲ级以上而子宫颈活检为阴性时，以确定颈管内有无肿瘤或子宫颈癌是否已侵犯颈管尤为重要。

（6）子宫颈锥形切除术。在广泛应用阴道镜以前，绝大部分阴道涂片检查呈异常的患者，都行子宫颈锥切术作为辅助诊断的方法，以排除子宫颈浸润癌。目前阴道镜下多点活检结合颈管诊刮术已代替了许多锥切术，但在下列情况下应用锥切：①子宫颈细胞学检查多次为阳性，而子宫颈活检及颈管内膜刮取术为阴性时。②细胞学检查与阴道镜检查或颈管内膜刮取术结果不符。③活检诊断为子宫颈原位癌或微灶型浸润癌，但不能完全除外浸润癌。④级别高的 CIN 病变超出阴道镜检查的范围，延伸到颈管内。⑤临床怀疑早期腺癌，细胞学检查阴性，阴道镜检查未发现明显异常时。做子宫颈锥切时应注意：手术前要避免做过多的阴道和子宫颈准备，以免破坏子宫颈上皮；尽量用冷刀不用电刀，锥切范围高度在癌灶外 0.5 cm，锥高延伸至颈管 2.0～2.5 cm 应包括阴道镜下确定的异常部位、颈管的异常上皮。怀疑鳞癌时，重点为子宫颈外口的鳞柱状细胞交界处及阴道镜检查的异常范围；怀疑为腺癌时，子宫颈管应切达子宫颈管内口处。

（7）子宫颈环形电切术（LEEP）及移形带大的环状切除术（LLETZ）：为一种新的单较为成熟的 CIN 及早期浸润癌的诊断及治疗方法。常用于：①不满意的阴道镜检查。②颈管内膜切除术阳性。③细胞学和颈管活检不一致。④子宫颈的高等级病变（CINⅡ～Ⅲ）。此种方法具有一定的热损伤作用，应切除范围在病灶外 0.5～1.0 cm，方不影响早期浸润癌的诊断。

（8）其他：当子宫颈癌诊断确定后，根据具体情况，可进行肺摄片、B 型超声检查、膀胱镜、直肠镜检查及静脉肾盂造影等检查，以确定子宫颈癌的临床分期。视情况可行 MRI、CT、PET-CT、骨扫描等检查。

（六）鉴别诊断

1.子宫颈良性病变

子宫颈糜烂和子宫颈息肉、子宫颈子宫内膜异位症。可出现接触性出血和白带增多，外观有时与子宫颈癌难以鉴别，应做子宫颈涂片或取活体组织进行病理检查。

2.子宫颈良性肿瘤

子宫黏膜下肌瘤、子宫颈管肌瘤、子宫颈乳头瘤等。表面如有感染坏死，有时可误诊为子宫颈癌。但肌瘤多为球形，来自颈管或宫腔，常有蒂，质硬，且可见正常的子宫颈包绕肌瘤或肌瘤的蒂部。

3.子宫颈恶性肿瘤

原发性恶性黑色素瘤、肉瘤及淋巴瘤、转移性癌。

（七）治疗

子宫颈癌的治疗方法主要是放射及手术治疗或两者联合应用。近年来随着抗癌药物的发展，化疗已成为常用的辅助治疗方法，尤其在晚期癌及转移癌患者。其他还有免疫治疗、中医中药治疗等。

对患者选择放疗还是手术，应根据子宫颈癌的临床分期、病理类型、患者年龄、全身健康状况、患者意愿以及治疗单位的设备条件和技术水平等而定。一般早期鳞癌如Ⅰ期～Ⅱa期，多采用手术治疗，Ⅱb期以上多用放疗。早期病例放疗与手术治疗的效果几乎相同。手术治疗的优点是早期病例一次手术就能完全清除病灶，治疗期短，对年轻患者既可保留正常卵巢功能又可保留正常性交能力。其缺点是手术范围大，创伤多，术时、术后可能发生严重并发症。放疗的优点是适合于各期患者，缺点是病灶旁可造成正常组织的永久性损伤以及发生继发性肿瘤。

1.放疗

放疗是治疗子宫颈癌的主要方法，适用于各期。早期病例以腔内放疗为主，体外照射为辅；晚期病例以体外照射为主，腔内放疗为辅。腔内照射的目的是控制局部病灶。体外照射则用于治疗盆腔淋巴结及子宫颈旁组织等转移灶。腔内照射的放射源主要有^{60}钴、^{137}铯、^{192}铱。现已采用后装技术，既保证放射位置准确，又可减轻直肠、膀胱的反应，提高治疗效果，同时也解决了医务人员的防护问题。体外照射目前已用直线加速器、高LET射线、快中子、质子、负π介子等射线。低剂量率照射时A点（相当于输尿管和子宫动脉在子宫颈内口水平交叉处）给70～80 Gy/10天。高剂量率在早期患者A点给50 Gy/5 w（宫腔25 Gy，穹隆25 Gy）。晚期患者A点给40 Gy/4 w（宫腔17.5 Gy，穹隆22.5 Gy）。体外照射，早期患者给予两侧骨盆中部剂量为40～45 Gy，晚期患者全盆腔照射30 Gy左右，以后小野照射至骨盆中部剂量达50～55 Gy。

（1）选择放疗应考虑的因素：①既往有剖腹手术史、腹膜炎、附件炎史，可能有肠管粘连、肠管与腹膜的粘连及肠管与附件的粘连；进行大剂量的放疗时易损伤膀胱及肠管。②阴道狭窄者行腔内治疗时，直肠及膀胱的受量增大。③内脏下垂者，下垂的内脏有被照射的危险。④放射耐受不良的患者，能手术时尽量手术治疗。⑤残端癌患者子宫颈变短，膀胱和直肠与子宫颈部接近，有与膀胱、直肠粘连的可能，使邻近器官受量大，且由于既往的手术改变了子宫颈部的血流分布，使放射敏感性降低。

（2）放疗的时机。①术前照射：在手术前进行的放疗为术前照射。术前照射的目的为使手术困难的肿瘤缩小，以利手术；如Ⅰb2期肿瘤；减少肿瘤细胞的活性，防止手术中挤压造成游离的肿瘤细胞发生转移；手术野残存的微小病灶放疗后灭活，可防止术后复发。术前照射一般取放射剂量的半量，术前照射一般不良反应较大，常造成术中困难、术后创伤组织复原困难。②术中照射：即在开腹手术中，术中对准病灶部位进行放射。这是近些年来出现的一种新的、较为理想的治疗方式。③术后照射：对术后疑有癌残存及淋巴清扫不彻底者应进行术后补充治疗。术后照射的适应证为盆腔淋巴结阳性者；宫旁有浸润、切缘有病灶者；子宫颈原发病灶大或有脉管癌栓者；阴道切除不足者。术后照射的原则为体外照射，应根据术者术中的情况进行全盆腔或中央挡铅进行盆腔四野照射，总的肿瘤剂量可达45～50 Gy。

（3）放疗后并发症。①丧失内分泌功能：完全采用放疗，使卵巢功能丧失。造成性功能减退、性欲下降。若手术后保留卵巢者，则应游离悬吊双卵巢，并放置标志物，使体外照射治疗时可保留双卵巢功能。②放射性炎症使器官功能受损，包括阴道狭窄及闭锁：放疗后阴道上端及阴道旁组织弹性发生变化、黏膜变薄、充血、干燥、易裂伤，甚至上段粘连发生闭锁；放射性膀胱炎：治疗期间可发生较严重的急性膀胱炎，出现尿频、尿急、尿痛、血尿等表现；远期可出现慢性膀胱炎的表现；放射性肠炎：可表现为腹痛、顽固性腹泻、营养不良等表现；骨髓抑制：放射性治疗可造成骨髓抑制，白细胞降低、贫血及出血倾向。③放射治疗后可引发远期癌症：如卵巢癌、结肠癌、膀胱癌及白血病。

2.手术治疗

(1)手术适应证:手术治疗是早期子宫颈浸润癌的主要治疗方法之一。其适应证原则上限于Ⅰ期及Ⅱb期以下的病例,特别情况应当另行考虑。患者年轻、卵巢无病变、为鳞状细胞癌,可以保留卵巢。

(2)禁忌证:患者体质不良,过于瘦弱;过于肥胖,对极度肥胖的患者选择手术时应慎重;伴有严重心、肺、肝、肾等内科疾病不能耐受手术者,不宜行手术治疗;对70岁以上有明显内科并发症的高龄患者尽量采用放疗。

(3)不同期别的手术范围。①ⅠA1期:行扩大筋膜外全子宫切除术。本手术按一般筋膜外全子宫切除术进行。阴道壁需切除0.5~1.0 cm。②ⅠA2期:行次广泛全子宫切除术。本术式需切除的范围为全子宫切除合并切除宫旁组织1.5~2 cm,宫骶韧带2.0 cm,阴道壁需切除1.5~2.0 cm。手术时必须游离输尿管内侧,将其推向外侧。游离输尿管时必须保留其营养血管。同时应行盆腔淋巴结切除术。③ⅠB~ⅡA期:行广泛性全子宫切除术及盆腔淋巴结清扫术。对于年轻、鳞癌患者应考虑保留附件。切除子宫时必须打开膀胱侧窝、隧道及直肠侧窝,游离输尿管,并将子宫的前后及两侧韧带及结缔组织分离和切断,主韧带周围的脂肪组织亦需切除。切除主韧带的多少可以根据病灶浸润范围决定,至少要在癌灶边缘以外2.5 cm以上,一般切除的宫旁组织及主韧带应在3.0 cm以上,有时甚至沿盆壁切除之。阴道上段有侵犯时,应切除病灶达外缘1.0 cm以上。需清除的盆腔淋巴结为髂总、髂内、髂外、腹股沟深、闭孔及子宫旁等淋巴结,必要时需清除腹主动脉旁、骶前等淋巴结。

此外,有人主张对Ⅱb期及部分Ⅲb期病例行超子宫根治术,即将主韧带从其盆壁附着的根部切除;对Ⅳa期年轻、全身一般情况好的病例行盆腔脏器切除术。但这些手术范围广,创伤大,手术后并发症多,即使有条件的大医院也需慎重考虑。

(4)手术后常见并发症及其防治。①膀胱功能障碍:子宫颈癌行广泛性全子宫切除术由于术中必须游离输尿管、分离下推膀胱,处理子宫各韧带,切除组织较多,常易损伤支配膀胱的副交感神经,引起术后膀胱逼尿肌功能减弱,影响膀胱功能,导致排尿困难、尿潴留、尿路感染。为减少此并发症,术中处理宫骶韧带及主韧带时应尽量保留盆腔神经丛及其分支;分离膀胱侧窝及直肠时尽量减少神经纤维的损伤,保留膀胱上、下动脉及神经节;手术操作要轻柔,止血细致。术后认真护理,防止继发感染。常规保留尿管14天,后2天尿管要定时开放,做膀胱操,每2~3小时开放半小时,促进膀胱舒缩功能的恢复。拔除尿管后,做好患者思想工作,消除其顾虑和紧张情绪,让患者试行排尿。如能自解,需测残余尿,以了解排尿功能。如残余尿<100 mL,则认为膀胱功能已基本恢复,不必再保留尿管;如剩余尿>120 mL,则需继续保留尿管,并可做下腹热敷、耻上封闭、针灸、超声、理疗等促进膀胱功能恢复。同时应注意外阴清洁,给抗生素预防感染。②输尿管瘘:术中游离输尿管时,易损伤输尿管鞘或影响其局部血循环,加之术后继发感染、粘连、排尿不畅等,可使输尿管壁局部损伤处或血供障碍处发生坏死、脱落,形成输尿管瘘。输尿管瘘最常发生于术后1~3周。为防止输尿管瘘的形成,应提高手术技巧,术中尽量保留输尿管的外鞘及营养血管,术后预防盆腔感染。如术中发现输尿管损伤,应立即进行修补,多能愈合。术后发生输尿管瘘,可在膀胱镜下试行瘘侧插入输尿管导管,一般保留2~3周可自愈。若导管通不过修补口,则需行肾盂造瘘,之后行吻合术,修补性手术应在损伤发现后3~6个月进行。③盆腔淋巴囊肿:行盆腔淋巴结清扫术后,腹膜后留有无效腔,回流的淋巴液滞留在腹膜后形成囊肿,即盆腔淋巴囊肿。常于术后一周左右在下腹部腹股沟上方或其下方单侧或双侧触及卵圆形囊肿,可有轻压痛。一般可在1～2个月自行吸收。也可用大黄、芒硝局敷或热敷可消肿,促进淋巴液吸收。如囊肿较大有压迫症状或继发感染,应用广谱抗生素,或行腹膜外切开引流术。④盆腔感染:因手术范围大,时间长,剥离创面多,渗血、渗出液聚积等,易发生盆腔感染。若抗生素应用无效,且有脓肿形成,宜切开引流。术中若在双侧闭孔窝部位放置橡皮条经阴道断端向阴道外引流,可减少盆腔感染的发生。

3.手术前后放疗

对Ⅰb2期菜花型、年轻Ⅱb期患者,最好在术前先给半量放疗,以缩小局部肿瘤,使手术易于进行,减低癌瘤的活力,避免手术时的扩散,减少局部复发的机会。放疗结束后应在4～6周手术。术后放疗适用于术中发现有盆腔淋巴结有癌转移、宫旁组织癌转移、手术切缘有癌细胞残留者,以提高术后疗效。

4.化疗

手术及放疗对于早期子宫颈癌的疗效均佳,但是对中晚期、低分化病例的疗效均不理想。近30年来随着抗癌药物的不断问世,使晚期病例在多药联合治疗、不同途径给药等综合治疗下生存期有所延长。作为肿瘤综合治疗的一种手段,化疗本身具有一定疗效;同时对于放疗有一定的增敏作用。子宫颈癌的化疗主要用于下述3个方面:①对复发、转移癌的姑息治疗。②对局部巨大肿瘤患者术前或放疗前的辅助治疗。③对早期但有不良预后因素患者的术后或放疗中的辅助治疗。

化疗与手术或放疗并用,综合治疗的意义在于:杀灭术野或照射野以外的癌灶;杀灭术野内的残存病灶或照射野内的放射线抵抗性癌灶;使不能手术的大癌灶缩小,提高手术切除率;增加放射敏感性。

(1)常用单一化疗用药:顺铂(DDP)、博莱霉素(BLM)、异环磷酰胺(IFO)、氟尿嘧啶(5-FU)、环磷酰胺(CTX)、阿霉素(ADM)、氨甲蝶呤(MTX)等效果较好。如顺铂$20～50\ mg/m^2$,静脉滴注,每3周为一周期;其单药反应率在$6\%～25\%$。

(2)联合静脉全身化疗常用的方案:①博莱霉素$10\ mg/m^2$,肌内注射,每周1次,每3周重复。②长春新碱$1.5\ mg/m^2$,静脉滴注,第1天,每10天重复。顺铂$50～60\ mg/m^2$,静脉滴注,第1天,4周内完成3次。③异环磷酰胺$5\ g/m^2$静脉滴注。卡铂$300\ mg/m^2$(AUC=4.5)静脉滴注,每4周重复。④顺铂$60\ mg/m^2$,静脉滴注,第1天。长春瑞滨$25\ mg/m^2$静脉滴注,第1天,每3周重复。博莱霉素$15\ mg$,静脉滴注,第1、8、15天。

(3)动脉插管化疗:采用区域性动脉插管灌注化疗药物,可以提高肿瘤内部的药物浓度,使肿瘤缩小,增加手术机会;在控制盆腔肿瘤的同时又可减少对免疫系统的影响,因而可以提高疗效。所使用的药物与全身化疗所使用的药物相同,但可根据所具有的条件采用不同的途径给药,如髂内动脉插管、腹壁下动脉插管、子宫动脉插管等,在插管化疗的同时还可加用暂时性动脉栓塞来延长药物的作用时间。常采用的化疗方案如下。①顺铂$70\ mg/m^2$,博莱霉素$15\ mg$,长春瑞滨$25\ mg/m^2$。3～4周重复。动脉注射,一次推注。②顺铂$70\ mg/m^2$,吡柔比星$40\ mg/m^2$,长春瑞滨$25\ mg/m^2$。3～4周重复。动脉注射,一次推注。③顺铂$70\ mg/m^2$,阿霉素$25～50\ mg/m^2$,环磷酰胺$600\ mg/m^2$。3～4周重复,动脉注射,一次推注。静脉注射,分两次入小壶。

(八)预后

子宫颈癌的预后与临床期别、有无淋巴结转移、肿瘤分级等的关系最密切。临床期别高、组织细胞分化差、淋巴结阳性为危险因素。据 FIGO 资料,子宫颈癌的 5 年存活率Ⅰ期为 85%,Ⅱ期为 60%,Ⅲ期为 30%,Ⅳ期为 10%。国内中国医科院肿瘤医院放疗的 5 年生存率:Ⅰ期 95.6%,Ⅱ期 82.7%,Ⅲ期 26.6%;手术治疗的 5 年生存率:Ⅰ期 95.6%,Ⅱ期 68.7%。子宫颈癌的主要死亡原因是肿瘤压迫双侧输尿管造成的尿毒症,肿瘤侵蚀血管引起的大出血以及感染、恶病质等。

二、子宫颈腺癌

子宫颈腺癌较子宫颈鳞癌少见,占子宫颈浸润癌的 5%～15%。近年来发病率有上升趋势。发病平均年龄为 54 岁,略高于子宫颈鳞状细胞癌。但 20 岁以下妇女的子宫颈癌以腺癌居多。子宫颈腺癌的发病原因仍不清楚,但一般认为与子宫颈鳞癌病因不同。腺癌的发生与性生活及分娩无关,而可能与性激素失衡,服用外源性雌激素及 HPV18 型感染及其他病毒的感染有关。

(一)病理特点

1.子宫颈腺癌大体形态

在早期微浸润癌时,子宫颈表面可光滑或呈糜烂、息肉、乳头状。当子宫颈浸润到颈管壁、病灶大到一定程度时,颈管扩大使整个子宫颈呈现为"桶状宫颈",子宫颈表面光滑或轻度糜烂,但整个子宫颈质硬。外生型者可呈息肉状、结节状、乳头状、菜花状等。

2.子宫颈腺癌组织学类型

目前尚无统一的病理学分类标准,但以子宫颈管内膜腺癌最常见。其组织形态多种多样,常见者为腺性,其次为黏液性。高度分化的腺癌有时与腺瘤样增生很难区别,而分化不良的腺癌有时则极似分化很差的鳞状细胞癌。腺癌中含有鳞状化生的良性上皮,称为腺棘皮癌。如鳞状上皮有重度间变,称为腺鳞癌。黏液性腺癌的特征是产生黏液,根据细胞的分化程度分为高、中、低分化。子宫颈腺癌中还有几种特殊组织起源的腺癌,如子宫颈透明细胞癌(起源于残留的副中肾管上皮)、子宫颈中肾癌(起源于残留的中肾管)、浆液乳头状腺癌、未分化腺癌、微偏腺癌(黏液性腺癌中的一种)等。

(二)转移途径及临床分期

同子宫颈鳞癌。

(三)诊断及鉴别诊断

症状与子宫颈鳞癌大致相同。可有异常阴道流血包括接触性出血、白带内带血、不规则阴道流血或绝经后阴道出血。但子宫颈腺癌患者的白带有其特点,一般为水样或黏液样,色白、量大、无臭味。患者常主诉大量黏液性白带,少数呈黄水样脓液,往往一天要换数次内裤或卫生垫。查体子宫颈局部可光滑或呈糜烂、息肉状生长。部分子宫颈内生性生长呈有特色的质硬的桶状子宫颈。根据症状及体征还需做以下检查,阴道细胞学涂片检查假阴性率高,阳性率较低,易漏诊。因此,阴道细胞学涂片检查只能用于初筛,如症状与涂片结果不符,需进一步检查。如细胞学检查腺癌细胞为阳性,还应行分段诊刮术,以明确腺癌是来自子宫内膜还是来自子宫颈管。子宫颈腺癌的确诊必须依靠病理检查。活检对Ⅰa期的诊断比较困难,因为活检所取的组织仅为小块组织,难以肯定浸润的深度,要诊断腺癌是否属于Ⅰa期,有人建议行子宫颈锥形切除术。

(四)治疗

子宫颈腺癌对放疗不甚敏感。其治疗原则是:只要患者能耐受手术,病灶估计尚能切除,早中期患者应尽量争取手术治疗。晚期病例手术困难或估计难以切干净者,在术前或术后加用动脉插管化疗、全身化疗或放疗可能有助于提高疗效。

1.Ⅰ期

行广泛性全子宫切除＋双附件切除术及双侧盆腔淋巴结清扫术。

2.Ⅱ期

能手术者行广泛性全子宫切除＋双附件切除术及双侧盆腔淋巴结清扫术,根据情况决定术前或术后加用放、化疗。病灶大者可于术前放疗,待病灶缩小后再手术。如病灶较小,估计手术能切除者,可先手术,根据病理结果再决定是否加用放疗。

3.Ⅲ期及Ⅳ期

宜用放疗为主的综合治疗。若病变仅侵犯膀胱黏膜或直肠黏膜,腹主动脉旁淋巴结病理检查为阴性者,可考虑行全、前或后盆腔除脏术。

三、子宫颈复发癌

子宫颈复发癌是指子宫颈癌经根治性手术治疗后 1 年,放疗后超过半年又出现癌灶。据报道,子宫颈晚期浸润癌治疗后,约有 35％将来会复发,其中 50％复发癌发生于治疗后第一年内,70％以上发生于治疗后 3 年内。10 年后复发的机会较少。如治疗 10 年后复发,则称为子宫颈晚期复发癌。复发可分为手术后复发及放疗后复发。复发部位以盆腔为主,占 60％～70％。远处复发相对较少,占 30％～40％,其中以锁骨上淋巴结、肺、骨、肝多见。

(一)诊断

1.症状

随复发部位不同而异。早期或部分患者可无症状。

(1)中心性复发:即子宫颈、阴道或宫体的复发,常见于放疗后复发。最常见的症状有白带增多(水样或有恶臭)和阴道出血。

(2)宫旁复发:即盆壁组织的复发。下腹痛、腰痛及骶髂部疼痛、下肢痛伴水肿、排尿排便困难为宫旁复发的常见症状。

(3)远处复发及转移:咳嗽、咯血、胸背疼痛或其他局部疼痛为肺或其他部位转移的症状。

(4)晚期恶病质患者可出现食欲减退、消瘦、贫血等全身消耗表现。

2.体征

阴道和/或子宫颈复发,窥视阴道可见易出血的癌灶。盆腔内复发可发现低位盆腔内有肿块或片状增厚。但需注意,宫颈局部结节感、溃疡坏死及盆腔内片状增厚疑有复发时,应与放射线引起的组织反应相鉴别。全身检查应注意有无可疑病灶及浅表淋巴结肿大,尤其是左锁骨上淋巴结有无转移。

3.辅助检查

(1)细胞学和阴道镜检查:对中心性复发的早期诊断有帮助。但放疗后局部变化,尤其阴道上端闭锁者常影响检查的可靠性,需有经验者进行检查以提高准确率。

(2)病理检查:诊断复发必须依靠病理。对可疑部位行多点活检、颈管刮术或分段诊刮取子宫内膜,必要时行穿刺活检等。

(3)其他辅助检查:胸部或其他部位的 X 线检查,盆腹腔彩色 B 超、CT、磁共振成像、PET-CT等,同位素肾图及静脉肾盂造影等检查对诊断盆腔内复发和盆腔外器官转移可提供一定的参考价值和依据。

（二）治疗

子宫颈复发癌的治疗，主要依据首次治疗的方法、复发部位以及肿瘤情况等因素而分别采取以下治疗。

1.放疗

凡手术后阴道残端复发者，可采用阴道腔内后装放疗。如阴道残端癌灶较大，累及盆壁，应加盆腔野的体外放疗。

2.手术治疗

放疗后阴道、子宫颈部位复发者，可予以手术治疗，但在放疗区域内手术难度大，并发症多，需严格选择患者。

3.综合治疗

对较大的盆腔复发灶，可先行盆腔动脉内灌注抗癌化疗药物，待肿块缩小后再行放疗。放疗后的盆腔内复发灶，能手术切除者应先切除，术后给予盆腔动脉插管化疗；不能手术者，可行动脉插管化疗和/或应用高能放射源中子束进行放疗。对肺、肝的单发癌灶，能切除者考虑先行切除，术后加全身或局部化疗。不能手术者、锁骨上淋巴结转移或多灶性者，可化疗与放疗配合应用。化疗对复发癌也有一定疗效。化疗方案见子宫颈鳞状细胞癌的化疗。

四、子宫颈残端癌

子宫次全切除术后，残留的子宫颈以后又发生癌称为子宫颈残端癌，可分为真性残端癌和隐性残端癌。前者为次全子宫切除术后发生，后者为次全子宫切除时癌已存在，而临床上漏诊，未能发现。随着次全子宫切除术的减少，子宫颈残端癌的发生已非常少见，国内报道仅占子宫颈癌的1％以下。

（一）治疗

与一般子宫颈癌一样，应根据不同期别决定治疗方案。但由于次全子宫切除术后残留的子宫颈管较短，腔内放疗受很大限制，宫旁及盆腔组织的照射剂量较一般腔内放疗量减少，需通过外照射做部分补充。Ⅰ期及Ⅱa期子宫颈残端癌仍可行手术治疗，但是由于前次手术后盆腔结构有变化，手术有一定难度，极易出现输尿管及肠管的损伤。不能手术者可行放疗。

（二）预防

因妇科疾病需行子宫切除术前，应了解子宫颈情况，常规做子宫颈刮片细胞学检查，必要时做阴道镜检查及子宫颈活检，以排除癌变。除年轻患者外，尽量行全子宫切除术而不做次全子宫切除术。即使保留子宫颈，也应去除颈管内膜及子宫颈的移行带区。

（杨玲玲）

第五节　卵巢颗粒细胞瘤

卵巢颗粒细胞瘤是性索-间质肿瘤中最常见的一种。其发生部位在卵巢，极罕见情况可发生在盆腔内卵巢外。虽然它仅占卵巢肿瘤的1％～1.4％，但在性索-间质肿瘤中却占40％～60％，临床上属低度恶性。

过去文献中，发达国家大数量报道较多，近年来发展中国家也有报道。Maleemonkol报道，泰国 36 例颗粒细胞瘤患者,在卵巢恶性肿瘤中占 5.8%,其临床分期Ⅰ、Ⅱ、Ⅲ、Ⅳ期各为 20、2、11、3 例。可见发病后发现时已晚。

关于颗粒细胞瘤的发生学,虽然学者们对其进行了探索,但并无突破性进展。从细胞遗传学角度看,在上皮癌中常见有过度表达的 P53 癌基因在颗粒细胞瘤中并不常见,但有关肿瘤有染色体 12 三体恶化者已有多篇报道。最近又发现颗粒细胞瘤内的 22 单体及 14 三体的报道,不少学者认为,这可能是发生颗粒细胞瘤的原因之一。

一、病理表现

根据其病理特征分为成人型及幼年型。

(一)成人型颗粒细胞瘤

1.巨检

肿瘤大多为单侧性,约 10% 为双侧性,文献报道中最大者为 15.4 kg,最小的仅在显微镜下才能发现,其表观光滑,偶可见分叶状。手术时发现肿瘤已有自发性破裂者为 10%~15%。破裂可能因肿瘤细胞浸润包膜,或局部有包膜下出血而使包膜缺血、组织坏死而发生。肿瘤切面一般为实质性,但约 90% 伴有不规则的囊性变,其实质部分呈白色颗粒或鱼肉状,组织脆,易脱落,伴出血坏死。当有黄素化时,可呈土黄或黄色。有时可见大部分为单房或多房者,腔内含色清液体或血性、胶冻样液。全部为囊性组成罕见。

2.镜下表现

组织学变化呈多种形式,且在同一肿瘤中,可能有多种形式存在,使人有难以识别的感觉。

肿瘤细胞特征:瘤细胞小,呈圆形、卵圆形或多边形,胞质少,呈嗜伊红色,透明。细胞膜界限不清。细胞核卵圆形或圆形,染色质呈细网状,核中央具有典型的深沟即核沟,形成咖啡豆外观,核沟的存在有助于诊断及鉴别诊断。瘤细胞的超微结构与正常非黄体化的颗粒细胞相似,胞质内有发育完好的高尔基体,丰富的线粒体和光面、粗面内质网,但无分泌颗粒。以此可与类癌相区别。但当瘤细胞黄素化时,可有大量的分泌颗粒。

根据瘤细胞的形态和排列,其组织分型可分以下几种。

(1)大卵泡型:有数层环形排列的颗粒细胞,形成多个囊腔与大的卵泡相似。在形成囊壁的颗粒细胞中,含有大量的 Call-Exner 小体。Call-Exner 小体是一种特殊的颗粒细胞瘤的病理镜下结构,它由 Call 和 Exner(1875 年)在家兔卵巢的卵泡壁内发现,以后见于人类卵巢发育的卵泡壁内和颗粒细胞瘤内。其特点为由颗粒细胞环绕成小圆形囊腔,由中心呈花冠样向外放射状排列,细胞核的纵轴垂直于囊腔而呈菊花状。中央小腔内为不规则丝网状伊红色物质,糖原染色阳性。现已知道其内有所分泌的卵泡液储存。Call-Exner 小体在颗粒细胞瘤中的量越多提示肿瘤分化越好。

(2)微小卵泡型:瘤细胞丰富,排列呈巢状或不规则片状,在巢的周围有排列整齐的单层立方状上皮,巢中可见典型的 Call-Exner 小体。瘤细胞的核沟明显。

(3)腺瘤样型:瘤细胞排列成弯曲的长条型假腺管状样,管壁的瘤细胞呈单层或数层不等。腺管一端或某区域内细胞增生密集,可见有 Call-Exner 小体,瘤细胞有核沟,此两点常为与分化差的腺癌相鉴别的依据。

(4)小梁型:瘤细胞在结缔组织中排列成一至数层,呈条索状弯曲迂回,有时条索可融合成团,结缔组织间质疏松、水肿,夹杂有玻璃样变性。

（5）丝带型：瘤细胞排列为波浪状花纹，如丝带状，纤维组织极少，呈细丝状杂于肿瘤组织中。

（6）弥漫型：瘤细胞常失去上皮形态成为短梭形或圆形，且其排列紧密弥漫呈片块状，纤维结缔组织极少。因其镜下表现极似肉瘤，故又称肉瘤型。

以上共有六型。在同一肿瘤的不同区域，镜下检查时常表现出不同类型，因此，在同一颗粒细胞瘤内有几种类型的病理表现，极少单一，分型也只是相对的。如颗粒细胞发生黄素化，则细胞体积增大，胞质丰富，含有较多的类脂质。

3.免疫组织化学研究

（1）性激素：瘤细胞胞质内雌激素受体表达阳性。

（2）细胞角蛋白：阳性。

（3）上皮细胞膜抗原：阴性。

（4）卵巢浆液囊腺癌抗原：阴性。

（二）幼年型颗粒细胞瘤

1979年，由Scully首先报道，现已被确认为颗粒细胞瘤的特殊亚型。

1.巨检

幼年型颗粒细胞瘤绝大多数为单侧，体积较大，直径为10～15 cm，多数为实质性，切面呈灰色或黄色，有时可见出血区域。偶见壁薄的单房或多房囊肿，囊内含清液或胶冻状液体，亦可见血性液体。

2.镜下表现

瘤细胞大小较均匀，胞质丰富，嗜酸性，有时呈多泡状；细胞核染色深，无成人型颗粒细胞瘤的纵沟，核分裂象多见，每10个高倍视野下常超过5个，有一定的异型性，细胞黄素化明显。

肿瘤细胞组织排列呈大小不等的不典型的滤泡、结节及弥漫成片块状的实性区域，在典型的实性片块的大量瘤细胞中，有形态不一、边界清晰、圆形的滤泡形成，状似发育中的卵泡，滤泡周围有卵泡膜细胞，往往发生黄素化。

二、临床表现

（一）发病年龄

在妇女一生各个年龄阶段都可以发生颗粒细胞瘤。如早至足月婴儿，晚至88岁高龄妇女。据国外文献报道，颗粒细胞瘤的平均发病年龄为42～47岁。北京协和医院两次统计，其平均年龄均为49岁。由于病理上分为成人型及幼年型颗粒细胞瘤，其发病年龄在该两种类型中有显著不同：幼年型发病年龄小，Young及Scully总结125例幼年型颗粒细胞瘤，其中78%发生在19岁以前；Fox（1992年）的材料表明，97%的幼年型颗粒细胞瘤发生在30岁以前，成人型颗粒细胞瘤的发病年龄明显较大，仅5%发生于月经初潮前，65%发生于绝经后。因此，其发病在年龄分布出现两个峰，即20岁左右和50岁以后。

（二）临床症状

除少数的颗粒细胞瘤并无症状而偶然发现外，绝大多数患者均因腹腔或盆腔块物及雌激素影响的症状而发现。

1.雌激素影响的症状

颗粒细胞可以分泌雌激素，因此，颗粒细胞瘤可产生大量雌激素而影响不同年龄患者。在颗粒细胞瘤中约有70%可出现雌激素相关的症状。

对幼年、处于青春期前的女孩,过多雌激素将表现出性早熟。但雌激素是由颗粒细胞瘤产生,并非真性性早熟,因此称为假性性早熟。首先出现乳房增大,继之无排卵性月经,并有阴毛、腋毛出现,阴阜隆起,外阴及子宫亦出现提前成熟变化,尚可有身高及骨龄的超前发育。但精神及思想的发育却与正常女孩相同。此时可伴有腹腔包块或盆腔包块出现。有时可伴有腹水及腹痛。

Fox(1975 年)报告的 92 例颗粒细胞瘤,5 例为少女,2 例出现性早熟。Cronje(1998 年)报道 17 例 12 岁以下的颗粒细胞及卵泡膜细胞瘤,其中 70% 表现性早熟,24% 有腹痛,18% 有腹水。经复习文献,在 163 例颗粒细胞瘤中与肿瘤有关的病死率为 9%。在预后方面要指出,性早熟者的预后是好的。

在生育期妇女,主要表现为月经紊乱。由于雌激素的波动,可有闭经,间以不规则阴道出血或月经过多、经期延长的表现。出现闭经者,文献报道约为 15%,北京协和医院曾报道(1982 年)其高达 37%,不规则出血则在 60% 左右。而子宫内膜亦可呈增生象或单纯型增生过长,由于雌激素的持续刺激,少数可表现为复杂型增生过长,不典型增生以至于发生子宫内膜癌。颗粒细胞瘤患者发生子宫内膜癌的概率为一般人群的 10 倍,同时本瘤亦容易并发子宫肌瘤,发生乳腺癌的概率亦增高。

绝经后的妇女,主要表现为绝经后出血,Cawanngh 等(1985 年)报道,约有 70% 的患者由于雌激素的刺激,阴道柔软,子宫似正常大小而无萎缩表现,与其年龄不相称。阴道细胞学显示鳞状细胞成熟指数左移,其子宫内膜亦可出现增生过长、不典型增生及癌变。此外,乳房亦可胀痛、增大。

2.腹、盆腔包块

由于颗粒细胞瘤平均直径在 10～12 cm,患者于空腹时腹部偶可触及肿块,如大于 12 cm,则常可在无意中扪及肿块。幼女腹部膨隆者亦可扪及肿块。另外,中、老年妇女亦可在妇科检查时偶而发现盆腔包块。

3.腹痛

少数患者可因肿瘤发生自发性破裂出血或扭转而出现腹痛,若肿瘤巨大可腹部膨隆,有腹胀或下腹隐痛。

4.腹水

颗粒细胞瘤患者可出现腹水,北京协和医院报道为 32%;腹水可呈血性甚至伴有胸腔积液;Diddle(1952 年)报道,82 例伴发腹水者,8 例有胸腔积液,有类似麦格氏综合征的表现,一般见于晚期患者,故此类患者可伴有疲倦、体重减轻症状。

5.妇科检查

于一侧附件部位可扪及实质性或部分囊性的肿块,直径在 10 cm 左右,但肿瘤巨大者可达 30 cm 左右,充满腹腔。肿瘤表面光滑,约 5% 于双侧附件部位可扪及肿块。老年妇女阴道仍柔软,子宫并未见萎缩。

三、诊断

颗粒细胞瘤在卵巢肿瘤中并非十分少见,又因它有明显的激素相关性症状,因此在幼女有"性早熟"表现;年轻或中年妇女有闭经或不规则阴道出血;老年妇女有绝经后出血,阴道及子宫不萎缩,盆腔内有实质性或部分囊性的块物,则应考虑到该肿瘤存在的可能。

颗粒细胞瘤的最后诊断仍需依靠病理诊断,而颗粒细胞瘤的病理表现比较复杂,Call-Exner小体是比较具有特征性的表现,固然是诊断的依据,但有时不能见到 Call-Exner 小体,且由于其细胞形态与小细胞癌、未分化癌的细胞相似,有时又易与其他的性索-间质肿瘤相似,因此容易导致病理诊断的错误。有不少研究指出,在重新复习原来诊断为颗粒细胞瘤的病理切片时,发现原来的诊断有误。也有复核其他卵巢肿瘤的病理切片时,应诊断为颗粒细胞瘤而误诊为其他肿瘤者亦不在少数。以上两者均占有相当大的比例,故要求阅读此类病理切片时,如有疑惑即应多点取材,必要时作组织化学染色,同时请富有经验的病理医师复核,以力求诊断的准确性,同时还需注意患者的临床表现、雌激素水平等,利用本瘤有激素相关性的特点协助诊断。

四、辅助诊断

(一)影像学检查

B 超、CT 及 MRI 均可协助明确盆腔包块所在位置、性质和与周围组织的关系,其中 B 超应用较普遍。关于 CT 的应用,最近 Ko 等(1999 年)报道对 13 例病理证实为成人型颗粒细胞瘤患者用 CT 的影像表现与病理所见对照,认为两者有一定关系。如在 CT 见多囊性者,则在病理上为大卵泡型而囊腔内有液体或出血;CT 显示为均匀的实质性者,在病理上表现为均匀分布的小梁或弥漫型等。因此 Ko 等认为,CT 的应用有助于对肿瘤的诊断。

(二)实验室检查

1.雌激素及雄激素的测定

在"性早熟"、闭经、绝经期后出血妇女的尿及血中测定雌激素,有不同程度升高,可协助诊断。对少数有男性化表现者,则有雄激素升高的现象。

2.阴道细胞学涂片

受雌激素影响,阴道细胞学成熟指数升高。

3.抑制素检测

抑制素是一种由 2 个不同亚单位构成的联合体,它是垂体-性腺反馈系统的组成部位,是颗粒细胞瘤的一种敏感的血清和免疫组化标记物蛋白激素。近年来,人们对抑制素在性索-间质瘤中的诊断价值研究日益增多。Hildebrandt 等(1997 年)对 35 例颗粒细胞瘤,14 例纤维卵泡膜瘤及 18 例其他性索-间质增生者,观察 α 亚单位抑制素在病理组织切片的表达,其结果是颗粒细胞瘤、其他性索-间质增生的抑制素化学反应阳性率为 94%,纤维卵泡膜瘤为 70%。而其他 67 例卵巢肿瘤、卵巢宫内膜样癌、勃纳勒氏瘤等,其阳性率均在 20% 以下,而且反映强度也不如性索-间质瘤明显。Kom-moss 等(1998 年)报道,对 203 例各种卵巢肿瘤用单克隆抗抑制素抗体对肿瘤细胞内的抑制素表达均做了研究,结果显示 14 例成年型颗粒细胞瘤及伴有转移的 3 例和10 例幼年型颗粒细胞瘤及伴有转移的 1 例,其抑制素的表达均为阳性,而 24 例生殖细胞瘤及17 例卵巢上皮性癌均为阴性,说明抑制素检测有助于性索-间质细胞肿瘤和生殖细胞瘤、上皮性癌的鉴别诊断。

(三)诊断性刮宫

由于雌激素的持续刺激,子宫内膜可有单纯型或复杂型增生过长及子宫内膜癌等不同的病理变化。

五、预后

对于颗粒细胞瘤的恶性程度一直有不同的看法。有些学者认为,它是相对良性的肿瘤;更多的学者认为,颗粒细胞瘤属于低至中度的恶性卵巢肿瘤,同样可以有Ⅲ期的病例,尚可以远处转移至肝脏或骨等。对转移处可以用长针穿刺吸取做细胞学检查,根据有核沟及Call-Exner小体作出诊断,只不过它的恶性程度低于一般卵巢癌而已。

将组织学表现作为恶性程度的判断标准也是一个有争议的问题,有的学者认为呈弥漫型表现者预后不良,但对此并未取得一致意见;亦有学者以高倍镜下核分裂程度作为判断预后的标准之一,这是一般判断卵巢恶性肿瘤预后的方法,并不是颗粒细胞瘤所特有,所以也有学者不完全同意这种看法。

目前,学者们认为,判断预后的重要标准仍是临床期别,临床期别Ⅰ期预后好;临床期别达Ⅲ期者预后差。Ⅰ期的5年生存率为91.8%,Ⅱ期为75.9%,Ⅲ期仅为22.5%。其他与预后有关的有下列因素。

(一)年龄

发现肿瘤时患者年龄在40岁以上者较差。

(二)出现症状时间长短

若仅为闭经及阴道出血则预后较好,若伴有疲乏、腹水、体重减轻则预后较差。这可能与其病程已有一段时间,病变累及范围较广,临床期别已较晚有关。

(三)卵巢受累

双侧卵巢累及者少见,但其预后较差。

(四)肿瘤大小

多为单侧或双侧,肿瘤直径大于15 cm者预后较差。

(五)肿瘤是否破裂

肿瘤破裂者较包膜完整者的预后差。

(六)手术方式

单纯切除病变侧卵巢者的预后不及做全子宫及双侧附件切除者。

最近,关于预后问题,Miller等(1997年)曾以70例成人型卵巢颗粒细胞瘤中51例未复发及19例复发的两组临床及病理情况作对比,其结果是在临床上肿瘤的临床分期,其次是肿瘤大小为对预后有意义的指标,在病理上则以细胞的不典型、其次是核分裂象的多少及是否有Call-Exner小体为有意义的病理观测预后的指标,但目前尚难以用此类临床及病理指标以预测其是否会早期复发,或晚期复发。

与其他卵巢恶性肿瘤的发展过程不完全相同,尽管颗粒细胞瘤为低至中度的恶性肿瘤,但有晚期复发的倾向,复发率高达20%～30%。根据Sjost-edt(1961年)的材料,其5年生存率为84%,但其10年、15年、20年的生存率则分别降至75%、63%、58%。上海医科大学附属妇产科医院的73例,5年生存率为75.81%,10年、15年及20年的生存率则分别降至59.09%、54.55%及36.84%,复发率竟达40%。故对颗粒细胞瘤患者在治疗后的长期随访是十分重要的。

六、治疗

颗粒细胞的治疗以手术为主,必要时辅以化疗及放疗。

(一)手术治疗

对已有生育、子女健存、肿瘤包膜完整的患者最好做全子宫及双侧附件切除。特别是年龄偏大、肿瘤直径大于10 cm或是双侧卵巢累及者应做以上术式。如包膜破裂者,术后应辅以化疗。

至于保守性手术,即做患侧肿瘤切除者仅限于幼女或年轻女性而未生育者,肿瘤活动而包膜完整,腹腔内及身体其他部位未发现转移病灶者。术前应检查子宫内膜排除恶性病变的可能,术中应仔细检查对侧卵巢,有条件者应取楔形薄片组织做冰冻切片以除外微型病灶(极少数颗粒细胞瘤需在镜下方能发现)。术后必须长期随访,有少数学者甚至建议在完成生育任务后,再行手术切除子宫及剩余附件。

对Ⅰ期患者应常规行腹腔冲洗,行细胞学检查。对Ⅱ期以上患者,应行子宫、双侧附件、大网膜及腹腔内转移性肿瘤切除术,力争使残余病灶直径小于 2 cm。同时行腹膜后淋巴结切除术,术后加用化疗。对复发患者亦应在可能的情况下行手术治疗,因复发常是局部复发,故力争尽量切除复发病灶或使瘤体减小,术后再加以化疗。

(二)化疗

颗粒细胞瘤对化疗比较敏感。对于Ⅰ期肿瘤但包膜已破的患者,宜用化疗;对包膜完整者,多数学者的意见是不用化疗,但亦有学者认为肿瘤直径较大、患者年龄较大、病理检查其核分裂象较多易复发者,仍用化疗为宜。而疗程可短于一般方案,用 4～6 个疗程即可。至于Ⅱ期以上患者则在术后常规应用化疗。文献报道的化疗药物方案种类较多,但均为 10 个疗程的方案(表 9-1)。

表 9-1　颗粒细胞瘤常用以顺铂为主的联合治疗方案

PVB	顺铂	长春新碱	博来霉素
PAC	顺铂	放线菌素 D	环磷酰胺
PA	顺铂	多柔比星	
PEB	顺铂	依托泊苷	博来霉素

Calaminus 等(1997 年)报道 33 例幼年型颗粒细胞瘤患者的治疗情况,年龄为 6 个月～17 岁,平均为 7.6 岁。其中Ⅰa 期 20 例、Ⅰc 期 8 例、Ⅱc 期 4 例、Ⅲ期 1 例。在Ⅰa 期中仅 1 例因镜下核分裂象较多而化疗,8 例Ⅰc 至Ⅲc 期用以顺铂为基础的多种药物联合化疗,随访 168 个月,平均无瘤存活时间为 75 个月,说明以顺铂为主的联合化疗是有效的。

Homesley 等(1999 年)对临床Ⅱ期至Ⅳ期手术未完全切除肿瘤或复发性的以颗粒细胞瘤为主的性索-间质肿瘤亦用博来霉素＋依托泊苷＋顺铂方案治疗,37％在二次探查时已无肿瘤发现,6 例完全缓解者存活时间平均延长达 24.4 月。因此有学者认为,博来霉素＋依托泊苷＋顺铂方案为较好的第一线化疗方案。又如 Gershenson 等应用博来霉素＋依托泊苷＋顺铂方案治疗预后不良的卵巢性索-间质细胞瘤,主要为临床Ⅱc 期及复发患者。10 例中 6 例颗粒细胞瘤,2 例完全缓解,3 例部分缓解。平均生存时间为 28 个月,故有学者认为本化疗方案虽然有效,但仍需设计、寻找新的方案。给药方式如下。

1.腹腔化疗

肿瘤已破裂,腹腔内有转移病灶或手术中尚有残余的肿瘤病灶者,可以考虑术后腹腔化疗,这是有效的杀灭或抑制肿瘤的化疗途径。

2.静脉化疗

静脉化疗为目前常用的化疗途径,是治疗肿瘤的基本方法。通过静脉给药,药物达到全身及病变部位,以杀灭残留的肿瘤细胞。

Pecorelli 等(1999 年)报道,38 例复发性或较严重的颗粒细胞瘤和卵泡膜细胞瘤以顺铂、长春新碱和博来霉素的联合化疗方案治疗。该 38 例均曾接受手术治疗,其中 13 例曾用其他方案化疗或放疗。在仅接受手术治疗的 25 例中,7 例完全缓解,6 例部分缓解。除 12 例死亡,3 年存活率为 49%,13 例曾用其他化疗方案或曾化疗者 5 例完全缓解,5 例部分缓解,故有学者肯定了本方案对病情严重及复发者的治疗效果。

3.动脉化疗

经动脉插管达到肿瘤部位附近,将化疗药物直接推注入供应肿瘤的血管区域内,使药物在局部达到高浓度以杀灭肿瘤的作用。对手术时难以完全切除者行动脉插管化疗是比较好的办法,特别是经髂内动脉前支(双侧性)插管化疗,往往可以达到良好效果,肿瘤明显缩小使再次手术易于进行。对远处复发亦可以该方法治疗。

(三)放疗

颗粒细胞瘤虽不如无性细胞瘤对放疗的敏感性高,但对比上皮性癌而言,对放疗仍是敏感的。Wolf 等(1999 年)回顾在 1949-1988 年间在德克萨斯大学诊断和治疗的 34 例病情较重或复发的颗粒细胞瘤,其中 14 例经临床确定并行放疗,该 14 例中 8 例无反应者平均存活 12.3 个月,另外 3 例在放射后 4~5 年复发、2 例死亡、1 例犹存。另外 3 例放疗后 10~21 年无复发迹象,有学者认为如对放疗有反应者,个别病例仍可长期缓解。对术后及化疗后的患者,如加强治疗效果,放疗仍是有效的。但对幼女或为生育而保留对侧卵巢者则不宜采用放疗。

Rey 等(1996 年)认为抗米勒管激素是观察颗粒细胞瘤的变化及预测复发的一个有价值的血清标记物,他对 16 例成人型颗粒细胞瘤并与其他卵巢肿瘤和正常绝经后妇女抗米勒管激素作了测定,又以 10 例颗粒细胞瘤患者作了 6~47 个月的随访,同时对抗米勒管激素、α-抑制素、雌二醇进行测定,结果是在 9 例发展中的颗粒细胞瘤中,有 8 例血清中抗米勒管激素升高为 6.8~117.9 $\mu g/L$,仅 1 例颗粒细胞瘤正常,而其他良性或卵巢上皮癌均在正常范围,绝经后妇女则难以测定,绝经前妇女则<5 $\mu g/L$,在随访者中复发者其血清中抗米勒管激素比 α-抑制素及雌二醇至少早 11 个月即已升高,因此,他认为抗米勒管激素是一个可以估计治疗效果,并是早期检测复发的有特异性的敏感标记物。

(乔秀梅)

第六节　卵巢上皮性癌

在所有妇科恶性肿瘤中,卵巢恶性肿瘤是妇科肿瘤医师面临的最具挑战性的难题。其发生率虽在女性生殖系统恶性肿瘤中占第二或第三位,但其病死率却已跃居首位。

一、发病相关因素

卵巢癌发病因素尚不清楚,流行病学调查认为生育因素及遗传因素在卵巢癌的发生中起重要的作用。

(一)生育因素

生育对上皮性卵巢癌的发生有重要的影响。流行病学研究认为妊娠降低上皮性卵巢癌发生的主要原因,在于妊娠期不排卵对卵巢起到一定的保护作用。妇女一生中的排卵次数与卵巢癌的发生有一定相关性。每次排卵造成卵巢上皮的损伤,多次排卵损伤及修复过程中可能出现缺陷,最终导致肿瘤发生。排卵次数越多,发生卵巢癌的危险性也越高,这就是所谓的持续排卵学说。多产、母乳喂养及口服避孕药可减少排卵的次数,对卵巢具有一定的保护作用。Hildreth 等更加明确地提出排卵年数(即月经初潮至绝经之间的年数,减去妊娠时间及其他不排卵如口服避孕药或哺乳时间等)与卵巢癌的关系,证明排卵年数与卵巢癌危险性呈正相关。以相对危险度(RR)为衡量指标,其结果如下:排卵不足 25 年,$RR=1$;25~29 年,$RR=2.01$;30~34 年,$RR=1.7$;35~39 年,$RR=2.9$;超过 40 年,则 $RR=4.5$。除此以外,生育因素中尚有人提出高促性腺激素学说,认为血液中垂体促性腺激素过多时,可过度刺激卵巢上皮细胞,促使卵巢癌的发生,实际上,持续排卵学说与高促性腺激素学说二者之间是相互关联的,在正常生殖期中,妊娠、哺乳以及口服避孕药等是使排卵停止的主要原因,而这些均可抑制垂体促性腺激素的分泌,使排卵年数减少,从而在一定程度上对卵巢起到保护作用,降低卵巢癌的发病危险。

(二)遗传因素

近年来,国内外的许多研究表明,确有一些卵巢癌病例呈家族传递现象。通过详细的家谱分析,现已确定了几种遗传性卵巢癌综合征。Lynch 等定义了 3 种明确的遗传性卵巢癌综合征。

1.遗传性位点特异性卵巢癌综合征

此类综合征相对少见,但发生卵巢癌的危险性较高。

2.遗传性乳腺癌/卵巢癌综合征

遗传性乳腺癌/卵巢癌综合征可存在于一个有卵巢癌和乳腺癌的家族中,影响少数一代或二代血亲。通常妇女在年轻时就容易患这些肿瘤,且乳腺癌是双侧性。如果有两个一代血亲患有遗传性卵巢癌综合征,其家谱和常染色体显性遗传模式一致,家族中的妇女患卵巢癌的相对危险性是普通人群的 2~4 倍。最近研究发现,定位于 17q 的 $BRCA1$ 基因可能与该综合征的发生有关。

3.遗传性非息肉性结直肠癌

遗传性非息肉性结直肠癌即 Lynch 综合征 II 型,主要表现为结直肠癌,可合并子宫内膜癌、卵巢癌、乳腺癌以及其他泌尿生殖系统的恶性肿瘤。这些家族中的妇女发生卵巢癌的危险性取决于其一代和二代血亲的发病频率,但与普通人群比较,其相对危险性至少是普通人群的 3 倍。对这类卵巢癌的预防办法可以采用口服避孕药或在完成生育于 35~40 岁后考虑切除卵巢。

二、临床特征

(一)症状

大多数卵巢癌患者早期无症状,即使出现一些症状,也通常模糊和非特异性,主要表现为食欲下降、乏力、腹部不适以及体重减轻等,患者不易察觉,容易误为普通内科疾病而延误就诊。若为绝经前妇女,患者可以出现阴道不规则出血或月经紊乱。绝经后妇女可出现阴道出血的症状,其出血可能有以下 3 种原因:①肿瘤的间质组织分泌雌激素使子宫内膜增生;②卵巢癌同时合并子宫原发性癌;③卵巢癌转移至子宫、宫颈或阴道,转移癌灶发生出血。

当卵巢肿瘤包块较大压迫膀胱或直肠时,患者可以出现尿频或便秘、腹胀症状;晚期患者,当大网膜转移严重而呈饼块状时,可在上腹部扪到有浮球感的大包块,这在晚期卵巢癌较为常见;另外腹痛也是比较常见的症状,大多是由于患者体位改变使包块牵引周围脏器所引起。但是,继发于肿瘤破裂或扭转所致的急性腹痛却并不常见。

在晚期患者中,其症状多与出现腹水,大网膜、腹腔和盆腔发生种植转移或肠道转移有关,包括腹胀、恶心、厌食、便秘、腹泻、下肢肿胀、尿频等症状。

少数卵巢透明细胞癌能产生一种类似甲状旁腺激素的物质而造成高钙血症,患者因此可出现多饮、多尿、消瘦乏力等症状,一旦手术切除肿瘤后,血钙即可恢复正常,上述症状也随之消失。

(二)体征

盆腔包块和腹水是卵巢癌最重要和最常见的两个体征。如果患者盆腔内有一个实质性、大小不规则、活动度差或固定的包块,就应该高度怀疑有卵巢癌的可能性。此外,若患者上腹部出现转移性包块或腹水,则几乎可以明确诊断为卵巢癌。在卵巢癌患者中,有不少的患者是因为腹水或腹水所产生的一系列症状而就诊的,其中有少数患者开始被怀疑为"肝硬化腹水""结核性腹膜炎"等疾病,最后才得以正确诊断为卵巢癌。

另外,卵巢癌患者也可偶尔出现胸腔积液,但是,只有其中少数的胸腔积液中可以发现癌细胞。有报道在有胸腔积液的卵巢癌患者的尸检中,其胸膜和肺并未发现有癌转移。因此,胸腔积液的产生并非全部是因为胸膜或肺转移所致,有可能是腹水通过食管横膈孔渗透至胸腔而造成的。

正常卵巢绝经前的大小约为 3.5 cm×2.0 cm×1.5 cm,绝经后 1～2 年约为 2.0 cm×1.5 cm×0.5 cm,而绝经后 2 年以上则约为 1.5 cm×0.75 cm×0.5 cm 大小。1971 年,Barber 首先提出绝经后扪及卵巢综合征的概念。在绝经 1 年以上的妇女中,正常情况下卵巢应该萎缩而不能扪及,如果此时在妇科检查时能扪及增大的卵巢,则应引起高度重视,进一步检查以明确诊断,必要时可进行腹腔镜检查或剖腹探查术,避免漏诊卵巢癌。

(三)诊断

1.根据症状和体征作为诊断的依据

(1)症状:早期卵巢癌一般无任何典型症状,患者常常由于盆腔包块长大或出现腹水所引起的一系列症状方才就诊,此时虽作出正确的诊断并不困难,但是大多数患者已发展成为晚期。因此,要达到早期诊断卵巢癌的目的,显然不能单凭依靠患者主诉的症状,应提倡妇女定期进行盆腔检查。值得引起重视的是,有些卵巢癌患者在卵巢肿瘤并不大时即可出现大量腹水,妇科盆腔检查常常扪不清楚有无包块,腹水细胞学检查又为阴性,此时,应行 CT 或 MRI 检查,以排除腹腔内其他脏器的肿瘤而进一步明确诊断。曾有一些这样的患者,因为腹水腹胀、盆腔包块又不确切而被误诊为肝硬化或结核性腹膜炎,从而耽误治疗长达数月之久。

(2)盆腔包块:盆腔包块是卵巢癌的一个重要体征,应引起高度重视。对于绝经前的患者,如果临床检查包块系单侧、活动、囊性、形态规则、大小≤5 cm,对患者可以观察 2 个月,以区别是生理性囊肿抑或卵巢肿瘤,同时在观察期间,患者可以口服避孕药抑制其激素分泌,若包块不是肿瘤,则会自然消退;若包块不消退甚至反而长大,则应该考虑为卵巢肿瘤。

对于较小的实质性卵巢肿瘤也应高度重视,因为近年来,越来越清楚地认识到卵巢外腹膜乳头状浆液性癌和正常大卵巢癌综合征,其卵巢肿瘤大小一般均为正常大小或小于 5 cm,患者突出的症状和体征是腹胀与腹水,临床极易误诊为内科疾病或其他脏器肿瘤。因此,需行 CT 或MRI 检查,必要时行剖腹探查术以明确诊断。

(3)盆腔内散在小结节:卵巢癌的转移多首先表现为盆腔腹膜上的小结节转移灶,该体征对于晚期卵巢癌的诊断意义不大,但在早期卵巢癌的诊断中却有着重要的价值。因此,对有盆腔内小结节的患者,应行腹腔镜检查或其他辅助检查以期早期明确诊断,并可与子宫内膜异位症和盆腔结核相鉴别。

(4)宫颈细胞学检查:尽管宫颈细胞学检查在诊断卵巢癌上的作用十分有限,但仍有学者主张,对有月经不规则或绝经后有阴道不规则出血的卵巢癌患者行子宫内膜活检或宫颈细胞学检查,以排除子宫内膜癌或子宫颈癌造成的转移性卵巢癌,并可在术前明确卵巢癌有无宫颈转移。

2.辅助诊断方法

(1)卵巢上皮性癌有关的肿瘤标志物的检测:即血清 CA125 及 CA15-3、CA19-9 等标志物的检测。血清 CA125 对诊断卵巢浆液性上皮癌的敏感性较高,而对其他几种上皮性癌如黏液性卵巢癌的敏感性却较低。目前尚有其他几种肿瘤标志物可供选择以弥补 CA125 的不足,常用的有CA15-3、CA19-9、CA72-4、癌胚抗原、组织多肽抗原、胰蛋白酶抑制物以及铁蛋白等。对上皮性卵巢癌的检测,CA125 敏感性最高,可达 83.6%;其他几种标志物虽不如 CA125,但 CA19-9 和CA72-4 对诊断黏液性卵巢癌的敏感性却较高,敏感性分别可达 83.3% 和 72.7%,比 CA125 高;癌胚抗原对黏液性卵巢癌的敏感性亦较高。CA19-9 除对黏液性卵巢癌较敏感外,对透明细胞卵巢癌的敏感性亦较高。

为提高诊断的准确性,近来常采用联合测定几种标志物。Lahonsen(1990 年)联合检测几种肿瘤标志物,可使诊断卵巢癌的可靠性提高到 96% 以上。

(2)影像学诊断:主要是超声诊断、CT、MRI、放射免疫显像。

超声诊断:超声检查对明确卵巢肿瘤的大小、外形以及囊实性等均比较准确。尤其是近年来,随着超声仪器设备与诊断技术的不断提高,例如,阴道超声以及可以测定肿瘤血流量的彩色多普勒仪等,使对早期卵巢癌诊断的可靠性有所提高。最近,vanNagell 等对 14 469 名无症状的妇女应用经阴道超声检查进行卵巢癌普查,所有具有异常卵巢声像图的妇女在 4～6 周后重复经阴道超声检查。对 180 例两次经阴道超声检查均具有异常卵巢声像图者进行了剖腹探查术或腹腔镜检查术,结果 17 例为卵巢癌,其中Ⅰ期有 11 例,Ⅱ期有 3 例,Ⅲ期有 3 例。有学者认为,经阴道超声检查用于卵巢癌普查的敏感性为 81%,特异性为 98.9%;对于卵巢体积正常者不能完全排出卵巢癌的可能性,还应结合临床检查与 CA125 值综合考虑,才能得出正确诊断。应用超声检查对晚期卵巢癌的诊断的准确性极高。因此,超声检查对卵巢癌是一种比较好的辅助诊断方法,而且价格便宜、易于推广普及。

CT 扫描:CT 扫描可清晰显示肿瘤的图像和病变范围。CT 扫描除能了解盆腹腔肿瘤原发灶和转移灶大小和部位外,还可较清楚显示肝、肺及膈下以及腹膜后淋巴结的转移灶。因此,CT扫描对卵巢癌的诊断、鉴别诊断及治疗后的随访有重要的价值。同时有助于治疗方案的选择、手术方式的确立、手术难度和可能的并发症的估计。特别是单层螺旋 CT 和多层螺旋 CT 应用以来,CT 诊断技术水平进一步得到了提高。

MRI:MRI 是一种无创伤性、非放射性检查方法,MRI 是三维空间直接多平面成像,应用于卵巢肿瘤的诊断要比 B 超及 CT 扫描获得的成像更为清楚和准确。目前,由于检查的费用昂贵,因此仅作为补充检查手段和卵巢癌治疗后疗效的判定。

放射免疫显像:放射免疫显像是以放射性核素标记肿瘤相关抗原的抗体为阳性显像剂,这种核素标记抗体进入体内后,用 γ 照相机或单光子发射计算机成像,可作为肿瘤的定位诊断。卵巢癌常用的抗体为单克隆抗体 OC125,以及癌胚抗原等作为抗原制备的单克隆抗体。

(3)腹腔镜检查:在临床中,对于盆腔结核、子宫内膜异位症等容易与早期卵巢癌混淆的疾病患者,腹腔镜检查可以在直视下立即明确诊断,同时还可以对肿瘤组织以及可疑部位进行活检。

目前认为腹腔镜用于卵巢癌患者检查有以下优点：①可以明确诊断，并与其他疾病相鉴别；②还可以明确卵巢癌的组织学类型，对鉴别原发性癌与继发性癌也有一定的帮助；③可以确定卵巢癌转移范围，尤其是横膈等隐匿部位的转移。这对于卵巢癌的准确分期有一定益处。

（4）腹水或腹腔冲洗液的细胞学检查：卵巢癌肿瘤包膜虽外观完整，但通常已有癌细胞浸润或早期就很容易穿破包膜向囊外生长，肿瘤细胞极容易脱落在腹腔中，因此，检测腹水或冲洗液中的肿瘤细胞对诊断卵巢癌有一定的价值。文献报道，癌局限在卵巢且包膜完整，其腹腔冲洗液中 50％可以找到癌细胞。如已有腹水，则发现癌细胞的阳性率更高。

（5）术中快速冰冻病理诊断：卵巢肿瘤类型繁多，术前不易确诊，医师在术中仅凭肉眼观察，难以确定肿瘤的性质。由于良性与恶性肿瘤手术切除范围不同，为防止手术治疗过度或不足，避免不必要的第二次手术，特别是对于生育期Ⅰa期的年轻患者要决定是否保留其生育能力的问题，因此，术中必须对送检组织做冰冻切片行快速病理诊断，这将有助于手术中确定下一步处理方案。Twaalfhoven 等报道冰冻切片诊断卵巢恶性和交界性肿瘤的准确率为 83.5％，良性肿瘤为 92.8％；对恶性肿瘤的预测值为 100％，交界性肿瘤为 62％，良性肿瘤为 92％。国内文献研究结果稍高一些，冰冻切片诊断对卵巢恶性肿瘤的准确率为 93.5％，良性肿瘤为 100％，交界性肿瘤为 77.3％；对恶性肿瘤的预测值为 100％，交界性与良性肿瘤分别为 85％与 89.6％。然而冰冻切片诊断也可能发生错误，造成误诊的主要原因为标本取材错误所致，另外还受时间限制和病理医师诊断经验等因素的影响。因此，临床和病理医师必须认识冰冻切片的局限性，才能根据其结果制订出恰当的治疗方案。

三、预后因素

卵巢癌患者在治疗后的结局，可以通过一些预后因素进行评估。这些因素主要包括病理学、生物学和临床 3 个方面。

（一）病理学因素

过去认为卵巢上皮性癌的组织学类型对预后的影响不大，但近年来的研究表明，卵巢上皮性癌中，浆液性癌及黏液性癌两个主要类型相比，浆液性癌 5 年生存率比黏液性癌 5 年生存率低，其差别十分显著。癌细胞的分化程度和组织结构形态与卵巢癌的预后也有一定的关系，根据 Broder 分级标准，组织学分级Ⅰ级者的 5 年生存率为 80％、Ⅱ级者为 47％、Ⅲ级和Ⅳ级者共为 10％。因此，组织学分级应作为预后因素之一。

除组织学分级外，核分裂活性对预后也有重要影响，在每一高倍视野下核分裂数超过 3 个，5 年生存率＜10％；每高倍视野下≤2 个者为 25％；每高倍视野下有 1 个者为 51％。

（二）生物学因素

生物学因素主要包括卵巢癌的生物学行为方面的基础研究与转移途径对预后的影响。Fried Lander 等应用流式细胞学技术对卵巢上皮性癌进行研究，发现卵巢癌大多是非整倍体肿瘤；此外，他们和其他学者均发现 FIGO 分期和肿瘤的倍体之间有很高的一致性，例如，早期患者肿瘤多为二倍体，而晚期患者则多为非整倍体。二倍体肿瘤患者的平均生存时间明显比非整倍体肿瘤患者长，二者分别为 1 年和 6 个月。研究表明，多因素分析证实肿瘤倍体是一个独立预后因素和预测患者存活的重要指标之一。S 期细胞百分率是反映肿瘤细胞增殖活性程度的指标之一，也是一个独立的预后因素，其与倍体联合分析可更好地预测预后。非整倍体肿瘤常常伴有 S 期细胞百分率增高。二倍体肿瘤伴有 S 期细胞百分率低时，一般提示预后较好。

卵巢癌的转移途径和部位与预后密切相关。转移途径主要包括肿瘤细胞脱落腹腔内直接种植(经体腔途径转移)、淋巴引流扩散和血行播散。

1.肿瘤细胞直接种植

肿瘤细胞直接种植是卵巢癌最常见和最早的转移方式。癌细胞脱落直接种植于腹腔壁腹膜及腹腔脏器的浆膜,包括横膈、网膜、小肠、结肠、直肠、子宫直肠窝、输卵管以及子宫的浆膜层等。由于重力的原因,癌细胞最容易种植于位于盆腔内最低部位的子宫直肠窝,形成质地较硬的转移结节,这就是在行盆腔检查时很容易触及的后穹隆结节。在正常情况下,随着呼吸运动横膈上下移动所造成的腹腔内正负压的不断改变,使腹腔内的液体经常保持流动状态;而腹腔内肠系膜,即小肠、横结肠、升降结肠及乙状结肠的系膜将腹腔分为数个部分,使右侧盆腔的液体可以畅通无阻的流向右上腹腔,而左侧盆腔的液体因横膈结肠韧带和其他腹膜反折的限制,流向上腹腔时受到的阻力相对较大。因此,脱落的癌细胞较容易种植于右侧升结肠旁沟、右侧横膈和大网膜(尤其是右半部分),而左侧横膈和左侧的降结肠旁沟的癌细胞种植转移就相对少见一些。同理,右侧卵巢癌发生上腹部转移的概率明显高于左侧,Meleka报道的结果右侧为30%,左侧为15%;郭丽娜等报道右侧卵巢癌转移至上腹部为50%,而左侧仅为27%,由此可见,右侧癌发生上腹部转移的概率约为左侧的2倍。另外由于小肠不断蠕动,肿瘤很少侵犯小肠肠腔,但常常逐渐黏附大肠袢,从而导致功能性肠梗阻,这种情况称之为癌性肠梗阻。

2.淋巴引流扩散

卵巢癌的癌细胞容易随相应的淋巴引流而造成远处扩散。目前认为主要随3条淋巴途径扩散:①随卵巢血管转移,即右侧卵巢癌在右肾下极水平进入腹主动脉淋巴结,左侧则引流至左肾门区域。②从卵巢门引出的淋巴管经阔韧带之间进入闭孔淋巴结,并与髂外及腹主动脉淋巴结之间有交叉吻合支。③一些淋巴管副支引流沿圆韧带至髂外淋巴结与腹股沟淋巴结。卵巢癌的癌细胞主要随着上述3条淋巴途径引流,可以转移至横膈、盆腔淋巴结、腹主动脉淋巴结及腹股沟淋巴结,甚至锁骨上淋巴结。

总结文献得出卵巢癌淋巴转移有以下基本规律:①卵巢癌总的淋巴转移率可以高达50%~60%,说明淋巴转移是卵巢癌扩散的主要途径之一;②卵巢癌向盆腔淋巴结和腹主动脉淋巴结转移的机会基本相等,故术中不能忽略了对腹主动脉淋巴结的切除;③原发于左侧的卵巢癌,其盆腔淋巴结转移的发生率高于右侧。Burghardt等报道,Ⅲ期患者中78%有盆腔淋巴结转移。已有研究证明,卵巢癌发生腹主动脉淋巴结转移,Ⅰ期为18%、Ⅱ期为20%、Ⅲ期为42%、Ⅳ期为67%。

3.血行播散

卵巢癌患者在诊断时,血行播散转移并不常见,仅有2%~3%的患者出现肺和肝脏等主要器官的转移。近年来,随着化疗药物和化疗方案的进展,卵巢癌患者的近期生存时间有所延长,但是遗憾的是,患者常常在1~2年后又发生复发,故最近文献报道卵巢癌患者发生肝和脾实质转移、脑转移、肺转移、乳腺转移甚至皮肤转移的并不少见。Dauplat等报道在Ⅳ期患者中发生远处转移者为38%,其中1/4患者出现恶性胸腔积液,平均存活6个月。另有研究表明,发生肺转移为7.1%,平均存活9个月;皮肤转移3.5%,平均存活12个月;胸膜转移2.4%,平均存活2.3个月;中枢神经系统转移2%,平均存活13个月;骨转移为1.6%,平均存活4个月。发生远处转移的重要危险因素包括腹水中癌细胞阳性、腹膜癌结节形成、腹腔内有大的转移癌灶、初次手术时有腹膜后淋巴结转移等。

（三）临床因素

在较多的临床预后因素中,临床分期、初次手术后残余癌灶的大小、腹水及腹水量、患者的年龄、治疗方式和种族是较为重要的预后因素。

1.FIGO 分期

目前卵巢癌的分期是采用 FIGO 2014 年制定的手术病理分期方法进行分期的,其核心是基于术中探查所见病变范围来划分期别的。分期与预后呈明显的负相关,Ⅰ期患者的5年生存率为80%～90%,Ⅱ期为40%～60%,Ⅲ期为10%～15%,Ⅳ期<5%。由于卵巢癌病变隐匿,具有早期扩散的生物学行为特征,患者在就诊时就已有2/3已属晚期(Ⅲ～Ⅳ期)。因此,术前应根据所作的有关检查,综合分析,尽可能地了解病变浸润的范围;术中更应仔细探查大网膜、横膈、肝脏、肠道、子宫直肠窝、盆腔淋巴结和腹主动脉淋巴结等肿瘤易于扩散的部位,以免遗漏病灶,造成分期偏低,从而影响患者的治疗和判断预后。有研究表明,对术前诊断为早期(Ⅰ～Ⅱ期)的卵巢癌患者,手术后发现约有33%应归为Ⅲ期。

2.初次手术后残余癌灶的大小

初次手术后残余癌灶的大小是一个重要的预后因素,其大小与预后呈反比。无残余癌灶者,平均可存活 39 个月;残余癌灶大小为 0～0.5 cm 者,平均存活 29 个月;0.6～1.5 cm 者,平均存活 18 个月;>1.5 cm 者,平均存活仅 11 个月。可见残余癌灶的大小与预后密切相关。最近有研究表明,残余癌灶的数目也要影响预后,在手术后无残余癌灶或仅有 1 个残余癌灶者,其二探术阴性率为 60%,明显高于有多个残余癌灶者的 34%。因此,尽可能彻底干净地切除所有肉眼可见的癌性病变,对患者的预后和术后的辅助化疗或放疗均有积极作用。

3.腹水及腹水量

早年已有报道,腹水阳性也是卵巢癌的一个预后因素,有腹水者的预后较差,其生存率比无腹水者约低一半。最近,有研究指出,卵巢癌的腹水量也可作为一个预后因素,患者的腹水量>500 mL者,其预后明显差于腹水量<500 mL 或无腹水者。

4.年龄

卵巢癌患者的预后与年龄有一定关系。相同类型的肿瘤采用相同的方法治疗,在不同年龄的患者中疗效不一,年轻的成年妇女患者的生存率较高,这可能与其在诊断时分期早,分化好有关。年轻的成年妇女患者由于期别早、组织分化高、免疫力强,因而复发率较低,其生存率较高,但随着年龄的增高,患者的生存率则下降,20～29 岁的浆液性癌患者的 5 年生存率为 83%,<50 岁者为 40%,而>50 岁者仅 15%。但年龄因素不如分期及残存癌大小那么重要。

5.治疗方式

对晚期卵巢癌患者,术后联合化疗较单一药物化疗的预后好;采用以铂类药物为基础的联合化疗比无铂类药物的联合化疗效果好。近年来,抗癌新药紫杉醇、奥沙利铂、拓扑替康等的问世和广泛应用,有希望治疗卵巢癌的效果较其他药物为好。

6.种族

种族对预后有一定的影响。黑人妇女中卵巢癌患者的病死率为白人妇女患者的 2 倍,二者的 5 年生存率分别为 30%与 60%。

四、治疗

(一) Ⅰ期的治疗

Ⅰ期卵巢上皮性癌以手术治疗为主,应严格按照全面的准确的探查分期手术步骤进行分期。

1.Ⅰa和Ⅰb期高分化癌

经全面的准确的探查分期手术后,对于未发现卵巢外有转移病变者,行经腹全子宫切除术加双侧附件切除术就足够了,术后可不进行化疗。年轻的Ⅰa期高分化癌如希望保留生育功能者,可保留子宫和对侧卵巢,对这类行保守性手术治疗者,应严格定期随访,包括盆腔检查、盆腔B型超声检查和血清CA125测定,患者一旦完成生育后,应立即行全子宫和对侧卵巢切除术。

Guthrie等对656例早期卵巢上皮性癌患者进行了研究,发现对于术后未进行辅助化疗的Ⅰa期高分化癌患者,无1例因卵巢癌而死亡,因此,认为对Ⅰa期高分化癌患者术后不需要辅助性化疗。随后美国妇科肿瘤学组对Ⅰa期和Ⅰb期高分化癌患者进行前瞻性随机对照研究,一组不应用化疗,另一组给予米法兰口服化疗,两组的5年生存率分别为94%与96%,从而进一步证明对该类患者在术后不需要辅助化疗。

2.Ⅰa、Ⅰb期中、低分化和Ⅰc期癌

对于Ⅰa、Ⅰb期中、低分化癌或腹腔冲洗液或腹水中癌细胞阳性的患者,术后则应进行辅助性治疗,辅助性治疗包括化疗和放疗。放疗又可分为腹腔内灌注放射性同位素32P与全腹照射。由于对这类患者术后的辅助性治疗多为回顾性研究,因此,化疗和放疗哪一种治疗方法的效果更佳,目前尚无确切定论。

(1)化疗:对Ⅰa、Ⅰb期中、低分化和Ⅰc期卵巢上皮性癌患者,术后可采用单一药物化疗或联合化疗。单一药物化疗中最常应用口服米法兰化疗,连服5天,每隔28天重复。该方法的优点是使用方便,容易被患者接受。主要缺点是约有10%的患者在接受了12个疗程以上的烷化剂治疗后,将在随后的5~10年内发生急性非淋巴细胞性白血病,这已经引起了人们的足够重视,过去主张使用米法兰24个疗程,目前多主张应用米法兰不宜超过6个疗程。

也有学者主张对这类患者采用联合化疗方案治疗,化疗方案多采用环磷酰胺+顺铂或环磷酰胺+多柔比星+顺铂方案,以6个疗程为宜。环磷酰胺+顺铂与环磷酰胺+多柔比星+顺铂方案对Ⅰ期患者的疗效无明显差异。

(2)放疗:放疗治疗早期卵巢癌有两种方法,包括腹腔内灌注放射性同位素32P与全腹照射。文献报道前者获得的5年生存率为85%,后者为78%,虽较前者低,但该组中具有高危因素的患者却较多。

美国妇科肿瘤学组和意大利的多中心研究指出,应用米法兰和腹腔内灌注放射性同位素32P治疗早期卵巢癌的疗效无明显差异;单一顺铂化疗6个疗程和同位素32P治疗比较,获得的无瘤生存率分别为84%与61%。尽管单一顺铂化疗的疗效已经比较好了,但要想阻止癌复发,仍建议应用以顺铂为基础的联合化疗较为妥当。单独盆腔外放疗的疗效不及应用米法兰治疗,故不推荐应用。

综上所述,目前对Ⅰa、Ⅰb期中、低分化和Ⅰc期卵巢癌的术后辅助性治疗取决于患者的全身情况和状态,对年轻和中年患者可采用环磷酰胺+顺铂或环磷酰胺+多柔比星+顺铂方案化疗6个疗程;年老患者可采用短期口服米法兰(4~6个疗程)则效果更佳。至于腹腔内灌注放射性同位素32P则可作为一个替代的选择方案,但使用的前提是患者的腹腔内必须无严

重的粘连。

(二)Ⅱ、Ⅲ、Ⅳ期的治疗

该类患者的治疗方案相同。采用以手术为主、术后辅助化疗的综合治疗方法。卵巢癌的诊断一经确立,即应行剖腹探查术,尽量切除原发肿瘤和相关的转移病变,该手术被称之为卵巢癌肿瘤细胞减灭术,其主要目的是为术后的化疗打下基础。

1.肿瘤细胞减灭术

卵巢癌肿瘤细胞减灭术的内容主要包括:全子宫、双侧附件、大网膜、阑尾切除术、腹主动脉及盆腔淋巴结切除术以及尽可能地切除肉眼可见的转移病变,从而使残余癌灶小于 2 cm,为术后的化疗提供良好的条件。实践证明,抗肿瘤药物对直径大于 2 cm 的癌灶比对直径小于2 cm 的癌灶的疗效明显较差。

(1)肿瘤细胞减灭术的理论基础:卵巢癌肿瘤细胞减灭术主要是基于手术切除大的肿瘤包块给患者带来的生理学益处、提高了肿瘤的血氧供给能力,改变了肿瘤细胞的细胞动力学,使肿瘤对化疗和放疗更加敏感、增强了患者的免疫力这 3 方面的理论基础而实施的。

生理学益处:一般卵巢癌患者在就诊时已为晚期,腹盆腔内的肿瘤包块体积较大,并且通常合并有腹水。手术切除大的肿瘤包块和饼状的大网膜后,患者的腹水常常会有所减少、甚至完全消失。同时,患者的恶心、腹胀及厌食症状能得到较好地改善。如果患者的小肠有转移,那么切除小肠上的肿瘤病变,可以使小肠的吸收功能恢复,从而提高患者的全身营养状态,增强患者对随后化疗和放疗的耐受能力。

肿瘤灌注和细胞动力学:大的肿瘤包块常常有部分区域的血液灌注不良,这些血液灌注不良的肿瘤区域中,化疗药物的有效浓度将减少而影响化疗的疗效;相同的道理,由于这些区域的血液灌注不够,氧气的供给也将减少,从而使需要充足氧合作用以获得最大的肿瘤细胞杀伤的放疗效果也不理想。因此,手术切除大的肿瘤包块能去除这些对化疗与放疗不敏感的区域。

此外,大的肿瘤包块中未分化细胞或处于静止期(G_0期)的肿瘤细胞的比例很高,这些细胞对化疗和放疗均具有抗拒性,极不敏感。手术切除大部分肿瘤,使肿瘤细胞减少到最低限度,促使处于静止期的残余肿瘤细胞进入细胞增殖生长周期,这类细胞对化疗和放疗最敏感,从而达到消灭肿瘤的作用。这是肿瘤细胞减灭术最主要的理论基础所在。

免疫因素:晚期大肿瘤包块比小肿瘤具有更大的免疫抑制作用,除了大肿瘤本身可以引起机体非特异性免疫系统损伤外,机体免疫防御机制也比小肿瘤差。机体识别异常抗原的正常机制可能被大量的癌细胞所屏蔽,癌细胞产生的大量肿瘤抗原与免疫抑制因子阻止了淋巴细胞的免疫功能,从而使机体处于免疫麻痹状态,不仅肿瘤极易扩散,而且使肿瘤细胞对化疗与放疗极不敏感。肿瘤细胞减灭术可使固定于癌细胞表明的肿瘤抗原清除,并使免疫抑制因子减少,解除了淋巴细胞对肿瘤细胞攻击的封闭作用,从而改善了患者的免疫防御机能,增强了机体的抵抗力,提高了对化疗与放疗毒性的耐受力。

(2)肿瘤细胞减灭术的目的:卵巢癌肿瘤细胞减灭术的主要目的是尽可能地手术切除所有原发肿瘤以及肉眼可见的转移性病变,使残余癌灶小于 2 cm,最新的规定为小于 1 cm。如能达到无肉眼可见病变则最好,这样才能提高肿瘤细胞对化疗的敏感性。

大量的临床研究已经证实,术后残余癌灶的大小与患者的生存率直接相关,残余癌灶越小,则患者的生存率就越高。Vanlindert 等指出,残余癌灶直径≤5 mm 时患者的生存率较高,平均生存时间为 40 个月;而癌灶直径<1.5 cm 与>1.5 cm 者的平均生存时间则分别为 18 个月与

6个月。

理论上肿瘤细胞减灭术提倡尽可能地手术切除转移病变,但是,在实际手术操作过程中却很难达到如此理想的程度。转移病灶能否被完整切除通常取决于其所在的位置及与周围组织的粘连程度,如果残余癌灶位于横膈、肝实质、小肠系膜根部、小网膜或肝门处有广泛病变,则很难获得理想的肿瘤细胞减灭术结果。

(3)手术探查:术时大多数患者可以采取仰卧位,对于有盆腔内广泛转移可能行低位结肠切除者,则宜采用膀胱截石位。术时切口绝大多数采取腹部正中切口,由于手术范围广,切口必须要求足够长,以便充分暴露上腹部及盆腔病变并切除这些部位的转移癌灶。

(4)盆腔肿瘤切除:晚期卵巢癌的肿瘤包块常常较大而充满整个盆腔内,通常肿瘤已穿透包膜,并向邻近组织与器官浸润,原发肿瘤常与子宫、膀胱、肠管甚至大网膜等粘连形成一个形态极不规则的大包块,无法辨认正常的解剖结构与解剖关系,因此,按常规手术步骤进行,往往无法实施手术。如果强行将包块分离切除,又有造成大出血和损伤周围脏器的危险。故目前妇科肿瘤医师认为手术切除盆腔内大包块的关键在于必须经腹膜外间隙实施,具体方法为在骨盆漏斗韧带上方或外侧剪开腹膜,结扎卵巢动、静脉,并将输尿管从腹膜上游离开,沿两侧将腹膜以"卷地毯"或"包饺子"的方式向中线方向游离,依次切断圆韧带、子宫动静脉,并将膀胱腹膜(如果已受累)从膀胱顶部剥下。至此,子宫及主要大包块就已经被切除了。一般卵巢癌浸润腹膜的面积虽广,但多表浅,故腹膜后间隙的界限仍清楚可见,手术游离时的难度并不太大,术时出血也较少。因此,只要熟悉盆腔解剖关系,掌握手术步骤和操作技巧,再加之具有锲而不舍的精神、顽强的毅力与信心,最终大多数能达到减灭术的目的。

由于卵巢癌一般不易浸润结肠肠腔和膀胱黏膜,故在手术切除盆腔内包块时常无须切除低位结肠和膀胱。但是,如果癌灶包绕乙状结肠及其系膜,则需切除该段结肠以达到最大限度的减灭术的目的。

一般在肿瘤细胞减灭术中,有时会遇到膀胱部分受累的情况,此时,需行部分膀胱切除术。极少的情况下,需切除部分输尿管而行输尿管-输尿管吻合术或输尿管-膀胱吻合术。

(5)网膜切除:大网膜是卵巢上皮性癌腹腔内最早和最常见转移的部位,其转移率可高达70%左右。有时这种转移是肉眼和扪诊所不能明确的,仅仅是显微镜下肿瘤细胞种植,故大网膜是卵巢癌肿瘤细胞减灭术术中必须切除的组织,这样不仅有助于分期,而且可以减少腹腔内的肿瘤负荷,防止或减少腹水的产生。

晚期卵巢癌的大网膜常常受累非常严重,质地变硬、缩小增厚而形成大网膜饼。有时粘连于腹膜使手术时进入腹腔比较困难,分离大网膜与腹膜及肠管之间的粘连后,将大网膜自横结肠下完全暴露,仔细锐性分离将其从横结肠浆膜面上松解下来,在横结肠下沿逐步完整切除。

当结肠肝曲和脾曲部位的网膜组织严重受累时,此时几乎很难全部将病变网膜切除,但仍应努力将其绝大部分切除,以减少腹腔内的残余癌灶。有时偶见受累的网膜与脾脏粘连紧密而需切除脾脏来达到切除所有网膜的目的。

(6)阑尾切除:阑尾并不是卵巢癌早期容易转移的部位,主要是由于阑尾的解剖位置与原发癌灶邻近而直接浸润所致,故阑尾转移的同时常伴有腹腔内其他部位的转移,对分期无影响,切除阑尾主要是为了减少残余癌灶。阑尾转移的发生率文献报道波动的范围较大,为23%～83.3%。国内文献报道为19.8%,一般在Ⅰ、Ⅱ期病例中无阑尾转移发生。由于阑尾是一个免疫器官,因此,目前多主张对Ⅰ、Ⅱ期患者可以不切除阑尾,而对Ⅲ、Ⅳ期患者应将阑尾切除作为肿瘤细胞减灭术的组成部分之一。

(7)肠切除:小肠和大肠是晚期卵巢癌很容易发生转移的部位,小肠转移率为 $26\%\sim38\%$,大肠转移率为 $30\%\sim39\%$。由于卵巢癌肠转移的发生率高,肿瘤浸润肠管并相互粘连,很容易发生对患者生命有严重威胁的癌性肠梗阻,因此,对转移肠段的切除,在肿瘤细胞减灭术中具有极为重要的意义。

卵巢癌的肠转移有其特征性,从而为肠道手术提供了可行性。卵巢癌的肠转移可分为 3 种类型:①浅表的多发性小结节,这是小肠转移的主要类型,也可见于大肠转移。这种小结节癌灶绝大多数直径小于 2 cm,比较容易从肠壁上剥除,但需要术者有足够的手术技巧与耐心。如果病变浸润较深达肌层甚至黏膜层,则需行肠修补术。过多的小结节也可靠术后化疗来杀灭。②整个肠道因广泛癌性浸润而僵直变形,肠蠕动减弱,肠系膜缩短甚至消失。这种病变手术是无法切除的。此种类型少见。③肠壁大面积受累。此种类型常发生于直肠-乙状结肠、横结肠或升降结肠,而小肠少见。尽管肠管受累的面积较大,但大多数仅为浆膜面受侵,因此,通过仔细的锐性分离,常可找到分界面,较顺利切除肿瘤而不需切除肠管。如果肠管的深肌层受侵,则需切除部分肠管。如为低位直肠深肌层受侵,当吻合有困难时,则应行结肠造瘘术。

Shimada 等对Ⅲc 或Ⅳ期卵巢癌肠道受累的患者进行肠切除术,结果 24 例行肠切除术后达到满意手术目的者的 3、5 年生存率分别为 46.8% 与 24.2%;而 23 例未行肠切除术即能达到满意手术目的者的 3、5 年生存率分别为 59.1% 与 33.8%。二者比较无显著性差异。有学者认为,尽管包括肠切除术的肿瘤细胞减灭术术后患者的并发症可能较高,但是,如果术中判断能达到满意手术的目的,则应进行肠切除术,这有利于改善晚期卵巢癌患者的生存率。

(8)腹膜后淋巴结切除术:腹膜后淋巴结主要包括腹主动脉旁淋巴结与盆腔淋巴结。卵巢癌腹膜后淋巴结转移的发生率为 $50\%\sim60\%$。即使是Ⅰ期患者,淋巴结转移的发生率也可达 $10\%\sim20\%$。因此,对各期的卵巢癌均应行腹膜后淋巴结切除术,才能达到准确分期和减少肿瘤负荷的目的。

(9)其他转移灶切除:腹膜上较大的肿瘤包块也应切除;肝脏上有转移时,可根据患者的实际情况,行肿瘤挖出术或部分肝叶切除术,但风险较大,手术应慎重;脾脏有转移时,可行脾脏切除术。对于横膈上的广泛性种植癌灶,手术切除既不可能也不可行,国外有使用激光来杀灭癌灶的报道。

综上所述,卵巢癌肿瘤细胞减灭术主要包括上面的内容,通过回顾性研究显示,能够比较顺利完成肿瘤细胞减灭术的为 $70\%\sim90\%$,总的手术并发症发生率小于 5%,手术死亡率小于 1%。需要指出的是,既要顺利地完成手术,又要达到理想的肿瘤细胞减灭术的目的,必须遵循以下原则:①妇科肿瘤医师不仅要有熟练的普通外科和泌尿外科等各种手术技能,而且要非常熟悉腹盆腔内的解剖结构与解剖关系。②手术中要有锲而不舍的精神,顽强的毅力,才能达到理想的减灭术的目的,但切忌盲目手术。③术中应根据患者的具体情况来进行手术,如果患者的一般情况较差,又有比较严重的内科并发症,则应相应地缩小手术的范围,保证患者的平安。④术前要准备好充足的血液,一般需备血 2 000 mL 左右;术后要密切观察病情,警惕各种并发症的发生。尤其是对行了肠切除术的患者,更应仔细观察,避免肠瘘的发生。⑤及时纠正晚期癌症患者的电解质紊乱及贫血,争取在术后尽早进行化疗,否则将影响手术的效果及今后患者的生存时间。

2.化疗

卵巢癌患者在肿瘤细胞减灭术后必须接受多疗程的系统化疗,才能杀灭小的残余癌灶以避免肿瘤复发或延迟复发的时间,这是治疗卵巢癌的基本原则。对于卵巢上皮性癌而言,化疗的效果明显优于放疗,已经成为卵巢癌患者赖以长期生存的支柱。原因如下:①大多数卵巢癌对化疗比较敏感,文献报道至少 50%的患者对化疗有良好的反应;②卵巢癌患者的腹盆腔内常有很多米粒大小的转移性种植结节,手术中根本不可能完全切净,况且还有许多肉眼无法看见的镜下转移性病变,更需要术后化疗来杀灭残余的癌细胞;③有时肿瘤巨大、固定,手术无法切除,化疗可以使包块缩小、松动,为手术提供成功的机会;④对于一些一般情况差,年老又合并有严重的内科疾病者,因难以胜任手术,则只有选择化疗作为主要的治疗方法;⑤对于腹腔以外的转移性病变,也常常只有通过化疗才能消灭之。但需指出的是,正如前面在肿瘤细胞减灭术的理论基础中所述,要想取得理想的化疗效果,首先必须进行满意的肿瘤细胞减灭术。

卵巢癌的化疗最早是应用烷化剂治疗,至今已有 50 年的历史。先后使用过的药物有噻替哌、苯丁酸氮芥、环磷酰胺等;20 世纪 60 年代起,开始应用氟尿嘧啶、放线菌素 D;70 年代则有六甲嘧胺、顺铂以及随后的卡铂问世,自铂类药物治疗卵巢癌以来,卵巢癌的治疗效果已有了明显的改善;90 年代初推出的紫杉醇更是为治疗卵巢癌带来了新希望;目前刚开始应用于临床的第三代铂类药物草酸铂(奥沙利铂)以及拓扑替康、吉西他滨等新药则为卵巢癌的化疗提供了更多的选择。

化疗前,应对患者的一般状况进行量化评价。目前多采用 Karnofsky 评分法:①100 分,正常,无主诉、无疾病征象。②90 分,能正常活动,很轻微的症状、体征。③80 分,正常活动稍受限,有某些症状与体征。④70 分,不能正常活动或工作,生活尚可自理。⑤60 分,偶尔需要帮助,但大部分个人需要可以自理。⑥50 分,需要相当的帮助和经常的医疗照顾。⑦40 分,不能自理,需要特别的照顾和帮助。⑧30 分,严重丧失生活能力,住院,但尚不会于近期死亡。⑨20 分,非常孱弱,危笃,住院,需支持治疗。⑩10 分,濒临死亡。⑪0 分,死亡。一般患者需要达到 60 分及以上,才能进行化疗。否则,则需要支持治疗后方可化疗。

化疗后,为了比较各种药物和方案的疗效,目前主张采用实体瘤的疗效标准进行客观评价,主要包括:①完全缓解,所有肿瘤完全消失并维持时间超过 1 个月以上。②部分缓解,肿瘤缩小≥50%,没有疾病进展的表现,并维持时间超过 1 个月以上。③稳定,肿瘤缩小<50%,增大≤25%,维持时间 1 个月以上。④进展,肿瘤增大>50%,或有新的转移灶出现。

对于Ⅱ、Ⅲ、Ⅳ期卵巢上皮性癌患者,术后采用联合化疗已经成为标准的治疗方法。在 20 世纪 70 年代对于晚期卵巢癌仅仅是姑息性的化疗,只有 5%的患者能够长期生存。自从 20 世纪 80 年代,开始应用以顺铂为基础的联合化疗以来,卵巢癌的治疗效果有了明显的提高。是否选择联合化疗基于:①对患者是进行姑息性化疗还是治愈性化疗;②患者能否耐受组成化疗方案的药物的毒性,也就是要注重患者的生活质量。联合化疗的目的是为了使患者获得长期的生存和治愈卵巢癌。其疗效明显优于应用单一药物化疗者。

(1)无顺铂的联合化疗:据国外文献报道,对 1 200 例卵巢癌术后应用无顺铂的联合方案化疗,获得的总的缓解率为 47%,患者平均生存 14 个月。这个结果优于应用单一烷化剂化疗所获得的 40%的缓解率。大多数学者通过临床研究证实,无顺铂的联合化疗所获得的总的缓解率、无病变生存时间与单一烷化剂化疗比较无明显差异或略有所提高。

(2)以顺铂为基础的联合化疗:自顺铂问世以来,其有效的抗癌活性作用,使得以顺铂为基础的联合化疗已经成为治疗卵巢上皮性癌的最常用和最有效化疗方案。应用以顺铂为基础的联合化疗所获得的总的缓解率高达 68%,明显高于无顺铂联合化疗的 47%与单一烷化剂化疗的

40%的缓解率。说明有顺铂参与的联合化疗对于卵巢癌的治疗作用优于其他联合化疗方案或单一烷化剂化疗。目前,比较常用的是环磷酰胺＋顺铂和环磷酰胺＋多柔比星＋顺铂方案,经过前瞻性的随机对照研究,环磷酰胺＋多柔比星＋顺铂治疗卵巢癌的疗效虽稍高于环磷酰胺＋顺铂方案,但二者并无显著性差异。它们治疗卵巢癌的疗效比较肯定,而且价格相对便宜。

有关以顺铂为基础的常用联合化疗方案,在其他一些专著中已经有了详细的介绍,本节不再赘述。这里我们着重介绍目前国外最推崇和常用的化疗方案,即顺铂＋紫杉醇与卡铂＋紫杉醇。这也是美国国家癌症治疗协作中心推荐的治疗卵巢癌的一线化疗方案。具体用法如下:①顺铂＋紫杉醇方案:紫杉醇 135 mg/m^2,静脉滴注 24 小时,随后顺铂 75 mg/m^2,静脉滴注。②卡铂＋紫杉醇方案:紫杉醇 150~175 mg/m^2,静脉滴注 3 小时,随后卡铂 350 mg/m^2,静脉滴注。

需要注意:①在顺铂＋紫杉醇方案中,为了避免紫杉醇和顺铂的周围神经毒性作用相互累积,紫杉醇的用法是静脉滴注 24 小时,而在卡铂＋紫杉醇方案中因卡铂的周围神经毒性较低,紫杉醇则是静脉滴注 3 小时。②为了预防紫杉醇的超敏反应,在应用紫杉醇前 30~60 分钟,应给予患者地塞米松 10~20 mg 静脉注射;苯海拉明 50 mg 静脉注射;西咪替丁 300 mg 或雷尼替丁 50 mg 静脉注射。后者是因为在短时间内给予了较大剂量的激素,以预防发生消化道应急性溃疡。

Mc Guire 等应用顺铂＋紫杉醇方案治疗卵巢癌进行了Ⅲ期临床试验,并与过去认为的"标准联合化疗方案"环磷酰胺＋顺铂方案进行对比研究。患者总数为 386 例,均为Ⅲ期或Ⅳ期患者,结果顺铂＋紫杉醇方案所获得的缓解率明显好于环磷酰胺＋顺铂方案,而且大多数患者为完全缓解。更重要的是发现无病变进展生存期有所提高,平均生存期也有所延长。尽管顺铂＋紫杉醇组患者的中性粒细胞减少、脱发及周围神经毒性等药物不良反应高于环磷酰胺＋顺铂组,但这些毒性作用均是可以很好被控制的。

Bookman 等对 24 例Ⅲ或Ⅳ期卵巢癌应用卡铂＋紫杉醇方案进行化疗,总的缓解率达 75%,其中 66% 为完全缓解,无病变进展生存时间为 15 个月。最近,Schink 等应用卡铂＋紫杉醇方案治疗术后残余癌灶>1 cm 的卵巢癌患者,患者平均生存时间为 28 个月。这个结果与顺铂＋紫杉醇方案相似。应用卡铂＋紫杉醇方案有 2 个优点:①紫杉醇静脉滴注的时间短,可适用于门诊化疗的患者;②药物的不良反应也比顺铂＋紫杉醇方案轻一些,通常情况下接受 CT 方案化疗的患者的恶心、呕吐、乏力和周围神经毒性症状均轻于顺铂＋紫杉醇方案,而且应用卡铂不需水化。也有学者将顺铂＋紫杉醇方案中的紫杉醇静脉滴注时间由 24 小时改为 3 小时进行了临床研究,结果发现患者的周围神经毒性较大;同时研究显示,紫杉醇化疗所获得的缓解率有赖于紫杉醇静脉滴注的时间,而不是紫杉醇治疗的最大浓度,因此,该方法不宜作为临床常规应用。

愈来愈多的临床研究表明,铂类药物＋紫杉醇已经成为卵巢上皮性癌术后化疗的一线标准方案,其中卡铂＋紫杉醇方案已经在患者的耐受性和生活质量方面显示出了一定的优越性。

目前,继顺铂与卡铂之后的第三代铂类抗癌药奥沙利铂刚好问世。其化学名为左旋反式二氨环己烷草酸铂,国际通用名为草酸铂。奥沙利铂的抗癌活性高于顺铂与卡铂,而且无肾毒性,骨髓抑制的毒性也非常轻,并与顺铂和卡铂无交叉耐药性,与氟尿嘧啶、环磷酰胺、丝裂霉素、顺铂及卡铂等药物有明显的协同抗癌作用。其主要的剂量限制性毒性为周围神经炎,但一般患者的症状轻微,停药后可自然恢复。常用治疗剂量为 130 mg/m^2,只能用 5% 葡萄糖溶液稀释,不能用生理盐水稀释。奥沙利铂优越的药理学特性和体内外试验结果,使我们有理由相信今后在卵巢癌的治疗中,以奥沙利铂为基础的联合化疗方案有着广泛的应用前景。

3.放疗

尽管化疗在卵巢上皮性癌的治疗中占有重要的地位,但对于在肿瘤细胞减灭术术后腹腔内无肉眼病变或残余癌灶直径小于 2 cm 者,仍可采用全腹盆腔放疗,这在加拿大等国家比较常用。放疗的指征包括以下几方面。

(1)残余癌灶体积必需小:虽然残余肿瘤的最大限度尚未明确,但一般均认为残余癌灶的体积越小越好,目前把残余癌灶小于 2 cm 作为放疗的指征。

(2)无腹水:大量腹水常给体外照射的剂量学增加困难,放射剂量不易达到准确标准。另外,由于腹水的流动性,照射野也不够稳定,从而使定位和照射目标不准确。

(3)肝与肾脏表面无转移癌:肝脏和肾脏的放射耐受量很低,肝脏的耐受剂量不能超过 25 GY,肾脏不能超过 20 GY,否则将导致患者放射线肝炎和肾衰竭。

(4)无腹腔放疗史。

(5)无远处转移病变:全腹盆腔放疗的范围仅包括腹腔与盆腔,所以,它只适用于 Ⅰ～Ⅲ 期患者的术后治疗。

(乔秀梅)

第十章

病理妊娠

第一节 多胎妊娠

双胎妊娠分为双卵双胎和单卵双胎。单卵双胎分为双绒毛膜双羊膜囊双胎、单绒毛膜双羊膜囊双胎、单绒毛膜单羊膜囊双胎和联体双胎 4 种类型。

双胎的预后取决于绒毛膜性,而并非合子性。应该在早孕期对双胎妊娠进行绒毛膜性的判断。

双胎妊娠的非整体筛查策略与单胎不一样,不建议单独使用生化血清学方法对双胎妊娠进行唐氏综合征发生风险的筛查。可以考虑早孕期血清学＋NT＋年龄联合筛查非整倍体的风险。

双胎妊娠是高危妊娠,孕产妇和胎儿并发症增加,应加强孕期管理。复杂性双胎,包括所有的单绒毛膜双胎、有胎儿并发症的双绒毛膜双胎(如双胎体重生长不一致、一胎畸形、一胎胎死宫内),应建议转诊至有胎儿医学中心的三甲医院。

在一次妊娠中,宫腔内同时有两个或两个以上胎儿时称双胎妊娠或多胎妊娠。近年随着辅助生育技术广泛开展和母亲受孕年龄的增加,多胎妊娠发生率明显提高。双胎出生率增加了近70％,从 1980 年19 例/1 000 例活产儿到 2006 年 32 例/1 000 例活产儿。

世界各地单卵双胎的发生率相对恒定,为 4‰,并与种族、遗传、年龄和产次等基本无关;而双卵双胎和多胎妊娠的发生率变化较大,受种族、遗传、年龄、孕产次、促排卵药物以及辅助生育技术等因素影响,双卵双胎的发生率为 1.3‰～49.0‰不等。本节主要讨论双胎妊娠。

一、双胎的类型和特点

(一)双卵双胎

由两个卵细胞和两个精子分别受精形成两个受精卵,约占双胎妊娠的 70％。由于双胎的遗传基因不完全相同,所以与两次单胎妊娠形成兄弟姐妹一样,双卵双胎的两个胎儿的性别、血型可以相同或不同,而外貌、指纹等表型不同。胎盘分为分离的两个,也可以融合成一个,但胎盘内血液循环各自独立,没有血管吻合支。胎盘胎儿面见两个羊膜腔,中间隔有两层羊膜和两层绒毛膜,为双绒毛膜双羊膜囊双胎。

(1)同期复孕:一种两个卵细胞在短时期内不同时间受精而形成的双卵双胎,精子可以是来自相同或不同男性,检测 HLA 型别可识别精子的来源。曾有新闻报道国外一女子生育的双胎中一个为白人、一个为黑人。

(2)异期复孕:在一次受精后隔一个排卵周期后再次受精妊娠。属于双卵双胎中特殊罕见的类型。人类未见报道。

(二)单卵双胎

一个卵细胞和一个精子受精后分裂形成两个胎儿,约占双胎妊娠的 30%。单卵双胎的遗传基因完全相同,故两个胎儿性别、血型及其他各种表型完全相同。根据受精卵在早期发育阶段发生分裂的时间不同,可形成以下四种类型。

1.双绒毛膜双羊膜囊双胎(dichorionic diamnionic,DCDA)

在受精后 72 小时内分裂,形成两个独立的受精卵、两个羊膜囊,羊膜囊间隔有两层绒毛膜、两层羊膜,胎盘为两个或融合为一个。此种类型占单卵双胎的 30%左右。

2.单绒毛膜双羊膜囊双胎(monochorionic diamnionic,MCDA)

受精卵在受精 72 小时后至 8 天内分裂,胚胎发育处于囊胚期,即已分化为滋养细胞,羊膜囊尚未形成。胎盘为一个,两个羊膜囊,羊膜囊间隔只有两层羊膜。此种类型占单卵双胎的 68%。

3.单绒毛膜单羊膜囊双胎(monochorionic monoamnionic,MCMA)

受精卵在受精后 9～13 天分裂,此时羊膜囊已形成,故两个胎儿共存于一个羊膜腔内,共有一个胎盘。此种类型占单卵双胎的 1%～2%。

4.联体双胎

受精卵在受精 13 天后分裂,此时原始胚盘已形成,机体不能完全分裂成两部分,导致不同形式的联体双胎。寄生胎也是联体双胎的一种形式,发育差的内细胞团被包入正常发育的胚胎体内,常位于胎儿的上腹部腹膜后,胎体的发育不完整。联体双胎的发生率为单卵双胎的 1/1 500。

二、妊娠期母体变化

双胎或多胎妊娠时,与单胎妊娠相比母体负担更重,变化更大。子宫体积及张力明显增大,其容量将增加超过 1 L,重量将增加至少 9 kg,当合并羊水过多时,容积和重量增加更明显。孕妇血容量扩张较单胎妊娠多 500 mL,心率和心搏量都增加,心排血量增多,加上宫底上升抬高横隔,心脏向左向上移位更加明显,心脏负担加重。由于血容量的剧增,以及两个胎儿的发育,对铁、叶酸等营养物质的需要剧增,而孕妇常常早孕反应重,胃储纳消化吸收功能减弱,孕期易患贫血、低钙血症等。相对于单胎,双胎或多胎妊娠孕妇骨关节及韧带的变化更加明显。容易发生腰椎间盘突出或耻骨联合分离,影响孕妇活动。

三、诊断及鉴别诊断

(一)诊断

1.病史及临床表现

有家族史和/或孕前曾用过促排卵药或接受体外受精多个胚胎移植的多为双卵双胎。早孕期早孕反应明显。中期妊娠后体重增加迅速,腹部增大与停经月份不相符,多伴有下肢水肿、静脉曲张等压迫症状,妊娠晚期常感身体沉重,行走不便,严重者有呼吸困难。

2.孕期产科检查

宫底高度大于停经月份,常超出妊娠图的 90 百分位数,四步诊时腹部可触及多个小肢体或三个胎极,在腹部不同部位可听到两个或多个胎心,胎心率相差 10 次以上。下腹部和下肢皮肤可见妊娠纹,多见脚背或脚踝水肿。

3.产科超声检查

产科超声检查是诊断双胎或多胎的主要手段,还可筛查胎儿结构畸形,早期诊断复杂性双胎如双胎输血综合征、双胎动脉反向灌注序列、联体双胎等。

4.绒毛膜性判断

一旦确诊为双胎,应尽一切努力判定和报告羊膜性和绒毛膜性。双胎的预后取决于绒毛膜性,而并非合子性。绒毛膜性的判断主要依靠产前超声检查。

(1)早孕期:早期绒毛膜性的判定最准确的体征(准确率接近 100%)。孕 7～10 周孕囊的个数以及孕 11～14 周双胎峰的出现。孕 7～10 周,如果宫腔内可见两个妊娠囊,为双绒毛膜双胎,如仅见一个孕囊,则单绒毛膜双胎的可能性极大。孕 11～14 周,根据有无"双胎峰"来判断绒毛膜性。所谓双胎峰指分隔的胎膜与胎盘胎儿面接触处呈三角形,提示双绒毛膜双胎。如分隔的胎膜与胎盘胎儿面接触处呈 T 形,提示单绒毛膜双胎。

(2)中孕期:早孕期之后判断绒毛膜性的难度增加,准确率约 80%。可通过检查胎儿性别、两个羊膜囊间隔厚度、胎盘是否独立综合判断绒毛膜性。如有两个独立胎盘和/或胎儿性别不同,提示双卵双胎;如超声影像图上只有一个胎盘,可以是单绒毛膜双胎,也可以是双绒毛膜双胎。此外,测定两个羊膜囊间隔的胎膜厚度可辅助诊断,如间隔胎膜厚度≥2 mm 提示双绒毛膜双胎可能性大。

(二)鉴别诊断

当宫底高度大于停经月份时,首先应重新核定孕周,特别对于月经周期不规则的孕妇;第二应排空膀胱再测宫底高度。做好这两项工作后,确定子宫大于停经月份者,还应与以下情况相鉴别:①妊娠滋养细胞疾病;②子宫畸形(纵隔子宫、双角子宫或残角子宫)合并妊娠;③子宫肌瘤合并妊娠;④附件肿瘤合并妊娠;⑤羊水过多;⑥巨大胎儿。

通过询问相关病史,主要依靠超声检查,可以鉴别诊断。

四、双胎并发症及对母儿的影响

多胎妊娠比单胎妊娠发生孕产妇与胎儿并发症的风险增加,除容易流产、早产、妊娠期高血压疾病等常见并发症外,还有一些特有的围生儿并发症,危及母儿安全。

(一)孕产妇的并发症

1.贫血

双胎并发贫血的发生率为 74.6%,是单胎的 2.4 倍,与铁及叶酸缺乏有关。

2.妊娠期高血压疾病

双胎并发妊娠期高血压疾病可高达 30%,比单胎高 3～4 倍,具有发病早、程度重、容易出现心肺并发症等特点。

3.妊娠肝内胆汁淤积症

发生率是单胎的 2 倍,胆酸常高出正常值 10～100 倍,容易引起死胎及死产。

4.羊水过多及胎膜早破

双胎羊水过多发生率约为 12%,约 14% 双胎并发胎膜早破。

5.胎盘早剥

双胎易发胎盘早剥,可能与妊娠期高血压疾病发病率增加有关,另外,胎膜早破或双胎第一胎儿娩出后宫腔压力骤降,是胎盘早剥的另一常见原因。

6.宫缩乏力和产后出血

双胎子宫肌纤维伸展过度,常并发原发性宫缩乏力,易致产程延长和产后出血。双胎产后出血发生率是单胎的2倍,导致全子宫切除的比率是单胎的3倍,与子宫过度膨胀、产后宫缩乏力加上胎盘附着面积增大有关。

(二)围生儿并发症

1.流产

双胎妊娠容易发生自然流产,据报道流产的双胎比足月分娩的双胎多3倍以上。单绒毛膜双胎是自然流产的高危因素,与双绒毛膜双胎的流产比例为18:1。

2.早产

因胎膜早破或宫腔内压力过高及严重母儿并发症等原因,约60%的双胎并发早产,导致围生儿病死率增高。美国一项调查显示,16年间双胎足月分娩数下降22%,与医源性干预有关,但并未造成围生儿病死率增高。

3.胎儿畸形

双卵双胎和单卵双胎妊娠胎儿畸形的发生率分别为单胎妊娠的2倍和3倍。

4.难产

胎位为臀头位,易发生胎头交锁导致难产;即使是头头位,胎头碰撞也会引起难产。

5.脐带异常

脐带插入点异常如球拍状胎盘或帆状胎盘是单绒毛膜双胎常见并发症。单绒毛膜单羊膜囊双胎几乎均有脐带缠绕。脐带脱垂多发生在双胎胎儿异常或胎先露未衔接出现胎膜早破时,以及第一胎胎儿娩出后,第二胎胎儿娩出前,可致胎儿死亡。

6.过期妊娠

美国一项研究表明,孕39周以后双胎死产的风险超过了新生儿死亡的风险。有学者建议将40周以后的双胎妊娠视为过期妊娠。

(三)双胎特有并发症

1.双胎体重生长不一致

双胎体重生长不一致发生于20%~30%双胎,定义为双胎之一胎儿体重小于第10百分位数,且两胎儿体重相差>25%,又称为选择性生长受限(selective FGR,sFGR)。两个胎儿的体重均小于第10百分位数,称为小于胎龄儿(small for gestational age,SGA)。双胎体重生长不一致原因不明,可能与胎儿拥挤、胎盘占蜕膜面积相对较小或一胎畸形有关。双绒毛膜双胎体重生长不一致,不一样的遗传生长潜力,特别在性别不同时也是原因之一。单绒毛膜双胎,主要原因是胎盘分配不均及脐带插入异常,FGR胎儿胎盘通常为球拍状胎盘或帆状胎盘。双胎体重生长不一致,围产期不良结局增加,总的围产期丢失率为7.3%。当体重相差超过30%时,胎儿死亡的相对风险增加5倍以上。此外,新生儿呼吸窘迫综合征、脑室内出血、脑室周围白质软化、败血症和坏死性小肠结肠炎等的发生率都随着双胎生长不一致程度的上升而上升。

2.双胎输血综合征(twin to twin transfusion syndrome,TTTS)

10%~15%的单绒毛膜双胎会发生TTTS。绝大部分是MCDA,MCMA发生TTTS非常少见。通过胎盘间的动-静脉吻合支,血液从动脉向静脉单向分流,使一个胎儿成为供血儿,另一个胎儿成为受血儿。导致供血儿贫血、血容量减少,致使发育迟缓,肾灌注不足,羊水过少,胎儿活动受限并引起"贴附胎",甚或死亡;受血儿血容量过多,可因循环负荷过重而发生羊水过多、胎儿水肿、胎儿充血性心力衰竭。产前诊断 TTTS 的标准包括:①单绒毛膜性双胎;②羊水过多-羊水过少,受血儿羊水过多,最大羊水池深度>8 cm;供血儿羊水过少,最大羊水池深度<2 cm。

3.双胎贫血-多血序列征(twin anemia polycythemia sequence,TAPS)

TAPS 是单绒毛膜双胎的特有并发症,原发于 3%~5% 的单绒毛膜双胎,2%~13% 的 TTTS 激光治疗后继发发生 TAPS。其发生机制与 TTTS 相似,为胎盘间的动静脉吻合支导致单向的血流,但吻合支均为直径<1 mm 的微小血管,故表现为双胎网织红细胞的差异,一胎严重贫血,另一胎红细胞增多,不发生羊水量的改变。产前诊断标准包括:①单绒毛膜双胎;②一胎大脑中动脉血流峰值(MCA-PSV)>1.5 MOM,另一胎 MCA-PSV<1.0 MOM;③缺乏 TTTS 的诊断依据,没有羊水过少或过多。

4.双胎反向动脉灌注序列(twin reversed arterial perfusion sequence,TRAPS)

TRAPS 又称无心双胎,是单绒毛膜双胎的罕见、特有并发症,发生于 1% 的单绒毛膜双胎。可通过产前超声检查做出诊断,表现为双胎妊娠一胎儿心脏缺如、退化或无功能(称为无心胎),另一胎儿正常(称为泵血胎)。TRAPS 最显著的特征是结构正常的泵血胎通过胎盘表面的一根动-动脉吻合向寄生的无心胎供血。通常泵血胎儿解剖结构正常,其为非整倍体的风险为 9%;无心胎常伴有其他解剖结构异常,如先天性无脑畸形、前脑无裂畸形、重要器官缺如等。如不治疗,泵血胎多因高负荷心力衰竭而死亡,围产期死亡率为 50%~75%。

5.单绒毛膜单羊膜囊双胎(MCMA)

MCMA 是一种两个胎儿同在一个羊膜囊的罕见妊娠方式,大约占单绒毛膜双胎的 5%。在16 周前,流产率为 50%,大部分丢失是由于胎儿异常和自然流产。一项系统综述包括 114 个 MCMA,得出结论:几乎所有的 MCMA 都存在脐带缠绕,脐带缠绕不会导致围生儿的发病率和死亡率。单有脐动脉切迹,而没有其他胎儿恶化的证据,并不能提示围生儿预后不良。TTTS 和脑损伤的发生率分别为 6% 和 5%。

6.联体双胎

受精卵在胚盘已开始形成后才分裂形成双胎,属于单羊膜囊妊娠的特有并发症。联体双胎很罕见,估计每 100 000 例妊娠中有一例,约占单绒毛膜双胎的 1%。连体可涉及任意数量的器官,可分为前(胸部联胎)、后(臀部联胎)、头(头部联胎)和尾(骶部联胎)四类,其中最常见的连体类型包括:胸部连体、脐部连体、臀部连体、坐骨连体、颅部连体。

五、临床管理

(一)孕期管理

(1)绒毛膜性的判定和核实孕龄双胎的预后取决于绒毛膜性,故早孕期超声检查判断绒毛膜性显至关重要。建议所有诊断双胎妊娠的孕妇均应在孕 14 周前通过超声检查孕囊的个数和双胎峰的出现,准确判断绒毛膜性。

尽管早孕期和中孕期超声推算孕龄的准确性相似,但还是推荐使用早孕期 B 超来推算预产期。没有充分的证据推荐使用哪个胎儿(当胎儿大小不一致时)来决定双胎的预产期。但是,为避免漏诊早期的一胎胎儿宫内生长受限,大多数专家同意临床医师应根据大胎儿来推算孕龄。

(2)产前非整倍体筛查及结构筛查双胎妊娠的非整体筛查策略与单胎不一样,不建议单独使用生化血清学方法对双胎妊娠进行唐氏综合征发生风险的筛查。可以考虑早孕期血清学＋NT＋年龄联合筛查,在假阳性率为5％的情况下,此筛查策略非整倍体的检出率单胎为89％,DCDA为86％,MCDA为87％。目前由于缺乏大样本的研究,非侵入性产前筛查(NIPT)应用于双胎产前筛查仍然不确定其准确性。ACOG仍不建议NIPT应用于双胎妊娠的产前筛查。建议在孕18～24周进行双胎妊娠的超声结构筛查。

(3)孕期超声检查的频率和内容建议双胎妊娠早孕期建卡登记,孕14周前超声确定绒毛膜性,孕11～14周NT检查联合孕妇年龄、血清学指标行非整体筛查,孕20～24周超声结构畸形筛查,同时测量子宫颈长度。双绒双胎孕24周后每4周超声检查一次,监测胎儿生长发育、羊水量和脐动脉多普勒血流。单绒双胎自孕16周起,每2周超声检查一次,内容包括胎儿生长发育、羊水量、脐动脉多普勒血流和大脑中动脉血流峰值。

(4)妊娠期处理及监护:①营养指导,补充含一定叶酸量的复合维生素,纠正贫血,适当补充铁及钙剂,合理饮食,保证胎儿生长所需的足够营养。②防治早产,合理应用宫缩抑制剂。双胎孕妇应增加休息时间,减少活动量。34周前如出现宫缩或阴道流液,应住院治疗,给予宫缩抑制剂。孕期可行阴道超声检查了解子宫颈内口形状和子宫颈管长度,预测早产的发生。双胎妊娠的糖皮质激素促进胎肺成熟方案与单胎妊娠相同。③防治母体妊娠期并发症,妊娠期注意血压及尿蛋白变化,及时发现和治疗妊娠期高血压疾病。重视孕妇瘙痒主诉,动态观察孕妇血胆汁酸及肝功能变化,早期诊断和治疗妊娠肝内胆汁淤积症。④定期监测胎心、胎动变化,可自孕33周起,每周行NST检查。⑤妊娠晚期通过腹部触诊和B超检查确定胎位,帮助选择分娩方式。

(二)终止妊娠时机及指征

1.终止妊娠时机

对于双胎终止妊娠时机选择,目前仍有不同观点。多数专家认为,对于无并发症及合并症的双绒毛膜双胎可期待至孕38周时再考虑分娩。对于无并发症及合并症的单绒毛膜双羊膜囊双胎可以在严密监测下至妊娠37周分娩。单绒毛膜单羊膜囊双胎的分娩孕周多为32～34周。复杂性双胎(如双胎输血综合征、选择性生长受限及贫血多血质序列等)需要结合每个孕妇及胎儿的具体情况制定个体化的分娩方案。

2.终止妊娠指征

(1)单绒毛膜双胎出现严重的特殊并发症,如TTTS、sFGR、TAPS等,为防止一胎死亡对另一胎产生影响。

(2)母亲有严重并发症,如子痫前期或子痫,不能继续妊娠时。

(3)预产期已到但尚未临产,胎盘功能减退者。

3.分娩期处理及产后观察

(1)分娩方式的选择:无合并症的单绒毛膜双羊膜囊双胎及双绒毛膜双羊膜囊双胎可以选择阴道试产。双胎计划阴道分娩时,第二胎儿的胎方位不作为分娩方式选择的主要依据,具体判断如下。①胎方位为头-头位,可以阴道试产;②第一胎为头位、第二胎儿为臀位且估计体重介于1 500～4 000 g时,可进行阴道试产;第二胎儿估计体重1 500 g以下时,仍无充分证据支持哪种分娩方式更为有利;③双胎体重不一致并不能作为剖宫产的指征。

剖宫产指征:①第一胎儿为肩先露、臀先露。②联体双胎孕周＞26周。③单胎妊娠的所有剖宫产指征,如短期不能阴道分娩的胎儿窘迫、严重妊娠并发症等。④单绒毛膜单羊膜囊双胎。

（2）产程处理：宫缩乏力时可在严密监护下给予低浓度缩宫素静脉滴注加强宫缩；第一产程全程严密观察胎心变化和产程进展；第二产程行会阴侧切，当第一胎儿娩出后，立即用血管钳夹紧胎盘侧脐带，防止第二胎儿失血。助手在腹部协助固定第二胎儿为纵产式，定时记录胎心和宫缩，及时阴道检查了解胎位，注意有无脐带脱垂或胎盘早剥。如无异常，尽快行人工破膜，必要时静脉滴注低浓度缩宫素加强宫缩，帮助胎儿在半小时内娩出。若发现脐带脱垂、胎盘早剥、第二胎横位，应立即产钳助产、内倒转术或臀牵引术等阴道助产术，甚至是剖宫产术，迅速娩出胎儿。产程中注意补充产妇高热量、易吸收的食物或饮品，使产妇有足够的体力完成分娩。

（3）产后观察：无论阴道分娩还是剖宫产，均需积极防治产后出血，常规临产后备血，第三产程建立静脉通路。注意观察生命体征、子宫收缩和阴道出血量，加强宫缩剂的应用。

4.双胎常见胎儿并发症的处理

（1）双胎体重生长不一致（sFGR）。一般处理同单胎 FGR 一样，首先需寻找原因，包括：①详细的结构超声扫描；②查找病毒感染（巨细胞病毒、风疹病毒和弓形虫）；③建议羊水穿刺排除染色体异常；④MCDA 的 sFGR 主要原因是胎盘和血管的分配不均。

双胎体重生长不一致时，需加强超声监测：①胎儿生长发育和羊水量，每 2 周 1 次；②脐动脉和大脑中动脉多普勒血流监测，DCDA 每 2 周一次，MCDA 每周一次；③如果脐动脉多普勒血流异常，加做静脉导管和脐静脉血流，目的是尽量延长孕龄至新生儿能存活，同时避免一胎胎死宫内，导致存活胎严重的后果。估计医源性早产，应用糖皮质激素促胎肺成熟。

双绒毛膜双胎：双绒毛膜双胎体重生长不一致对围生儿的预后无明显影响。终止妊娠的时机如下。①由双胎中 FGR 胎儿发生胎窘时决定何时干预，并计划相应的胎儿监护；②一般不建议 32～34 周前分娩；③在严重的早期生长差异双胎中，推荐以 FGR 胎儿自然死亡为代价，不干预从而最大化适于胎龄儿的生存机会。

单绒毛膜双胎：单绒毛膜双胎体重生长不一致的处理比较棘手，根据脐动脉多普勒血流的异常分为 3 型，终止妊娠的时机。①Ⅰ型，FGR 胎儿脐动脉血流多普勒波形正常。预后最好，存活率 90% 以上。如宫内监测良好，建议 34～35 周终止妊娠。②Ⅱ型，FGR 胎儿脐动脉舒张末期血流持续性消失或反流。预后最差，任何一胎发生胎死宫内的风险高达 29%。一般建议 30 周左右选择性终止妊娠。③Ⅲ型，FGR 胎儿脐动脉舒张末期血流间断性消失或反流。自然预后比Ⅱ型好，但 FGR 胎儿发生不可预测的宫内死亡和大胎儿出现脑损伤的概率升高。建议 32～34 周选择性终止妊娠。

（2）双胎输血综合征（TTTS）。TTTS Quintero 分期分为 5 期：①Ⅰ期，羊水过多/过少，供血儿膀胱可见；②Ⅱ期，观察 60 分钟，供血儿膀胱缺失；③Ⅲ期，任何一个胎儿出现多普勒血流异常，如脐动脉舒张期血流缺失或倒置，大脑中动脉血流异常或静脉导管反流；④Ⅳ期，任何一个胎儿水肿；⑤Ⅴ期，双胎之一或双胎死亡。

处理原则：①Ⅰ期，可行保守治疗并加强监测，每周随访一次超声。内容包括羊水量、供血儿膀胱、脐动脉多普勒血流，也可考虑行胎儿镜胎盘血管交通支激光凝固术。一项针对 TTTSⅠ期治疗的系统综述显示，激光治疗和保守治疗两组的总生存率相近（85% 和 86%），羊水减量组稍低（77%）。②Ⅱ期及以上首选胎儿镜胎盘血管交通支激光凝固术。如果不能行激光治疗，可以行连续的羊水减量。

预后：TTTS 如果不治疗，90% 胎儿会死亡，存活的新生儿发病率为 50%。激光治疗后，60%～70% 两个胎儿存活，80%～90% 最起码一胎存活。平均分娩孕周为 33～34 周。

(3)双胎贫血-红细胞增多症系列。没有很好的治疗方法,有以下几种治疗方案:①宫内输血(供血儿)+部分换血(受血儿);②胎儿镜胎盘血管交通支激光凝固术;③选择性减胎,首选射频消融术,还可以运用脐带结扎术,双极电凝脐带术;④分娩,产后治疗。

六、临床特殊情况的思考和建议

(一)双胎一胎死亡的处理

(1)双绒毛膜双胎因不存在胎盘血管吻合支,故一胎死亡对另一胎的影响除可能诱发早产外,无其他不良影响,无须特殊处理。

(2)单绒毛膜双胎如已足月,建议即刻终止妊娠,否则建议期待妊娠,因为对另一胎的损伤在死亡那一刻已经发生。期待妊娠过程中每2～4周行脐动脉和大脑中动脉多普勒血流检查,建议34～36周给予1个疗程促胎肺成熟后终止妊娠。4～6周后MRI检查存活胎的大脑是否受到损伤,2岁时还应评估神经系统的发育情况。存活胎如果有严重神经系统损伤的证据,应考虑晚期终止妊娠。

(二)双胎一胎畸形的处理

(1)双绒毛膜双胎如为致死性畸形,可保守性治疗;如为非致死畸形但会导致严重障碍,倾向于减胎治疗,可行心脏内或脊髓内注射氯化钾减胎。

(2)单绒毛膜双胎如需选择性减胎,因存在胎盘血管吻合,不能使用氯化钾注射,首选射频消融术,还可以运用脐带结扎术,双极电凝脐带术。

(杨玲玲)

第二节　过　期　妊　娠

妊娠达到或超过42周,称为过期妊娠,发生率为妊娠总数的5%～10%。过期妊娠的胎儿围产期病率和死亡率增高,孕43周时围生儿死亡率为正常妊娠3倍,孕44周时为正常妊娠5倍。

一、原因

(一)雌、孕激素比例失调

可能与内源性前列腺素和雌二醇分泌不足以及孕酮水平增高有关,导致孕激素优势,抑制前列腺素和缩宫素,使子宫不收缩,延迟分娩发动。

(二)胎儿畸形

无脑儿畸胎不合并羊水过多时,由于胎儿无下丘脑,垂体-肾上腺轴发育不良,胎儿肾上腺皮质产生的肾上腺皮质激素及雌三醇的前身物质16α-羟基硫酸脱氢表雄酮不足使雌激素形成减少,孕周可长达45周。

(三)遗传因素

某家族、某个体常反复发生过期妊娠,提示过期妊娠与遗传因素可能有关。胎盘硫酸酯酶缺乏症是罕见的伴性隐性遗传病,可导致过期妊娠,系因胎儿肾上腺与肝脏虽能产生足量16α-羟基硫酸脱氢表雄酮,但胎盘缺乏硫酸酯酶,使其不能脱去硫酸根转变成雌二醇及雌三醇,从而血中雌二醇及雌三醇明显减少,致使分娩难以启动。

(四)子宫收缩刺激发射减弱

头盆不称或胎位异常,胎先露对子宫颈内口及子宫下段的刺激不强,可致过期妊娠。

二、病理

(一)胎盘

过期妊娠的胎盘主要有两种类型:一种是胎盘的外观和镜检均与足月胎盘相似,胎盘功能基本正常;另一种表现为胎盘功能减退,如胎盘绒毛内的血管床减少,间质内纤维化增加,以及合体细胞结节形成增多;胎盘表面有梗死和钙化,组织切片显示绒毛表面有纤维蛋白沉淀、绒毛内有血管栓塞等。

(二)胎儿

1.正常生长

过期妊娠的胎盘功能正常,胎儿继续生长,约25%体重增加成为巨大儿,颅骨钙化明显,不易变形,导致经阴道分娩困难,使新生儿病率相应增加。

2.成熟障碍

由于胎盘血流不足和缺氧及养分的供应不足,胎儿不易再继续生长发育。可分为3期:第Ⅰ期为过度成熟,表现为胎脂消失,皮下脂肪减少,皮肤干燥松弛多皱褶,头发浓密,指(趾)甲长,身体瘦长,容貌似"小老人"。第Ⅱ期为胎儿缺氧,肛门括约肌松弛,有胎粪排出,羊水及胎儿皮肤黄染,羊膜和脐带绿染,围生儿病率及围生儿死亡率最高。第Ⅲ期为胎儿全身因粪染历时较长广泛着色,指(趾)甲和皮肤呈黄色,脐带和胎膜呈黄绿色。此期胎儿已经历和渡过Ⅱ期危险阶段,其预后反而比Ⅱ期好。

3.胎儿生长受限

小样儿可与过期妊娠共存,后者更增加胎儿的危险性。过期妊娠的诊断首先应正确核实预产期,并确定胎盘功能是否正常。

三、过期妊娠对母儿的影响

(一)胎儿窘迫

胎盘功能减退、胎儿供氧不足是过期妊娠时的主要病理变化。同时,胎儿越成熟,对缺氧的耐受能力越差,故当临产子宫收缩较强时,过期胎儿就容易发生窘迫,甚至在子宫内死亡。过期妊娠时胎儿宫内窘迫的发生率为13.1%～40.5%,为足月妊娠的1.5～10倍。1979－1986年间在柏林国立妇产医院的62 804次分娩,由过期妊娠导致的围产死亡中近四分之三与产时窒息和胎粪吸入有关。新生儿早期癫痫发作的发生率为5.4‰,而足月产新生儿为0.9‰。

(二)羊水量减少

妊娠38周后,羊水量开始减少,妊娠足月羊水量约为800 mL,后随妊娠延长羊水量逐渐减少。妊娠42周后约30%减少至300 mL以下,羊水胎盘粪染率明显增高,是足月妊娠的2～3倍,若同时伴有羊水过少,羊水粪染率增加。

(三)分娩困难及损伤

过期妊娠使巨大儿的发生率增加,达6.4%～15.0%。

四、诊断

(一)核实预产期

(1)认真核实末次月经。

(2)月经不规则者,可根据孕前基础体温上升的排卵期来推算预产期,或根据早孕反应及胎动出现日期推算,或早孕期妇科检查子宫大小情况,综合分析判断。

(3)B超检查:早期或孕中期的超声检查协助明确预产期。

(4)临床检查子宫符合足月孕大小,孕妇体重不再增加,或稍减轻,子宫颈成熟,羊水逐渐减少,均应考虑过期妊娠。

(二)判断胎盘功能

判断胎盘功能的方法包括:①胎动计数;②HPL测定;③尿 E_3 比值测定;④B超检查,包括双顶径、胎盘功能分级、羊水量等;⑤羊膜镜检查;⑥NST、OCT试验等。现分别阐述。

1.胎动计数

胎动计数是孕妇自我监护胎儿情况的一种简易的手段,每个孕妇自感的胎动数差异很大,孕妇18～20周开始自感有胎动,夜间尤为明显,孕29～38周为胎动最频繁时期,接近足月略为减少。如胎动异常应警惕胎儿宫内窘迫。缺氧早期胎儿躁动不安,表现为胎动明显增加,当缺氧严重时,胎动减少减弱甚至消失,胎动消失后,胎心一般在24～48小时内消失。每天早、中、晚固定时间各数1小时,每小时>3次,反映胎儿情况良好。也可将早、中、晚三次胎动次数的和乘4,即为12小时的胎动次数。如12小时胎动达30次以上,反映胎儿情况良好;如果胎动少于10次,则提示胎儿宫内缺氧。

2.尿雌三醇(E_3)及雌三醇/肌酐(E/C)比值测定

如24小时尿雌三醇的总量<10 mg,或尿E/C比值<10时,为子宫胎盘功能减退。

3.无负荷试验(NST)及宫缩负荷试验(CST)

(1)NST反应型:①每20分钟内有两次及以上伴胎心率加速的胎动;②加速幅度15次/分以上,持续15秒以上;③胎心率长期变异正常,3～6周期/分,变异幅度6～25次/分。

(2)NST无反应型:①监测40分钟无胎动或胎动时无胎心率加速反应。②伴胎心率基线长期变异减弱或消失。

(3)NST可疑型:①每20分钟内仅一次伴胎心加速的胎动;②胎心加速幅度<15次/分,持续<15秒;③基线长期变异幅度<6次/分;④胎心率基线水平异常,>160或<120次/分;⑤存在自发性变异减速。符合以上任何一条即列为NST可疑型。

4.胎儿超声生物物理相的观察

评价胎儿宫内生理状态采用五项胎儿生物物理指标(biophysical profile score,BPS)。BPS最先由Manning提出,五项指标包括:①无负荷试验(non-stress test,NST);②胎儿呼吸样运动(fetal breath movement,FBM);③胎动(fetal movement,FM);④胎儿肌张力(fetal tone,FT);⑤羊水量。

胎儿生物物理活动受中枢神经系统支配,中枢神经的各个部位对缺氧的敏感性存在差异。胎儿缺氧时首先NST为无反应型,FBM消失;缺氧进一步加重,FM消失,最后为FT消失。参照此顺序可了解胎儿缺氧的程度,估计其预后,也可减少监测中的假阳性率与假阴性率。

五、处理

过预产期应更严密地监护宫内胎儿的情况,每周应进行两次产前检查。凡妊娠过期尚不能确定,胎盘功能又无异常的表现,胎儿在宫内的情况良好,子宫颈尚未成熟,可在严密观察下待其自然临产。妊娠确已过期,并有下列任何一种情况时,应立即终止妊娠:①子宫颈已成熟;②胎儿体重>4 000 g;③每12 小时内的胎动计数<10 次;④羊水中有胎粪或羊水过少;⑤有其他并发症者;⑥妊娠已达 43 周。

根据子宫颈成熟情况和胎盘功能以及胎儿的情况来决定终止妊娠的方法。如子宫颈已成熟者,可采用人工破膜;破膜时羊水多而清,可在严密监护下经阴道分娩。子宫颈未成熟者可普贝生引产。如胎盘功能不良或胎儿情况紧急,应及时行剖宫产。

目前促子宫颈成熟的药物有:PGE$_2$制剂,如阴道内栓剂(可控释地诺前列酮栓);PGE$_1$类制剂,如米索前列醇。普贝生已通过美国食品与药品管理局(FDA)和中国食品与药品管理局(SFDA)批准,可用于妊娠晚期引产前的促子宫颈成熟。而米索前列醇被广泛用于促子宫颈成熟,证明合理使用是安全有效的,2003 年美国 FDA 已将米索前列醇禁用于晚期妊娠的条文删除。其他促子宫颈成熟的方法包括低位水囊、Foley 导尿管、昆布条、海藻棒等,需要在阴道无感染及胎膜完整时才能使用。但是有潜在感染、胎膜早破、子宫颈损伤的可能。

(一)前列腺素制剂

常用的促子宫颈成熟的药物主要是前列腺素制剂。PG 促子宫颈成熟的主要机制,一是通过改变子宫颈细胞外基质成分,软化子宫颈,如激活胶原酶,是胶原纤维溶解和基质增加;二是影响子宫颈和子宫平滑肌,使子宫颈平滑肌松弛,子宫颈扩张,宫体平滑肌收缩,牵拉子宫颈;三是促进子宫平滑肌细胞间缝隙连接的形成。

目前临床使用的前列腺素制剂如下。

1.PGE$_2$制剂

如阴道内栓剂(可控释地诺前列酮栓);是一种可控制释放的前列腺素 E$_2$制剂,含有 10 mg 地诺前列酮,以 0.3 mg/h 的速度缓慢释放,低温保存。外阴消毒后将可控释地诺前列酮栓置于阴道后穹隆深处,在药物置入后,嘱孕妇平卧位 20～30 分钟以利于吸水膨胀。2 小时后复查,仍在原位后可活动。可以控制药物释放,在出现宫缩过强或过频时能方便取出。出现以下情况时应及时取出:①临产;②放置 12 小时后;③如出现过强和过频宫缩、变态反应或胎心律异常时;④如取出后宫缩过强、过频仍不缓解,可使用宫缩抑制剂。

2.PGE$_1$类制剂

米索前列醇是一种人工合成的前列腺素 E$_1$类似物,有 100 μg 和 200 μg 两种片剂,主要用于防治消化道溃疡,大量临床研究证实其可用于妊娠晚期促子宫颈成熟。米索前列醇促子宫颈成熟具有价格低、性质稳定易于保存、作用时间长等优点,尤其适合基层医疗机构应用。美国妇产科学会(ACOG)重申对米索前列醇在产科领域使用的规范,新指南提出的多项建议中最重要的是,将 25 μg 作为促子宫颈成熟和诱导分娩的米索前列醇初始剂量,频率不宜超过每 3～6 小时给药1 次;有关大剂量米索前列醇(每 6 小时给药 50 μg)安全性的资料有限且不明确,所以对大剂量米索前列醇仅定为 B 级证据建议。参考 ACOG 的规范标准并结合我国米索前列醇临床应用经验,中华医学会妇产科学分会产科学组成员与相关专家经过多次讨论,制定我国米索前列醇在妊娠晚期促子宫颈成熟的应用常规：①用于妊娠晚期需要引产而子宫颈条件不成熟的孕妇。②每次阴道内放药剂量为 25 μg，放药时不要将药物压成碎片。如6小时后仍无宫缩，在重复使用米索前列醇前应做阴道检查，重新评估子宫颈成熟度，了解原放置的药物是否溶化、吸收。如未溶化和吸收者则不宜再放。每天总量不得超过 50 μg，以免药物吸收过多。③如需加用缩宫素，应该在最后一次放置米索前列醇 4 小时以上，并阴道检查证实药物已经吸收。④使用米索前列醇者应在产房观察，监测宫缩和胎心率，一旦出现宫缩过强或过频，应立即进行阴道检查，并取出残留药物。⑤有剖宫产史者或子宫手术史者禁用。

（二）缩宫素

小剂量静脉滴注缩宫素为安全常用的引产方法，但在子宫颈不成熟时，引产效果不好。其特点是：可随时调整用药剂量，保持生理水平的有效宫缩，一旦发生异常可随时停药，缩宫素作用时间短，半衰期为5～12分钟。静脉滴注缩宫素推荐使用低剂量，最好使用输液泵，起始剂量为 2.5 mU/min 开始，根据宫缩调整滴速，一般每隔 30 分钟调整一次，直至出现有效宫缩。有效宫缩的判定标准为 10 分钟内出现 3 次宫缩，每次宫缩持续 30～60 秒。最大滴速一般不得超过 10 mU/min，如达到最大滴速，仍不出现有效宫缩可增加缩宫素浓度。增加浓度的方法是以 5%葡萄糖 500 mL 中加 5 U 缩宫素即 1%缩宫素浓度，相当于每毫升液体含 10 mU 缩宫素，先将滴速减半，再根据宫缩情况进行调整，增加浓度后，最大增至 20 mU/min，原则上不再增加滴速和浓度。

（三）人工破膜术

用人工的方法使胎膜破裂，引起前列腺素和缩宫素释放，诱发宫缩，适用于子宫颈成熟的孕妇。缺点是有可能引起脐带脱垂或受压、母婴感染、前置血管破裂和胎儿损伤。不适用于胎头浮的孕妇。破膜前要排除阴道感染。应在宫缩间歇期破膜，以避免羊水急速流出引起脐带脱垂或胎盘早剥。破膜前后要听胎心、破膜后观察羊水性状和胎心变化情况。单纯应用人工破膜术效果不好时，可加用缩宫素静脉滴注。

（四）其他

其他促子宫颈成熟的方法主要是机械性扩张，种类很多，包括低位水囊、Foley 导尿管、昆布条、海藻棒等，需要在阴道无感染及胎膜完整时才能使用。主要是通过机械刺激子宫颈管，促进子宫颈局部内源性前列腺素合成与释放而促进子宫颈管软化成熟。其缺点是有潜在感染、胎膜早破、子宫颈损伤的可能。

（五）产时处理

临产后应严密观察产程进展和胎心监测，如发现胎心律异常，产程进展缓慢，或羊水混有胎粪时，应即行剖宫产。产程中应充分给氧。胎儿娩出前做好一切抢救准备，当胎头娩出后即应清除鼻腔及鼻咽部黏液和胎粪。过期产儿病率及死亡率高，应加强其护理和治疗。

六、临床特殊情况的思考和建议

（1）过期妊娠：子宫存在疤痕的延期妊娠。

（2）子宫疤痕：剖宫产、子宫肌瘤剥出（腹腔镜下或开腹子宫肌瘤剥出）、子宫损伤。随着我国剖宫产率居高不下，剖宫产后再次妊娠的比例越来越高，这里主要指剖宫产史的延期妊娠。随着剖宫产后再次妊娠阴道分娩开展，出现了剖宫产史的延期妊娠。对于剖宫产史的延期妊娠，处理比较棘手：由于采用药物（前列腺素或缩宫素）或人工破膜引产后，在产程中子宫破裂的风险将会增加,并不主张进行药物和人工破膜引产,所以采用再次择期剖宫产是比较安全的选择。

(耿海霞)

第三节 母儿血型不合

母儿血型不合是孕妇与胎儿之间因血型不合而产生的同种血型免疫性疾病,发生在胎儿期和新生儿早期,是胎儿新生儿溶血性疾病中重要的病因。胎儿的基因一半来自母亲,一半来自父亲。从父亲遗传来的红细胞血型抗原为其母亲所缺乏时,此抗原在某种情况下可通过胎盘进入母体,刺激产生相应的免疫抗体。再次妊娠时,抗体可通过胎盘进入胎儿体内,与胎儿红细胞上相应的抗原结合发生凝集、破坏,出现胎儿溶血,导致流产、死胎或新生儿发生不同程度的溶血性贫血或核黄疸后遗症,造成智能低下、神经系统及运动障碍等后遗症。母儿血型不合主要有 ABO 型和 Rh 型两大类:ABO 血型不合较为多见,危害轻,常被忽视;Rh 血型不合在我国少见,但病情重。

一、发病机制

(一)胎儿红细胞进入母体

血型抗原、抗体反应包括初次反应、再次反应及回忆反应。抗原初次进入机体后,需经一定的潜伏期后产生抗体,但量不多,持续时间也短。一般是先出现 IgM,约数周至数月消失,继 IgM 之后出现 IgG,当 IgM 接近消失时 IgG 达到高峰,在血中维持时间长,可达数年。IgA 最晚出现,一般在 IgM、IgG 出现后 2~8 周方可检出,持续时间长;相同抗原与抗体第二次接触后,先出现原有抗体量的降低,然后 IgG 迅速大量产生,可比初次反应时多几倍到几十倍,维持时间长,IgM 则很少增加;抗体经过一段时间后逐渐消失,如再次接触抗原,可使已消失的抗体快速增加。

母胎间血循环不直接相通,中间存在胎盘屏障,但这种屏障作用是不完善的,在妊娠期微量的胎儿红细胞持续不断地进入母体血液循环中,且这种运输随着孕期而增加,有学者对 16 例妊娠全过程追踪观察:妊娠早、中、晚期母血中有胎儿红细胞发生率分别为 6.7%、15.9%、28.9%。足月妊娠时如母儿 ABO 血型不合者,在母血中存在胎儿红细胞者占 20%,而 ABO 血型相合者可达 50%。大多数孕妇血中的胎儿血是很少的,仅 0.1~3.0 mL,如反复多次小量胎儿血液进入母体,则可使母体致敏。早期妊娠流产的致敏危险是 1%,人工流产的致敏危险是 20%~25%,在超声引导下进行羊水穿刺的致敏危险是 2%,绒毛取样的危险性可能高于 50%。

(二)ABO 血型不合

99% 发生在 O 型血孕妇,自然界广泛存在与 A(B)抗原相似的物质(植物、寄生虫、接种疫苗),接触后也可产生抗 A(B)IgG 抗体,故新生儿溶血病有 50% 发生在第一胎。另外,A(B)抗原的抗原性较弱,胎儿红细胞表面反应点比成人少,故胎儿红细胞与相应抗体结合也少。孕妇血清中即使有较高的抗 A(B)IgG 滴定度,新生儿溶血病病情却较轻。

(三)Rh 血型不合

Rh 系统分为 3 组:Cc、Dd 和 Ee,有无 D 抗原决定是阳性还是阴性。孕妇为 Rh 阴性,配偶为 Rh 阳性，再次妊娠时有可能发生新生儿 Rh 溶血病。Rh 抗原特异性强，只存在 Rh 阳性的红细胞上，正常妊娠时胎儿血液经胎盘到母血循环中大多数不足 0.1 mL，虽引起母体免疫，但产生的抗 Rh 抗体很少，第一胎常因抗体不足而极少发病。随着妊娠次数的增加，母体不断产生抗体而引起胎儿溶血的机会越多，甚至屡次发生流产或死胎，但如果母亲在妊娠前输过 Rh（＋）血，则体内已有 Rh 抗体，在第一胎妊娠时即可发病，尤其是妊娠期接受 Rh（＋）输血，对母子的危害更大。虽然不知道引起 Rh 阴性母体同种免疫所需的 Rh 阳性细胞确切数，但临床及实验均已证明 0.03～0.07 mL 的胎儿血就可以使孕妇致敏而产生抗 Rh 抗体。致敏后，再次妊娠时极少量的胎儿血液渗漏都会使孕妇抗 Rh 抗体急剧上升。

（四）ABO 血型对 Rh 母儿血型不合的影响

Levin 曾首次观察到胎儿血型为 Rh（＋）A 或 B 型与 Rh（－）O 型母亲出现 ABO 血型不合时，则 Rh 免疫作用发生率降低。其机制不清楚，有人认为由于母体中含有抗 A 或抗 B 自然抗体，因而进入母体的胎儿红细胞与这些抗体发生凝集，并迅速破坏，从而防止 Rh 抗原对母体刺激，保护胎儿以免发生溶血。

二、诊断

（一）病史

凡过去有不明原因的死胎、死产或新生儿溶血病史孕妇，可能发生血型不合。

（二）辅助检查

1.血型检查

孕妇血型为 O 型，配偶血型为 A、B 或 AB 型，母儿有 ABO 血型不合可能；孕妇为 Rh 阴性，配偶为 Rh 阳性，母儿有 Rh 血型不合可能。

2.孕妇血液 ABO 和 Rh 抗体效价测定

孕妇血清学检查阳性，应定期测定效价。孕 28～32 周，每 2 周测定一次，32 周后每周测定一次。如孕妇 Rh 血型不合，效价在 1∶32 以上，ABO 血型不合，抗体效价在 1∶512 以上，提示病情严重，结合过去有不良分娩史，要考虑终止妊娠；但是 ABO 母儿血型不合孕妇效价的高低并不与新生儿预后明显相关。

3.羊水中胆红素测定

用分光光度计做羊水胆红素吸光度分析，吸光度值差（Δ94 A450）大于 0.06 为危险值，0.03～0.06 为警戒值，小于 0.03 为安全值。

4.B 超检查

在 Rh 血型不合的患者，需要定期随访胎儿超声，严重胎儿贫血患儿可见羊水过多、胎儿皮肤水肿、胸腔积液、腹水、心脏扩大、心胸比例增加、肝脾肿大及胎盘增厚等。胎儿大脑中动脉血流速度的收缩期的峰值（peak systolic velocity，PSV）升高可判断胎儿贫血的严重程度。

三、治疗

（一）妊娠期治疗

1.孕妇被动免疫

在 RhD（－）的孕妇应用抗 D 的免疫球蛋白主要的目的是预防下一胎发生溶血。指征：在流产或分娩后 72 小时内注射抗 D 免疫球蛋白 300 μg。

2.血浆置换法

Rh 血型不合孕妇,在妊娠中期(24～26 周)胎儿水肿未出现时,可进行血浆置换术,300 mL 血浆可降低一个比数的滴定度,此法比直接胎儿宫内输血,或新生儿换血安全,但需要的血量较多,疗效相对较差。

3.口服中药

如三黄汤或茵陈蒿汤。如果抗体效价下降缓慢或不下降,可一直服用至分娩。但目前中药治疗母儿血型不合的疗效缺乏循证依据。

4.胎儿输血

死胎和胎儿水肿的主要原因是重度贫血,宫内输血的目的在于纠正胎儿的贫血,常用于 Rh 血型不合的患者。宫内输血的指征:根据胎儿超声检查发现胎儿有严重的贫血可能,主要表现为胎儿大脑中动脉的血流峰值升高,胎儿水肿、羊水过多等;输血前还需要脐带穿刺检查胎儿血红蛋白进一步确定胎儿 Hb<120 g/L。输血的方法有脐静脉输血和胎儿腹腔内输血两种方式。所用血液满足以下条件:不含相应母亲抗体的抗原;血细胞比容为 80%;一般用 Rh(一)O 型新鲜血。在 B 型超声指导下进行,经腹壁在胎儿腹腔内注入 Rh 阴性并与孕妇血不凝集的浓缩新鲜血每次 20～110 mL,不超过 20 mL/kg。腹腔内输血量可按下列公式计算:(孕周一20)×10 mL。输血后需要密切监测抗体滴度和胎儿超声,可反复多次宫内输血。

5.引产

妊娠近足月抗体产生越多,对胎儿威胁也越大,故于 36 周以后,遇下列情况可考虑引产。①抗体效价:Rh 血型不合,抗体效价达 1∶32 以上;而对于 ABO 母儿血型不合一般不考虑提前终止妊娠;考虑效价高低以外,还要结合其他产科情况,综合决定。②死胎史,特别是前一胎死因是溶血症者。③各种监测手段提示胎儿宫内不安全,如胎动改变、胎心监护图形异常,听诊胎心改变。④羊膜腔穿刺:羊水深黄色或胆红素含量升高。

(二)分娩期治疗

(1)争取自然分娩,避免用麻醉药、镇静剂,减少新生儿窒息的机会。

(2)分娩时做好抢救新生儿的准备,如气管插管、加压给氧,以及换血准备。

(3)娩出后立即断脐,减少抗体进入婴儿体内。

(4)胎盘端留脐血送血型、胆红素,抗人球蛋白试验及特殊抗体测定,并查红细胞、血红蛋白、有核红细胞与网织红细胞计数。

(三)新生儿处理

多数 ABO 血型不合的患儿可以自愈,严重的患者可出现病理性黄疸、核黄疸等。黄疸明显者,根据血胆红素情况予以:蓝光疗法每天 12 小时,分 2 次照射;口服苯巴比妥 5～8 mg/(kg·d);血胆红素高者予以人血清蛋白静脉注射 1 g/(kg·d),使与游离胆红素结合,以减少核黄疸的发生;25% 的葡萄糖液注射;严重贫血者及时输血或换血治疗。

(耿海霞)

第四节　胎儿生长受限

胎儿生长受限(fetal growth restriction,FGR)指胎儿体重低于其孕龄平均体重第10百分位数或低于其平均体重的2个标准差。

将新生儿的出生体重按孕龄列出百分位数,取10百分位数及90百分位数二根曲线,在10百分位以下者称小于胎龄儿(small for gestational age,SGA),在90百分位以上称大于胎龄儿(large for gestational age,LGA),在90和10百分位之间称适于胎龄儿(appropriate for gestational age,AGA)。20世纪60年代后上海地区将小于胎龄儿统称为小样儿,分为早产小样儿、足月小样儿及过期小样儿。但并不是出生体重低于第10百分位数的婴儿都是病理性生长受限,有些偏小是因为体质因素,仅仅是小个子。1992年Gardosi等认为,有25%~60%婴儿诊断为小于胎龄儿,但如果排除如母体的种族、孕产次及身高等影响出生体重的因素,这些婴儿实际上是适于胎龄儿。1969年Usher等提出胎儿生长的标准定义应基于正常范围平均值的±2标准差,与第10百分位数相比,此定义将SGA儿限定在3%,后一种定义更有临床意义,因为这部分婴儿中预后最差的是出生体重低于第3百分位数。国外报道宫内生长受限儿的发生率为全部活产的4.5%~10.0%,上海新华医院资料小样儿的发生率为3.1%。

一、病因学

胎儿生长受限的病因迄今尚未完全阐明。约有40%发生于正常妊娠,30%~40%发生于母体有各种妊娠并发症或合并症者,10%由于多胎妊娠,10%由于胎儿感染或畸形。下列各因素可能与胎儿生长受限的发生有关。

(一)孕妇因素

1.妊娠并发症和合并症

妊娠期高血压疾病、慢性肾炎、糖尿病血管病变的孕妇由于子宫胎盘灌注不够易引起胎儿生长受限。自身免疫性疾病、发绀型心脏病、严重遗传型贫血等均引起FGR。

2.遗传因素

胎儿出生体重差异,40%来自父母的遗传基因,又以母亲的影响较大,如孕妇身高、孕前体重、妊娠时年龄以及孕产次等。

3.营养不良

孕妇偏食、妊娠剧吐以及摄入蛋白质、维生素、微量元素和热量不足的,容易产生小样儿,胎儿出生体重与母体血糖水平呈正相关。

4.烟、酒和某些药物的影响

吸烟、喝酒、麻醉剂及相关药品均与FGR相关。某些降压药由于降低动脉压,降低子宫胎盘的血流量,也影响胎儿宫内生长。

(二)胎儿因素

1.染色体异常

21、18或13-三体综合征,Turner综合征,猫叫综合征常伴发FGR。超声没有发现明显畸形的 FGR 胎儿中,近 20% 可发现核型异常,当生长受限和胎儿畸形同时存在时,染色体异常的概率明显增加。21-三体综合征胎儿生长受限一般是轻度的,18-三体综合征胎儿常有明显的生长受限。

2.胎儿畸形

如先天性成骨不全和各类软骨营养障碍等可伴发 FGR,严重畸形的婴儿有 1/4 伴随生长受限,畸形越严重,婴儿越可能是小于胎龄儿。许多遗传性综合征也与 FGR 有关。

3.胎儿感染

在胎儿生长受限病例中,多达 10% 的人发生病毒、细菌、原虫和螺旋体感染。宫内感染如风疹病毒、巨细胞病毒、弓形虫、梅毒螺旋体等均可引起 FGR。

4.多胎

与正常单胎相比,双胎或更多胎妊娠更容易发生其中一个或多个胎儿生长受限。

(三)胎盘因素

胎盘结构和功能异常是发生 FGR 的病因,在 FGR 中孕 36 周后胎盘增长缓慢、胎盘绒毛膜面积和毛细血管面积均减少。慢性部分胎盘早剥、广泛性梗死或绒毛膜血管瘤均可造成胎儿生长受限。脐带帆状附着也可导致胎儿生长受限。

二、分类和临床表现

(一)内因性均称型 FGR

少见,属于早发性胎儿生长受限,在受孕时或在胚胎早期,不良因素即发生作用,使胎儿生长、发育严重受限。其原因包括染色体异常、病毒感染、接触放射性物质及其他有毒物质。因胎儿在体重、头围和身长三方面均受限,头围与腹围均小,故称均称型。

特点:①体重、身长、头径相称,但均小于该孕龄正常值。②外表无营养不良表现,器官分化或成熟度与孕龄相符,但各器官的细胞数量均减少,脑重量轻,神经元功能不全和髓鞘形成迟缓。③胎盘体积重量小,但组织结构无异常,胎儿无缺氧表现。④胎儿出生缺陷发生率高,围生儿病死率高,预后不良。产后新生儿多有脑神经发育障碍,伴小儿智力障碍。

(二)外因性不匀称型 FGR

常见,属于继发性生长发育不良,胚胎发育早期正常,至妊娠中晚期受到有害因素的影响,常见于妊娠期高血压疾病、慢性高血压、糖尿病、过期妊娠,导致胎盘功能不全。

特点:①新生儿外表呈营养不良或过熟儿状态,发育不匀称,身长、头径与孕龄相符而体重偏低。②胎儿常有宫内慢性缺氧及代谢障碍,各器官细胞数量正常,但细胞体积缩小,以肝脏为著。③胎盘体积正常,但功能下降,伴有缺血、缺氧的病理改变,常有梗死、钙化、胎膜黄染等。④新生儿在出生以后躯体发育正常,易发生低血糖。

(三)外因性均称型 FGR

为上述两型的混合型,其病因有母儿双方的因素,常因营养不良、缺乏叶酸、氨基酸等微量元素,或有害药物的影响所致。有害因素在整个妊娠期间均产生影响。

特点:①新生儿身长、体重、头径均小于该孕龄正常值,外表有营养不良表现。②各器官细胞数目减少,导致器官体积均缩小,肝脾严重受累,脑细胞数也明显减少。③胎盘小,外观正常。胎儿少有宫内缺氧,但存在代谢不良。④新生儿的生长与智力发育常受到影响。

三、诊断

(一)产前检查

准确判断孕龄,详细询问孕产史及有无高血压、慢性肾病、严重贫血等疾病史,有无接触有毒有害物质及不良嗜好,判断是否存在导致 FGR 的高危因素。

(二)宫高及体重的测量

根据宫高推测胎儿的大小和增长速度,确定末次月经和孕周后,产前检查测量子宫底高度,在孕 28 周后如连续 2 次宫底高度小于正常的第 10 百分位数时,则有 FGR 的可能。另外,从孕 13 周起体重平均每周增加 350 g 直至足月,孕 28 周后如孕妇体重连续 3 周未增加,要注意是否有胎儿生长受限。

(三)定期 B 超监测

(1)头臀径:是孕早期胎儿生长发育的敏感指标。

(2)双顶径:对疑有胎儿生长受限者,应系统测量胎头双顶径,每 2 周 1 次观察胎头双顶径增长情况。正常胎儿在孕 36 周前其双顶径增长较快,如胎头双顶径每 2 周增长小于 2 mm,则为胎儿生长受限,若增长大于 4 mm,则可排除胎儿生长受限。

(3)腹围:胎儿腹围的测量是估计胎儿大小最可靠的指标。妊娠 36 周前腹围值小于头围值,36 周时相等,以后腹围大于头围,计算腹围/头围,若比值小于同孕周第 10 百分位,有 FGR 的可能。

(四)多普勒测速

与胎儿生长受限密切相关的多普勒异常特征是脐动脉、子宫动脉舒张末期血流消失或反流,胎儿静脉导管反流等,说明脐血管阻力增加。

(五)出生后诊断

(1)出生体重:胎儿出生后测量其出生体重,参照出生孕周,若低于该孕周应有的体重的第 10 百分位数,即可做出诊断。

(2)胎龄估计:对出生体重小于 2 500 g 的新生儿进行胎龄判断非常重要。由于约 15% 的孕妇没有正确的月经史加上妊娠早期的阴道流血与月经混淆,FGR 儿与早产儿的鉴别就很重要。外表观察对胎龄估计较为重要,对于胎龄未明的低体重儿可从神态、皮肤耳壳、乳腺跖纹、外生殖器等方面加以鉴定是 FGR 儿还是早产儿。临床上往往可以发现一些低体重儿肢体无水肿躯体缺毳毛,但耳壳软而不成形,乳房结节和大阴唇发育差的矛盾现象,则提示为早产 FGR 儿的可能。

四、治疗

(一)一般处理

(1)卧床休息:左侧卧位可使肾血流量和肾功能恢复正常,从而改善子宫、胎盘的供血。

(2)吸氧:胎盘交换功能障碍是导致 FGR 的原因之一,吸氧能够改善胎儿的内环境。

(3)补充营养物质:FGR 的病因众多,其中包括母血中营养物质利用度的降低,或胎盘物质交换受到影响,所以 FGR 治疗的理论基础有补充治疗,包括增加营养物质糖类和蛋白质的供应。治疗越早效果越好,小于孕 32 周开始治疗效果好,孕 36 周后治疗效果差。

(4)积极治疗引起 FGR 的高危因素:对于妊娠期高血压病、慢性肾炎可以用抗高血压药物、肝素治疗。

（5）口服小剂量阿司匹林：抑制血栓素 A_2 合成，提高前列环素与血栓素 A_2 比值，扩张血管，改善子宫胎盘血供，但不改变围产儿死亡率。

（6）钙离子拮抗剂：扩张血管，改善子宫动脉血流，在吸烟者中可增加胎儿体重，对非吸烟者尚无证据。

（二）产科处理

适时分娩：胎儿确定为 FGR 后，决定分娩时间较困难，必须在胎儿死亡的危险和早产的危害之间权衡利弊。

（1）近足月：足月或近足月的 FGR，应积极终止妊娠，可取得较好的胎儿预后。孕龄达到或超过 34 周时，如果有明显羊水过少应考虑终止妊娠。胎心率正常者可经阴道分娩，但这些胎儿与适于胎龄儿相比，多数不能耐受产程与宫缩，故应采取剖宫产。如果 FGR 的诊断尚未确立，应期待处理，加强胎儿监护，等待胎肺成熟后终止妊娠。

（2）孕 34 周前：确诊 FGR 时如果羊水量及胎儿监护正常继续观察，每周 B 超检查 1 次，如果胎儿正常并继续长大时，可继续妊娠等待胎儿成熟，否则考虑终止妊娠。须考虑终止妊娠时，酌行羊膜腔穿刺，测定羊水中 L/S 比值、肌酐等，了解胎儿成熟度，有助于临床处理决定。为促使胎儿肺表面活性物质产生，可用地塞米松 5 mg 肌内注射，每 8 小时 1 次或 10 mg 肌内注射 2 次/天，共 2 天。

（三）新生儿处理

FGR 儿存在缺氧容易发生胎粪吸入，故应即时处理新生儿，清理声带下的呼吸道吸出胎粪，并做好新生儿复苏抢救。及早喂养糖水以防止低血糖，并注意低血钙、防止感染及纠正红细胞增多症等并发症。

五、预后

FGR 近期和远期并发症发生均较高。

（1）FGR 儿出生后的个体生长发育很难预测，一般对称性或全身性 FGR 儿在出生后生长发育缓慢；相反，不对称型 FGR 儿出生后生长发育可以很快赶上。

（2）FGR 儿的神经系统及智力发育也不能准确预测，1992 年 Low 等在 9～11 年长期随访研究，发现有一半的 FGR 存在学习问题，有报道 FGR 儿易发生脑瘫。

（3）FGR 儿成年后高血压、糖尿病和冠心病等心血管和代谢性疾病发病率较高。

（4）再次妊娠 FGR 的发生率：有过 FGR 的妇女，再发生 FGR 的危险性增加。有 FGR 史及持续存在内科合并症的妇女，更易发生 FGR。

（耿海霞）

第五节　胎 儿 畸 形

广义的胎儿畸形指胎儿先天异常，包括胎儿各种结构畸形、功能缺陷、代谢以及行为发育的异常。又细分为代谢障碍异常、组织发生障碍异常、先天畸形和先天变形。

狭义的胎儿畸形,即胎儿先天畸形,是指由于内在的异常发育而引起的器官或身体某部位的形态学缺陷,又称为出生缺陷。

据美国 2006 年全球出生缺陷报告,全球每年大约有 790 万的出生缺陷儿出生,约占出生总人口的 6%。已被确认的出生缺陷有 7 000 多种,其中全球前五位的常见严重出生缺陷占所有出生缺陷的 25%,依次为先天性心脏病(104 万)、神经管缺陷(32.4 万)、血红蛋白病(地中海贫血,30.8 万)、唐氏综合征(21.7 万)和 G-6PD(17.7 万)。我国每年有 20 万~30 万肉眼可见的先天畸形儿出生,加上出生后数月和数年才显现的缺陷,先天残疾儿童总数高达 80 万~120 万,占每年出生人口总数的 4%~6%。据全国妇幼卫生监测办公室和中国出生缺陷监测中心调查,我国主要出生缺陷 2007 年排前五位的是先天性心脏病、多指(趾)、总唇裂、神经管缺陷和脑积水。

一、病因

导致胎儿畸形的因素目前认为主要由遗传、环境因素,以及遗传和环境因素共同作用所致。遗传原因(包括染色体异常和基因遗传病)占 25%;环境因素(包括放射、感染、母体代谢失调、药物及环境化学物质等)占 10%;两种原因相互作用及原因不明占 65%。

(一)遗传因素

目前已经发现有 5 000 多种遗传病,究其病因,主要分为单基因遗传病、多基因遗传病和染色体病。

单基因病是由于一个或一对基因异常引起,可表现为单个畸形或多个畸形。按遗传方式分为常见常染色体显性遗传病[多指(趾)、并指(趾)、珠蛋白生成障碍性贫血、多发性家族性结肠息肉、多囊肾、先天性软骨发育不全、先天性成骨发育不全、视网膜母细胞瘤等]、常染色体隐性遗传病(白化病、苯丙酮尿症、半乳糖血症、黏多糖病、先天性肾上腺皮质增生症等)、X 连锁显性遗传病(抗维生素 D 佝偻病、家族性遗传性肾炎等)和 X 连锁隐性遗传病(血友病、色盲、进行性肌营养不良等)。

多基因遗传病是由于两对以上基因变化,通常仅表现为单个畸形。多基因遗传病的特点:基因之间没有显、隐性的区别,而是共显性,每个基因对表型的影响很小,称为微效基因,微效基因具有累加效应,常常是遗传因素与环境因素共同作用。常见多基因遗传病有先天性心脏病、小儿精神分裂症、家族性智力低下、脊柱裂、无脑儿、少年型糖尿病、先天性肥大性幽门狭窄、重度肌无力、先天性巨结肠、气道食管瘘、先天性腭裂、先天性髋脱位、先天性食管闭锁、马蹄内翻足、原发性癫痫、躁狂抑郁精神病、尿道下裂、先天性哮喘、睾丸下降不全、脑积水等。

染色体数目或结构异常(包括常染色体和性染色体)均可导致胎儿畸形,又称染色体病,如 21-三体综合征、18-三体综合征、13-三体综合征、Turner 综合征等。

(二)环境因素

环境因素包括放射、感染、母体代谢失调、药物及环境化学物质、毒品等环境中可接触的物质。环境因素致畸与其剂量-效应、临界作用以及个体敏感性吸收、代谢、胎盘转运、接触程度等有关。20 世纪 40 年代广岛长崎上空爆炸原子弹诱发胎儿畸形,50 年代甲基汞污染水体引起先天性水俣病,以及 60 年代反应停在短期内诱发近万例海豹畸形以来,环境因素引起先天性发育缺陷受到了医学界的高度重视。风疹病毒可引起胎儿先天性白内障、心脏异常,梅毒也可引起胎儿畸形。另外,环境因素常常参与多基因遗传病的发生。

二、胎儿畸形的发生易感期

在卵子受精后 2 周,孕卵着床前后,药物及周围环境毒物对胎儿的影响表现为"全"或"无"效应。"全"表示胚胎受损严重而死亡,最终流产;"无"指无影响或影响很小,可以经其他早期的胚胎细胞的完全分裂代偿受损细胞,胚胎继续发育,不出现异常。"致畸高度敏感期"在受精后 3~8 周,亦即停经后的 5~10 周,胎儿各部开始定向发育,主要器官均在此时期内初步形成。如神经在受精后 15~25 天初步形成,心脏在 20~40 天,肢体在 24~26 天。该段时间内受到环境因素影响,特别是感染或药物影响,可能对将发育成特定器官的细胞发生伤害,胚胎停育或畸变。8 周后进入胎儿阶段,致畸因素作用后仅表现为细胞生长异常或死亡,极少导致胎儿结构畸形。

三、常见胎儿畸形

(一)先天性心脏病

由多基因遗传及环境因素综合致病。发病率为 8‰ 左右,妊娠糖尿病孕妇胎儿患先天性心脏病的概率升高。环境因素中妊娠早期感染,特别是风疹病毒感染容易引起发病。

先天性心脏病种类繁多,有法洛四联症、室间隔缺损、左心室发育不良、大血管转位、心内膜垫缺损、Ebstein 畸形、心律失常等。由于医学超声技术水平的提高,绝大多数先天性心脏病可以在妊娠中期发现。

(1)法洛四联症:指胎儿心脏同时出现以下四种发育异常——室间隔缺损、右心室肥大、主动脉骑跨和肺动脉狭窄。占胎儿心脏畸形的 6%~8%,属于致死性畸形,一旦确诊,建议终止妊娠。

(2)室间隔缺损:是最常见的先天性心脏病。占 20%~30%。可分为 3 种类型。①漏斗部,又称圆锥间隔,约占室间隔的 1/3;②膜部室间隔,面积甚小,直径不足 1.0 cm;③肌部间隔,面积约占 2/3。膜部间隔为缺损好发部位,肌部间隔缺损最少见。

各部分缺损又分若干亚型:①漏斗部缺损分干下型(缺损位于肺动脉瓣环下,主动脉右与左冠状瓣交界处之前),嵴上(内)型缺损(位于室上嵴之内或左上方);②膜部缺损分嵴下型(位于室上嵴右下方),单纯膜部缺损,隔瓣下缺损(位于三尖瓣隔叶左下方);③肌部缺损可发生在任何部位,可单发或多发。大部分室间隔缺损出生后需要手术修补。

(3)左心室发育不良:占胎儿心脏畸形的 2%~3%,左心室狭小,常合并有二尖瓣狭窄或闭锁、主动脉发育不良。属致死性心脏畸形。

(4)大血管转位:占胎儿心脏畸形的 4%~6%,发生于孕 4~5 周,表现为主动脉从右心室发出,肺动脉从左心室发出,属于复杂先天畸形。出生后需要手术治疗。首选手术方式是动脉调转术动脉调转术,但因需冠状动脉移植、肺动脉瓣重建为主动脉瓣、血管转位时远段肺动脉扭曲、使用停循环技术等,术后随访发现患儿存在冠状动脉病变、主动脉瓣反流、神经发育缺陷、肺动脉狭窄等并发症。

(5)心内膜垫缺损:占胎儿心脏畸形的 5% 左右,其中 60% 合并有其他染色体异常。心内膜垫是胚胎的结缔组织,参与形成心房间隔、心室间隔的膜部,以及二尖瓣和三尖瓣的瓣叶和腱索。心内膜垫缺损又称房室管畸形,主要病变是房室环上、下方心房和心室间隔组织部分缺失,且可伴有不同程度的房室瓣畸形。出生后需手术治疗,合并染色体异常时,预后不良。

(6)Ebstein 畸形:占胎儿心脏畸形的 0.3% 左右,属致死性心脏畸形。1866 年Ebstein首次报道,又名三尖瓣下移畸形。三尖瓣隔瓣和/或后瓣偶尔连同前瓣下移附着于近心尖的右室壁上,将右室分为房化右室和功能右室,异位的瓣膜绝大多数关闭不全,也可有狭窄。巨大的房化右室和严重的三尖瓣关闭不全影响患者心功能,有报道48%胎死宫内,35%出生后虽经及时治疗仍死亡。

(7)胎儿心律失常:占胎儿的10%～20%,主要表现为期外收缩(70%～88%)、心动过速(10%～15%)和心动过缓(8%～12%)。胎儿超声心动图是产前检查胎儿心律失常的可靠的无创性影像技术,其应用有助于早期检出并指导心律失常胎儿的处理。大多数心律失常的胎儿预后良好,不需要特殊治疗,少部分合并胎儿畸形或出现胎儿水肿,则预后不良,可采用宫内药物(如地高辛)治疗改善预后。

除上述胎儿心脏畸形外,还有永存动脉干、心室双流出道、心肌病、心脏肿瘤等。必须提出的是,心脏畸形常常不是单独存在,有的是某种遗传病的一种表现,需要排查。

(二)多指(趾)

临床分为3种类型:①单纯多余的软组织块或称浮指;②具有骨和关节正常成分的部分多指;③具有完全的多指。超过100多种异常或遗传综合征合并有多指(趾)表现,预后也与是否合并有其他异常或遗传综合征有关。单纯多指(趾)具有家族遗传性,手术效果良好。目前国内很多医院没有将胎儿指(趾)形状和数量观察作为常规筛查项目。

(三)总唇裂

总唇裂包括唇裂和腭裂。发病率为1‰,再发危险为4%。父为患者,后代发生率3%;母为患者,后代发生率14%。单纯小唇裂出生后手术修补效果良好,但严重唇裂同时合并有腭裂时,影响哺乳。B型超声妊娠中期筛查有助诊断,但可能漏诊部分腭裂,新生儿预后与唇腭裂种类、部位、程度,以及是否合并有其他畸形或染色体异常有关。孕前3个月开始补充含有一定叶酸的多种维生素可减少唇腭裂的发生。

(四)神经管缺陷

神经管在胚胎发育的4周前闭合。孕早期叶酸缺乏可引起神经管关闭缺陷。神经管缺陷包括无脑儿、枕骨裂、露脑与脊椎裂。各地区的发病率差异较大,我国北方地区高达6‰～7‰,占胎儿畸形总数的40%～50%,而南方地区的发病率仅为1‰左右。

1.无脑儿

颅骨与脑组织缺失,偶见脑组织残基,常伴肾上腺发育不良及羊水过多。属致死性胎儿畸形。孕妇血清甲胎蛋白(AFP)异常升高,B型超声检查可以确诊,表现为颅骨不显像,双顶径无法测量。一旦确诊,建议终止妊娠。即使妊娠足月,约75%在产程中死亡,其他则于产后数小时或数天死亡。无脑儿外观颅骨缺失、双眼暴突、颈短。

2.脊柱裂

脊柱裂是指由于先天性的椎管闭合不全,在脊柱的背或腹侧形成裂口,可伴或不伴有脊膜、神经成分突出的畸形。可分为囊性脊柱裂和隐性脊柱裂,前者根据膨出物与神经、脊髓组织的病理关系分为脊膜膨出、脊髓脊膜膨出和脊髓裂。囊性脊柱裂的患儿于出生后即见在脊椎后纵轴线上有囊性包块突起,呈圆形或椭圆形,大小不等,有的有细颈或蒂,有的基底部较大无颈。脊髓脊膜膨出均有不同程度神经系统症状和体征,患儿下肢无力或足畸形,大小便失禁或双下肢呈完全弛缓性瘫痪。脊髓裂生后即可看到脊髓外露,局部无包块,有脑脊液漏出,常并有严重神经功能障碍,不能存活。囊性脊柱裂几乎均须手术治疗。隐性脊柱裂为单纯骨性裂隙,常见于腰骶部第五腰椎和第一骶椎。病变区域皮肤大多正常,少数显示色素沉着、毛细血管扩张、皮肤凹陷、局部多毛现象。在婴幼儿无明显症状,长大以后可出现腰腿痛或排尿排便困难。

孕期孕妇血清甲胎蛋白(AFP)异常升高,B型超声排畸筛查可发现部分脊柱排列不规则或有不规则囊性物膨出,常伴有 lemon 征(双顶径测定断面颅骨轮廓呈柠檬状)和 banana 征(小脑测定断面小脑呈香蕉状)。孕前3个月起至孕后3个月补充叶酸,可有效预防脊柱裂发生。

(五)脑积水

与胎儿畸形、感染、遗传综合征、脑肿瘤等有关。最初表现为轻度脑室扩张,处于动态变化过程。单纯轻度脑室扩张无严重后果,但当脑脊液大量蓄积,引起颅压升高、脑室扩张、脑组织收受压、颅腔体积增大、颅缝变宽、囟门增大时,则会引起胎儿神经系统后遗症,特别是合并其他畸形或遗传综合征时,则预后不良。孕期动态B型超声检查有助于诊断。对于严重脑室扩张伴有头围增大时,或合并有 Dandy-Walker 综合征等其他异常时,建议终止妊娠。

(六)唐氏综合征

唐氏综合征又称21-三体综合征或先天愚型,是最常见的染色体异常。发病率为1/800。根据染色体核型的不同,唐氏综合征分为三种类型,即单纯21-三体型、嵌合型和易位型。唐氏综合征的发生起源于卵子或精子发生的减数分裂过程中随机发生的染色体的不分离现象,导致21号染色体多了一条,破坏了正常基因组遗传物质间的平衡,造成患儿智力低下,颅面部畸形及特殊面容,肌张力低下,多并发先天性心脏病,患者白血病的发病率增高,为普通人群的10~20倍。生活难以自理,患者预后一般较差,50%左右于5岁前死亡。目前对唐氏综合征缺乏有效的治疗方法。

通过妊娠早、中期唐氏综合征母体血清学检测(早期 PAPP-A、游离 β-HCG,中期 AFP、β-HCG 和 uE$_3$ 等),结合B超检查,可检测90%以上的唐氏综合征。对高风险胎儿,通过绒毛活检或羊水穿刺或脐血穿刺等技术作染色体核型分析可以确诊。一旦确诊,建议终止妊娠。

多数单纯21-三体型唐氏综合征患者的产生是由于配子形成中随机发生的,其父母多正常,没有家族史,与高龄密切相关。因此,即使夫妇双方均不是唐氏综合征患者,仍有可能怀有唐氏综合征的胎儿。易位型患者通常由父母遗传而来,对于父母一方为染色体平衡易位时,所生子女中,1/3正常,1/3为易位型患者,1/3为平衡易位型携带者。如果父母之一为21/21平衡易位携带者,其活婴中全部为21/21易位型患者。

四、辅助检查

随着母胎医学的发展,现在很多胎儿畸形可以在产前发现或干预。采用的手段有以下几方面。

(一)产科B超检查

除早期B超确定宫内妊娠、明确孕周、了解胚胎存活发育情况外,早期妊娠和中期妊娠遗传学超声筛查,可以发现70%以上的胎儿畸形。

(二)母体血清学筛查

可用于胎儿染色体病特别是唐氏综合征的筛查。早孕期检测 PAPPA 和 β-HCG,中孕期检测 AFP、β-HCG 和 uE$_3$,是广泛应用的组合。优点是无创伤性,缺点是只能提供风险率,不能确诊。

(三)侵入性检查

孕早期绒毛吸取术,孕中期羊膜腔穿刺术和孕中晚期脐带穿刺术可以直接取样,进行胎儿细胞染色体诊断。

(四)胎儿镜

有创、直观,对发现胎儿外部畸形(包括一些 B 超不能发现的小畸形)优势明显,但胎儿高流失率阻碍其临床广泛应用。

(五)孕前及孕期母血 TORCH 检测

有助于了解胎儿畸形的风险与病因。

(六)分子生物学技术

从孕妇外周血中富集胎儿来源的细胞或遗传物质,联合应用流式细胞仪、单克隆抗体技术、聚合酶链反应技术进行基因诊断,是胎儿遗传疾病产前诊断的发展方向。

五、预防和治疗

预防出生缺陷应实施三级预防。一级预防是通过健康教育、选择最佳生育时机、遗传咨询、孕前保健、合理营养、避免接触放射线和有毒有害物质、预防感染、谨慎用药、戒烟戒酒等孕前阶段综合干预,减少出生缺陷的发生。二级预防是通过孕期筛查和产前诊断识别胎儿严重先天缺陷,早期发现,早期干预,减少缺陷儿的出生。三级预防是指对新生儿疾病的早期筛查、早期诊断、及时治疗,避免或减轻致残,提高患儿生活质量和生存概率。

建立、健全围产期保健网,向社会广泛宣传优生知识,避免近亲婚配或严重的遗传病患者婚配;同时提倡适龄生育,加强遗传咨询和产前诊断;注意环境保护,减少各种环境致畸因素的危害,可有效地降低各种先天畸形儿的出生率。

对于无脑儿、严重脑积水、法洛四联症、唐氏综合征等致死性或严重畸形,一经确诊应行引产术终止妊娠;对于有存活机会且能通过手术矫正的先天畸形,分娩后转有条件的儿科医院进一步诊治。宫内治疗胎儿畸形国内外有一些探索并取得疗效,如双胎输血综合征的宫内激光治疗,胎儿心律失常的宫内药物治疗等。对于胎儿畸形的宫内外科治疗,争议较大,需要进一步研究探索。

(耿海霞)

第六节 胎 儿 窘 迫

胎儿在宫内有缺氧征象危及胎儿健康和生命者,称为胎儿窘迫。胎儿窘迫是一种由于胎儿缺氧而表现的呼吸、循环功能不全综合征,是当前剖宫产的主要适应证之一。胎儿窘迫主要发生在临产过程,以第一产程末及第二产程多见,也可发生在妊娠后期。发病率各家报道不一,一般在10.0%～20.5%。产前及产时胎儿窘迫是围产儿死亡的主要原因。

一、病因

通过子宫胎盘循环,母体将氧输送给胎儿,CO_2 从胎儿排入母体,在输送交换过程中某一环节出现障碍,均可引起胎儿窘迫。

（一）母体血氧含量不足

如产妇患严重心肺疾病或心肺功能不全、妊娠期高血压疾病、高热、重度贫血、失血性休克、仰卧位低血压综合征等，均使母体血氧含量降低，影响对胎儿的供氧。导致胎儿缺氧的母体因素如下。①微小动脉供血不足：如妊娠期高血压疾病等。②红细胞携氧量不足：如重度贫血、一氧化碳中毒等。③急性失血：如前置胎盘、胎盘早剥等。④各种原因引起的休克与急性感染发热。⑤子宫胎盘血运受阻：急产或不协调性子宫收缩乏力等，缩宫素使用不当引起过强宫缩；产程延长，特别是第二产程延长；子宫过度膨胀，如羊水过多和多胎妊娠；胎膜早破等。

（二）胎盘、脐带因素

脐带和胎盘是母体与胎儿间氧及营养物质的输送传递通道，其功能障碍必然影响胎儿获得所需氧及营养物质。常见胎盘功能低下：妊娠期高血压疾病、慢性肾炎、过期妊娠、胎盘发育障碍（过小或过大）、胎盘形状异常（膜状胎盘、轮廓胎盘等）和胎盘感染、胎盘早剥等。常见有脐带血运受阻：如脐带脱垂、脐带绕颈、脐带打结引起母儿间循环受阻。

（三）胎儿因素

严重的心血管疾病，呼吸系统疾病，胎儿畸形，母儿血型不合，胎儿宫内感染，颅内出血，颅脑损伤等。

二、病理生理

胎儿血氧降低、二氧化碳蓄积出现呼吸性酸中毒。初期通过自主神经反射，兴奋交感神经，肾上腺儿茶酚胺及皮质醇分泌增多，血压上升及心率加快。若继续缺氧，则转为兴奋迷走神经，胎心率减慢。缺氧继续发展，刺激肾上腺增加分泌，再次兴奋交感神经，胎心由慢变快，说明胎儿已处于代偿功能极限，提示为病情严重。无氧糖酵解增加，导致丙酮酸、乳酸等有机酸增加，转为代谢性酸中毒，胎儿血 pH 下降，细胞膜通透性加大，胎儿血钾增加，胎儿在宫内呼吸运动加强，导致混有胎粪的羊水吸入，出生后延续为新生儿窒息及吸入性肺炎。肠蠕动亢进，肛门括约肌松弛，胎粪排出。若在孕期慢性缺氧情况下，可出现胎儿发育及营养不正常，形成胎儿宫内发育迟缓，临产后易发生进一步缺氧。

三、临床表现

根据胎儿窘迫发生速度可分为急性胎儿窘迫及慢性胎儿窘迫两类。

（一）慢性胎儿窘迫

多发生在妊娠末期，往往延续至临产并加重。多为孕妇全身性疾病或妊娠期疾病引起胎盘功能不全或胎儿因素所致。临床上除可发现母体存在引起胎盘供血不足的疾病外，还发生胎儿宫内发育受限。孕妇体重、宫高、腹围持续不长或增长很慢。

（二）急性胎儿窘迫

主要发生在分娩期，多因脐带因素（如脐带脱垂、脐带绕颈、脐带打结）、胎盘早剥、宫缩强且持续时间长及产妇低血压，休克引起。

四、诊断

根据病史、胎动变化以及有关检查可以做出诊断。

五、辅助检查

(一)胎心率变化

胎心率是了解胎儿是否正常的一个重要标志,胎心率的改变是急性胎儿窘迫最明显的临床征象。①胎心率>160 次/分,尤其是>180 次/分,为胎儿缺氧的初期表现(孕妇心率不快的情况下);②随后胎心率减慢,胎心率<120 次/分,尤其是<100 次/分,为胎儿危险征;③胎心监护仪图像出现以下变化,应诊断为胎儿窘迫:出现频繁的晚期减速,多为胎盘功能不良。重度可变减速的出现,多为脐带血运受阻表现,若同时伴有晚期减速,表示胎儿缺氧严重,情况紧急。

(二)胎动计数

胎动减少是胎儿窘迫的一个重要指标,每天监测胎动可预知胎儿的安危。妊娠近足月时,24 小时胎动>20 次。胎动消失后,胎心在 24 小时内也会消失。急性胎儿窘迫初期,表现为胎动过频,继而转弱及次数减少,直至消失,也应予以重视。

(三)胎心监护

首先进行无负荷试验(NST),NST 无反应型需进一步行宫缩应激试验(CST)或催产素激惹试验(OCT),CST 或 OCT 阳性高度提示存在胎儿宫内窘迫。

(四)胎儿脐动脉血流测定

胎儿脐动脉血流速度波形测定是一项胎盘功能试验,对怀疑有慢性胎儿窘迫者可行此监测。通过测定收缩期最大血流速度与舒张末期血流速度的比值(S/D)表示胎儿胎盘循环的阻力情况,反映胎盘的血流灌注。脐动脉舒张期血流缺失或倒置,提示胎儿严重胎儿窘迫,应该立即终止妊娠。

(五)胎盘功能检查

测定血浆 E_3 测定并动态连续观察,若急骤减少 30%~40%,表示胎儿胎盘功能减退,胎儿可能存在慢性缺氧。

(六)生物物理象监测

在 NST 监测的基础上应用 B 型超声仪监测胎动、胎儿呼吸、胎儿张力及羊水量,综合评了解胎儿在宫内的安危状况。Manning 评分 10 分为正常;≤8 分可能有缺氧;≤6 分可疑有缺氧;≤4 分可以有缺氧;≤2 分为缺氧。

(七)羊水胎粪污染

胎儿缺氧,兴奋迷走神经,肠蠕动亢进,肛门括约肌松弛,胎粪排入羊水中,羊水呈绿色、黄绿色、浑浊棕黄色,即羊水Ⅰ度、Ⅱ度、Ⅲ度污染。破膜可直接观察羊水性状及粪染程度。未破膜经羊膜镜窥检,透过胎膜了解羊水性状。羊水Ⅰ度污染无肯定的临床意义;羊水Ⅱ度污染,胎心音好者,应密切监测胎心,不一定是胎儿窘迫;羊水Ⅲ度污染,应及早结束分娩。

(八)胎儿头皮血测定

头皮血气测定应在电子胎心监护异常的基础上进行。头皮血 pH 7.20~7.24 为病理前期,可能存在胎儿窘迫,应立即进行宫内复苏,间隔 15 分钟复查血气值;pH 7.15~7.19 提示胎儿酸中毒及窘迫,应立即复查,如仍≤7.19,除外母体酸中毒后应在 1 小时内结束分娩;pH<7.15 是严重胎儿窘迫的危险信号,须迅速结束分娩。

六、鉴别诊断

对于胎儿窘迫,主要是综合考虑判断是否确实存在胎儿窘迫。

七、治疗

(一)慢性胎儿窘迫

应针对病因处理,视孕周、有无胎儿畸形、胎儿成熟度和窘迫的严重程度决定处理。

(1)定期做产前检查者,估计胎儿情况尚可,应嘱孕妇取侧卧位减少下腔静脉受压,增加回心血流量,使胎盘灌注量增加,改善胎盘血供应,延长孕周数。每天吸氧提高母血氧分压;静脉注射50%葡萄糖40 mL加维生素C 2 g,每天2次;根据情况做NST检查;每天胎动计数。

(2)情况难以改善:接近足月妊娠,估计在娩出后胎儿生存机会极大者,为减少宫缩对胎儿的影响,可考虑行剖宫产。如胎肺尚未成熟,可在分娩前48小时静脉注射地塞米松10 mg促进胎儿肺泡表面活性物质的合成,预防呼吸窘迫综合征的发生。如果孕周小,胎儿娩出后生存可能性小,将情况向家属说明,做到知情选择。

(二)急性胎儿窘迫

(1)若宫内窘迫达严重阶段必须尽快结束分娩,其指征是:①胎心率低于120次/分或高于180次/分,伴羊水Ⅱ~Ⅲ度污染;②羊水Ⅲ度污染,B型超声显示羊水池<2 cm;③持续胎心缓慢达100次/分以下;④胎心监护反复出现晚期减速或出现重度可变减速,胎心60次/分以下持续60秒以上;⑤胎心图基线变异消失伴晚期减速。

(2)积极寻找原因并排除,如心力衰竭、呼吸困难、贫血、脐带脱垂等。改变体位左或右侧卧位,以改变胎儿脐带的关系,增加子宫胎盘灌注量。①持续吸氧提高母体血氧含量,以提高胎儿的氧分压。静脉注射50%葡萄糖40 mL加维生素C 2 g。②宫颈尚未完全扩张,胎儿窘迫情况不严重,可吸氧、左侧卧位,观察10分钟,若胎心率变为正常,可继续观察。若因使用缩宫素宫缩过强造成胎心率异常减缓者,应立即停止滴注或用抑制宫缩的药物,继续观察是否能转为正常。若无显效,应行剖宫产术。施术前做好新生儿窒息的抢救准备。③宫口开全,胎先露已达坐骨棘平面以下3 cm,吸氧同时尽快助产经阴道娩出胎儿。

(于宁宁)

第七节 脐 带 异 常

脐带是胎儿与母体进行物质和气体交换的唯一通道。若脐带发生异常(包括脐带过短、缠绕、打结、扭转及脱垂等),可使胎儿血供受限或受阻,导致胎儿窘迫,甚至胎儿死亡。

一、脐带长度异常

脐带的长度个体间略有变化,足月时平均长度为55~60 cm,特殊的脐带长度异常病例,长度最小几乎为无脐带,最长为300 cm。正常长度为30~100 cm。脐带过长经常会出现脐带血管栓塞及脐带真结,同时脐带过长也容易出现脐带脱垂。短于30 cm为脐带过短。妊娠期间脐带过短并无临床征象。进入产程后,由于胎先露部下降,脐带被拉紧使胎儿血循环受阻出现胎儿窘迫或造成胎盘早剥和子宫内翻,也可引起产程延长。若临产后疑有脐带过短,应抬高床脚改变体位并吸氧,胎心无改善应尽快行剖宫产术。

通过动物实验以及人类自然分娩的研究,似乎支持这样一个论点:脐带的长度及羊水的量和胎儿的运动呈正相关,并受其影响。Miller 等证实:当羊水过少造成胎儿活动受限或因胎儿肢体功能障碍导致活动减少时会使得脐带的长度略微缩短。脐带过长似乎是胎儿运动时牵拉脐带以及脐带缠绕的结果。Soernes 和 Bakke 报道臀位先露者脐带长度较头位者短大约 5 cm。

二、脐带缠绕

脐带围绕胎儿颈部、四肢或躯干者称为脐带缠绕。约 90% 为脐带绕颈,Kan 及 Eastman 等研究发现脐带绕颈一周者居多,占分娩总数的 21%,而脐带绕颈三周发生率为 0.2%。其发生原因和脐带过长、胎儿过小、羊水过多及胎动过频等有关。脐带绕颈一周需脐带 20 cm 左右。对胎儿的影响与脐带缠绕松紧、缠绕周数及脐带长短有关。脐带缠绕可出现以下临床特点。①胎先露部下降受阻:由于脐带缠绕使脐带相对变短,影响胎先露部入盆,或可使产程延长或停滞;②胎儿宫内窘迫:当缠绕周数过多、过紧时或宫缩时,脐带受到牵拉,可使胎儿血循环受阻,导致胎儿宫内窘迫;③胎心监护:胎心监护出现频繁的变异减速;④彩色超声多普勒检查:可在胎儿颈部找到脐带血流信号;⑤B 型超声检查:脐带缠绕处的皮肤有明显的压迹,脐带缠绕 1 周者为 U 形压迫,内含一小圆形衰减包块,并可见其中小短光条;脐带缠绕 2 周者,皮肤压迹为“W”形,其上含一带壳花生样衰减包块,内见小光条;脐带缠绕 3 周或 3 周以上,皮肤压迹为锯齿状,其上为一条衰减带状回声。当产程中出现上述情况,应高度警惕脐带缠绕,尤其当胎心监护出现异常,经吸氧、改变体位不能缓解时,应及时终止妊娠。临产前 B 型超声诊断脐带缠绕,应在分娩过程中加强监护,一旦出现胎儿宫内窘迫,及时处理。值得庆幸的是,脐带绕颈不是胎儿死亡的主要原因。Hankins 等研究发现脐带绕颈的胎儿与对照胎儿对比出现更多的轻度或严重的胎心变异减速,他们的脐带血 pH 也偏低,但是并没有发现新生儿病理性酸中毒。

三、脐带打结

脐带打结分为假结和真结两种。脐带假结是指脐静脉较脐动脉长,形成迂曲似结或由于脐血管较脐带长,血管卷曲似结。假结一般不影响胎儿血液循环,对胎儿危害不大。脐带真结是由于脐带缠绕胎体,随后胎儿又穿过脐带套环而成真结,Spellacy 等研究发现,真结的发生率为 1.1%。真结在单羊膜囊双胎中发生率更高。真结一旦影响胎儿血液循环,在妊娠过程中出现胎儿宫内生长受限,真结过紧可造成胎儿血循环受阻,严重者导致胎死宫内,多数在分娩后确诊。围产期伴发脐带真结的产妇其胎儿死亡率为 6%。

四、脐带扭转

胎儿活动可使脐带顺其纵轴扭转呈螺旋状,生理性扭转可达 6~11 周。若脐带过度扭转呈绳索样,使胎儿血循环缓慢,导致胎儿宫内缺氧,严重者可致胎儿血循环中断造成胎死宫内。已有研究发现脐带高度螺旋化与早产发生率的增加有关。妇女滥用可卡因与脐带高度螺旋化有关。

五、脐带附着异常

脐带通常附着于胎盘胎儿面的中心或其邻近部位。脐带附着在胎盘边缘者,称为球拍状胎盘,发现存在于 7% 的足月胎盘中。胎盘分娩过程中牵拉可能断裂,其临床意义不大。

脐带附着在胎膜上,脐带血管如船帆的缆绳通过羊膜及绒毛膜之间进入胎盘者,称为脐带帆状附着。因为脐带血管在距离胎盘边缘一定距离的胎膜上分离,它们与胎盘接触部位仅靠羊膜的折叠包裹,如胎膜上的血管经宫颈内口位于胎先露前方时,称为前置血管。在分娩过程中,脐带边缘附着一般不影响母体和胎儿生命,多在产后胎盘检查时始被发现。前置血管对于胎儿存在明显的潜在危险性,若前置血管发生破裂,胎儿血液外流,出血量达 200~300 mL,即可导致胎儿死亡。阴道检查可触及有搏动的血管。产前或产时任何阶段的出血都可能存在前置血管及胎儿血管破裂。若怀疑前置血管破裂,一个快速、敏感的方法是取流出的血液做涂片,找到有核红细胞或幼红细胞并有胎儿血红蛋白,即可确诊。因此,产前做 B 型超声检查时,应注意脐带和胎盘附着的关系。

六、脐带先露和脐带脱垂

胎膜未破时脐带位于胎先露部前方或一侧称为脐带先露,也称隐性脐带脱垂。胎膜破裂后,脐带脱出于宫颈口外,降至阴道甚至外阴,称为脐带脱垂。脐带脱垂是一种严重威胁胎儿生命的并发症,须积极预防。

七、单脐动脉

正常脐带有两条脐动脉,一条脐静脉。如只有一条脐动脉,称为单脐动脉。Bryan 和 Kohler 通过对 20 000 个病例研究发现,143 例婴儿为单脐动脉,发生率为 0.72%,单脐动脉婴儿重要器官畸形率为 18%,生长受限发生率为 34%,早产儿发生率为 17%。他们随后又发现在 90 例单脐动脉婴儿中先前未认识的畸形有 10 例。Leung 和 Robson 发现在合并糖尿病、癫痫、子痫前期、产前出血、羊水过少、羊水过多的孕妇其新生儿中单脐动脉发生率相对较高。在自发性流产胎儿中更易发现单脐动脉。Pavlopoulos 等发现在这些胎儿中,肾发育不全、肢体短小畸形、空腔脏器闭锁畸形发生率增高,提示有血管因素参与其中。

(于宁宁)

第八节 前置胎盘

妊娠 28 周后,胎盘附着于子宫下段,甚至胎盘下缘达到或覆盖宫颈内口,其位置低于胎先露部,称为前置胎盘。前置胎盘是妊娠晚期严重并发症,也是妊娠晚期阴道流血最常见的原因。其发病率国外报道 0.5%,国内报道 0.24%~1.57%。

一、病因

目前尚不清楚,高龄初产妇(年龄＞35 岁)、经产妇及多产妇、吸烟或吸毒妇女为高危人群。其病因可能与下述因素有关。

(一)子宫内膜病变或损伤

多次刮宫、分娩、子宫手术史等是前置胎盘的高危因素。上述情况可损伤子宫内膜,引起子宫内膜炎或萎缩性病变,再次受孕时子宫蜕膜血管形成不良、胎盘血供不足,刺激胎盘面积增大延伸到子宫下段。前次剖宫产手术瘢痕可妨碍胎盘在妊娠晚期向上迁移,增加前置胎盘的可能性。据统计发生前置胎盘的孕妇,85%～95%为经产妇。

(二)胎盘异常

双胎妊娠时胎盘面积过大,前置胎盘发生率较单胎妊娠高 1 倍;胎盘位置正常而副胎盘位于子宫下段接近宫颈内口;膜状胎盘大而薄,扩展到子宫下段,均可发生前置胎盘。

(三)受精卵滋养层发育迟缓

受精卵到达子宫腔后,滋养层尚未发育到可以着床的阶段,继续向下游走到达子宫下段,并在该处着床而发育成前置胎盘。

二、分类

根据胎盘下缘与宫颈内口的关系,将前置胎盘分为 3 类(图 10-1)。

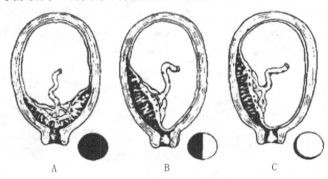

图 10-1 前置胎盘的类型
A.完全性前置胎盘;B.部分性前置胎盘;C.边缘性前置胎盘

(1)完全性前置胎盘:又称中央性前置胎盘,胎盘组织完全覆盖宫颈内口。

(2)部分性前置胎盘:宫颈内口部分为胎盘组织所覆盖。

(3)边缘性前置胎盘:胎盘附着于子宫下段,胎盘边缘到达宫颈内口,未覆盖宫颈内口。

胎盘位于子宫下段,与胎盘边缘极为接近,但未达到宫颈内口,称为低置胎盘。胎盘下缘与宫颈内口的关系可因宫颈管消失、宫口扩张而改变。前置胎盘类型可因诊断时期不同而改变,如临产前为完全性前置胎盘,临产后因口扩张而成为部分性前置胎盘。目前临床上均依据处理前最后一次检查结果来决定其分类。

三、临床表现

(一)症状

前置胎盘的典型症状是妊娠晚期或临产时,发生无诱因、无痛性反复阴道流血。妊娠晚期子宫下段逐渐伸展,牵拉宫颈内口,宫颈管缩短;临产后规律宫缩使宫颈管消失成为软产道的一部分。宫颈外口扩张,附着于子宫下段及宫颈内口的胎盘前置部分不能相应伸展而与其附着处分离,血窦破裂出血。前置胎盘出血前无明显诱因,初次出血量一般不多,剥离处血液凝固后,出血自然停止;也有初次即发生致命性大出血而导致休克的。由于子宫下段不断伸展,前置胎盘出血常反复发生,出血量也越来越多。阴道流血发生的迟早、反复发生次数、出血量多少与前置胎盘类型有关。完全性前置胎盘初次出血时间早,多在妊娠28周左右,称为"警戒性出血"。边缘性前置胎盘出血多发生于妊娠晚期或临产后,出血量较少。部分性前置胎盘的初次出血时间、出血量及反复出血次数,介于两者之间。

(二)体征

患者一般情况与出血量有关,大量出血呈现面色苍白、脉搏增快微弱、血压下降等休克表现。腹部检查:子宫软,无压痛,大小与妊娠周数相符。由于子宫下段有胎盘占据,影响胎先露部入盆,故胎先露高浮,易并发胎位异常。反复出血或一次出血量过多,使胎儿宫内缺氧,严重者胎死宫内。当前置胎盘附着于子宫前壁时,可在耻骨联合上方听到胎盘杂音。临产时检查见宫缩为阵发性,间歇期子宫完全松弛。

四、处理原则

处理原则是抑制宫缩、止血、纠正贫血和预防感染。根据阴道流血量、有无休克、妊娠周数、胎位、胎儿是否存活、是否临产及前置胎盘类型等综合做出决定。

(一)期待疗法

应在保证孕妇安全的前提下尽可能延长孕周,以提高围生儿存活率。适用于妊娠<34周、胎儿体重<2 000 g、胎儿存活、阴道流血量不多、一般情况良好的孕妇。

尽管国外有资料证明,前置胎盘孕妇的妊娠结局住院与门诊治疗并无明显差异,但我国仍应强调住院治疗。住院期间密切观察病情变化,为孕妇提供全面优质护理是期待疗法的关键措施。

(二)终止妊娠

1.终止妊娠指征

孕妇反复发生多量出血甚至休克者,无论胎儿成熟与否,为了母亲安全应终止妊娠;期待疗法中发生大出血或出血量虽少,但胎龄达孕36周以上,胎儿成熟度检查提示胎儿肺成熟者;胎龄未达孕36周,出现胎儿窘迫征象,或胎儿电子监护发现胎心异常者;出血量多,危及胎儿;胎儿已死亡或出现难以存活的畸形,如无脑儿。

2.剖宫产

剖宫产可在短时间内娩出胎儿,迅速结束分娩,对母儿相对安全,是处理前置胎盘的主要手段。剖宫产指征应包括:完全性前置胎盘,持续大量阴道流血;部分性和边缘性前置胎盘出血量较多,先露高浮,短时间内不能结束分娩;胎心异常。术前应积极纠正贫血、预防感染等,备血,做好处理产后出血和抢救新生的准备。

3.阴道分娩

边缘性前置胎盘、枕先露、阴道流血不多、无头盆不称和胎位异常,估计在短时间内能结束分娩者,可予试产。

(于宁宁)

第九节 胎盘早剥

20周以后或分娩期正常位置的胎盘在胎儿娩出前部分或全部从子宫壁剥离,称为胎盘早剥。胎盘早剥是妊娠晚期严重并发症,具有起病急、发展快特点,若处理不及时可危及母儿生命。胎盘早剥的发病率:国外为 1%～2%,国内为 0.46%～2.1%。

一、病因

胎盘早剥确切的原因及发病机制尚不清楚,可能与下述因素有关。

(一)孕妇血管病变

孕妇患严重妊娠期高血压疾病、慢性高血压、慢性肾脏疾病或全身血管病变时,胎盘早剥的发生率增高。妊娠合并上述疾病时,底蜕膜螺旋小动脉痉挛或硬化,引起远端毛细血管变性坏死甚至破裂出血,血液流至底蜕膜层与胎盘之间形成胎盘后血肿。致使胎盘与子宫壁分离。

(二)机械性因素

外伤尤其是腹部直接受到撞击或挤压;脐带过短(<30 cm)或脐带围绕颈、绕体相对过短时,分娩过程中胎儿下降牵拉脐带造成胎盘剥离;羊膜穿刺时刺破前壁胎盘附着处,血管破裂出血引起胎盘剥离。

(三)宫腔内压力骤减

双胎妊娠分娩时,第一胎儿娩出过速;羊水过多时,人工破膜后羊水流出过快,均可使宫腔内压力骤减,子宫骤然收缩,胎盘与子宫壁发生错位剥离。

(四)子宫静脉压突然升高

妊娠晚期或临产后,孕妇长时间仰卧位,巨大妊娠子宫压迫下腔静脉,回心血量减少,血压下降。此时子宫静脉淤血、静脉压增高、蜕膜静脉床淤血或破裂,形成胎盘后血肿,导致部分或全部胎盘剥离。

(五)其他一些高危因素

如高龄孕妇、吸烟、可卡因滥用、孕妇代谢异常、孕妇有血栓形成倾向、子宫肌瘤(尤其是胎盘附着部位肌瘤)等与胎盘早剥发生有关。有胎盘早剥史的孕妇再次发生胎盘早剥的危险性比无胎盘早剥史者高 10 倍。

二、分类及病理变化

胎盘早剥主要病理改变是底蜕膜出血并形成血肿,使胎盘从附着处分离。按病理类型,胎盘早剥可分为显性、隐性及混合性 3 种(图 10-2)。若底蜕膜出血量少,出血很快停止,多无明显的临床表现,仅在产后检查胎盘时发现胎盘母体面有凝血块及压迹。若底蜕膜继续出血,形成胎盘后血肿,胎盘剥离面随之扩大,血液冲开胎盘边缘并沿胎膜与子宫壁之间经过颈管向外流出,称为显性剥离或外出血。若胎盘边缘仍附着于子宫壁或由于胎先露部固定于骨盆入口,使血液积聚于胎盘与子宫壁之间,称为隐性剥离或内出血。由于子宫内有妊娠产物存在,子宫肌不能有效收缩,以压迫破裂的血窦而止血,血液不能外流,胎盘后血肿越积越大,子宫底随之升高。当出血达到一定程度时,血液终会冲开胎盘边缘及胎膜外流,称为混合型出血。偶有出血穿破胎膜溢入羊水中成为血性羊水。

胎盘早剥发生内出血时,血液积聚于胎盘与子宫壁之间,随着胎盘后血肿压力的增加,血液浸入子宫肌层,引起肌纤维分离、断裂甚至变性,当血液渗透至子宫浆膜层时,子宫表面现紫蓝色瘀斑,称为子宫胎盘卒中,又称为库弗莱尔子。有时血液还可渗入输卵管系膜、卵巢生发上皮下、阔韧带内。子宫肌层由于血液浸润、收缩力减弱,造成产后出血。

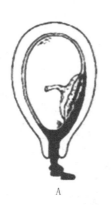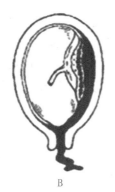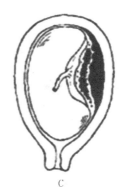

图 10-2 胎盘早剥类型
A.显性剥离;B.隐性剥离;C.混合性剥离

严重的胎盘早剥可以引发一系列病理生理改变。从剥离处的胎盘绒毛和蜕膜中释放大量组织凝血活酶,进入母体血循环,激活凝血系统,导致弥散性血管内凝血(DIC),肺、肾等脏器的毛细血管内微血栓形成,造成脏器缺血和功能障碍。胎盘早剥持续时间越长,促凝物质不断进入母血,激活纤维蛋白溶解系统,产生大量的纤维蛋白原降解产物(FDP),引起继发性纤溶亢进。发生胎盘早剥后,消耗大量凝血因子,并产生高浓度 FDP,最终导致凝血功能障碍。

三、临床表现

根据病情严重程度,Sher 将胎盘早剥分为 3 度。

(一)Ⅰ度

多见于分娩期,胎盘剥离面积小,患者常无腹痛或腹痛轻微,贫血体征不明显。腹部检查见子宫软,大小与妊娠周数相符,胎位清楚,胎心率正常。产后检查见胎盘母体面有凝血块及压迹即可诊断。

(二)Ⅱ度

胎盘剥离面为胎盘面积 1/3 左右。主要症状为突然发生持续性腹痛、腰酸或腰背痛,疼痛程度与胎盘后积血量成正比。无阴道流血或流血量不多,贫血程度与阴道流血量不相符。腹部检查见子宫大于妊娠周数,子宫底随胎盘后血肿增大而升高。胎盘附着处压痛明显(胎盘位于后壁则不明显),宫缩有间歇,胎位可扪及,胎儿存活。

(三)Ⅲ度

胎盘剥离面超过胎盘面积 1/2。临床表现较Ⅱ度重。患者可出现恶心、呕吐、面色苍白、四肢湿冷、脉搏细数、血压下降等休克症状,且休克程度大多与阴道流血量不成正比。腹部检查见子宫硬如板状,宫缩间歇时不能松弛,胎位扪不清,胎心消失。

四、处理原则

纠正休克、及时终止妊娠是处理胎盘早剥的原则。患者入院时,情况危重、处于休克状态,应积极补充血容量,及时输入新鲜血液,尽快改善患者状况。胎盘早剥一旦确诊,必须及时终止妊娠。终止妊娠的方法根据胎次、早剥的严重程度、胎儿宫内状况及宫口开大等情况而定。此外,对并发症如凝血功能障碍、产后出血和急性肾衰竭等进行紧急处理。

（史伟红）

第十一章

妊娠合并症

第一节　妊娠期急性呼吸窘迫综合征

急性呼吸窘迫综合征（ARDS）是一种严重的疾病，每年威胁全世界近一百万人的生命。ARDS 是在多种原发疾病和诱因作用下发生的非心源性肺水肿和急性呼吸衰竭；临床以呼吸困难或窘迫，双侧肺泡浸润，肺顺应性降低以及顽固性低氧血症为特征。目前认为 ARDS 是全身炎症反应综合征在肺部的表现。其早期阶段是急性肺损伤（ALI）；ARDS 晚期常可引起或合并多脏器功能障碍，最终形成多脏器功能衰竭；急性呼吸窘迫综合征是妊娠期间呼吸衰竭最常见的原因，严重者病情进展非常迅速，可导致早产、胎儿宫内窘迫、胎死宫内，甚至导致孕产妇死亡。患有 ARDS 的妊娠女性死亡率高达 25%～40%。

一、病因

导致 ARDS 的原发病或高危因素可分为两类。

（一）直接肺损伤

严重肺部感染，胃内容物吸入，肺挫伤，吸入有毒气体，淹溺，氧中毒等。

（二）间接肺损伤

各种原因所致的休克、脓毒症综合征、严重的非胸部创伤、脂肪栓塞，大量输血（液）、重症胰腺炎、剖宫产及异位妊娠术后等是常见的原因；脓毒症综合征即使没有临床低血压（收缩压≤12 kPa）或肺外感染的征象，亦常并发 ARDS。

另对孕妇而言，还有一些独特的病因，如绒毛膜羊膜炎、子痫、羊水栓塞、滋养层的栓塞、胎盘早剥、产科出血、子宫内膜炎、胎盘滞留、流产均增加 ARDS 风险。

二、妊娠期生理方面的改变

妊娠期心血管系统的变化与肺水肿相似，妊娠期心排血量增加 50%，循环血容量增加 50%，肺循环血容量增加 30%～40%，心率平均增加 10～15 次/分；而血浆胶体渗透压下降 20%，产后血浆胶体渗透压再下降 30%。

孕妇在妊娠中期耗氧量会增加 10%～20%，而肺通气量约增加 40%，在妊娠晚期，由于子宫增大,膈肌活动幅度减少,通气量每分钟约增加 40％,主要是潮气量约增加 39％,残气量约减少 20％,肺泡换气约增加 65％,孕期由于上呼吸道黏膜充血、水肿、使局部抵抗力减低,因而易受感染。

三、ARDS 病理生理改变

(一)肺循环的改变

1.肺毛细血管通透性增加

为肺毛细血管内皮细胞损伤的结果。由于通透性增加,血管内液体外逸增多,淋巴引流又不能相应提高,结果液体滞留导致间质和肺泡水肿。此外,蛋白漏出使间质液体的蛋白含量增加,血管内血浆胶体渗透压降低,使间质水肿更加严重。

2.肺内分流和静脉血掺杂增加

缺氧时血流增速,血液流经肺泡周围毛细血管的时间较正常缩短;同时由于肺泡毛细血管膜增厚,气体交换达到平衡的时间较正确延长。因此,流经肺泡毛细血管的静脉血不能得到充分氧合,使一定数量的混合静脉血返回左心。此外,ARDS 时由于通气/血流比例(V/Q)失调,一部分肺泡萎陷无通气或通气减少,流经这些肺泡的静脉血得不到充分氧合而回到左心,使分流量增加达 30％(正常＜3％)。

(二)呼吸功能的改变

1.肺泡毛细血管弥散功能降低,氧交换障碍

正常时肺泡毛细血管膜平均厚度仅为 $0.7~\mu m$。ARDS 时由于间质、肺泡水肿,肺泡上皮增生、肥厚和肺泡透明膜形成,肺泡与毛细血管间的气体交换障碍,引起低氧血症。

2.功能残气量(FRC)降低原因

血管旁间质水肿使正常间质负压降低或消失,从而增加小气道陷闭的倾向,引起肺不张;肺泡表面活性物质减少,活性降低,导致肺泡缩小或陷闭;肺充血水肿使肺含量减少。

3.肺顺应性降低

由于 FRC 降低,肺间质或肺泡充血、水肿以及表面活性物质减少等原因,肺顺应性降低。呼吸运动需氧量急增,呼吸浅速,潮气量减少,有效肺泡通气量降低,使缺氧加剧。

四、ARDS 对妊娠的影响

ARDS 对妊娠的影响主要有 4 方面:①孕妇缺氧致胎儿宫内窒迫。②孕妇潜在的危险或 ARDS 的并发症导致早产。③治疗 ARDS 时对胎儿安全监测的限制。④ARDS 药物治疗对胎儿的影响。

五、ARDS 的临床表现

起病多急骤,典型临床经过可分 4 期。

(一)损伤期

在损伤后 4～6 小时以原发病表现为主,呼吸可增快,但无典型呼吸窘迫。X 线胸片无阳性发现。

(二)相对稳定期

在损伤后 6～48 小时,经积极救治,循环稳定。而逐渐出现呼吸困难、频率加快、低氧血症、

过度通气、$PaCO_2$降低,肺体征不明显,胸部X线片可见肺纹理增多、模糊和网状浸润影,提示肺血管周围液体急骤增多和间质性水肿。

(三)呼吸衰竭期

在损伤后24~48小时,呼吸困难、窘迫和出现发绀,常规氧疗无效,也不能用其他原发心肺疾病来解释。呼吸频率加快可达35~50次/分,胸部听诊可闻及湿啰音。胸部X线片两肺有散在斑片状阴影或呈磨玻璃样改变,可见支气管充气征。血气分析PaO_2和$PaCO_2$均降低,常呈代酸呼碱。

(四)终末期

极度呼吸困难和严重发绀,出现神经精神症状如嗜睡、谵妄、昏迷等。胸部X线片示融合成大片状浸润阴影,支气管充气征明显。血气分析严重低氧血症、CO_2潴留,常有混合性酸碱失衡,最终可发生循环功能衰竭。

六、实验室检查

(一)外周白细胞计数与分类

妊娠期白细胞升高,但中性粒细胞、嗜酸性粒细胞、嗜碱性粒细胞均不升高。ARDS早期,由于中性粒细胞在肺内聚集、浸润,外周白细胞常呈短暂的、一过性下降,最低可$<1\times10^9/L$,杆状核粒细胞$>10\%$。随着病情的发展,外周白细胞很快回升至正常;由于合并感染或其他应激因素,亦可显著高于正常。

(二)血气分析

低氧血症是突出的表现。PaO_2多小于8.0 kPa(60 mmHg),但有进行性下降趋势时,即应警惕。此时可以计算氧合指数(PaO_2/FiO_2),因其能较好地反映吸氧情况下机体缺氧的情况,而且与肺内分流量(Qs/Qt)有良好的相关性。早期$PaCO_2$多不升高,甚至可因过度通气而低于正常;若$PaCO_2$升高,则提示病情危重。酸碱失衡方面,早期多为单纯呼吸性碱中毒;随着病情进展,可合并代谢性酸中毒;晚期,可出现呼吸性酸中毒,甚或三重酸碱失衡。此时预后极差。

(三)X线检查

1.早期

发病24小时以内。本期患者虽因肺间质水肿等而出现明显的呼吸急促和发绀,但第一次胸片检查可无异常表现或仅见肺纹理增多呈网状,边缘模糊,提示有一定的间质性肺水肿改变。重者可见小片状模糊影。

2.中期

发病的1~5天。X线表现以肺实变为主要特征,两肺散布大小不等、边缘模糊的斑片状密度增高影,且常融合成大片,成为均匀致密的磨玻璃样影,有时可见支气管气相。心缘尚清楚。实变影常呈区域性、重力性分布,以中下肺野和肺外带居多,从而与心源性肺水肿相区别。

3.晚期

多在发病5天以上,临床表现进一步加重。胸部X线片见两肺或其大部呈均匀密度增加、磨玻璃样变,支气管气相明显,心缘不清或消失,甚至可因广泛肺水肿、实变,出现"白肺"。

病情好转时,上述病变逐步吸收,首先从肺泡病变开始,次为间质,少数可残留肺纤维化。

条件许可时,可进行胸部CT和正电子发射断层扫描检查,对于了解肺水肿的分布、程度及与心源性肺水肿鉴别,以及肺纤维化程度等,都有一定帮助。

(四)呼吸系统总顺应性测定

呼吸系统总顺应性(TRC)包括肺和胸壁顺应性。对于重危患者来说,难以进行常规的顺应性测定。在应用机械通气的情况下,可在潮气量吸气末关闭呼气环路,直接读出压力表中的数值,求得 TRC。即

$$TRC = \frac{潮气量(mL)}{表中压力}。$$

若使用呼气末正压(PEEP)通气,则需减去 PEEP。则:

$$TRC = \frac{潮气量(mL)}{(表中压力-PEEP)}。$$

七、ALI/ARDS 的临床特征与诊断

ALI/ARDS 具有以下临床特点:①急性起病,在直接或间接肺损伤后 12~48 小时发病。②常规吸氧后低氧血症难以纠正。③肺部体征无特异性,急性期双肺可闻及湿啰音或呼吸音减低。④早期病变以间质性为主,胸部 X 线片常无明显改变。病情进展后,可出现肺内实变,表现为双肺野普遍密度增高,透亮度减低,肺纹理增多、增粗,可见散在斑片状密度增高影,即弥散性肺浸润影。⑤无心功能不全证据。

目前 ALI/ARDS 诊断仍广泛沿用 1994 年欧美联席会议提出的诊断标准:①急性起病。②氧合指数(PaO_2/FiO_2)≤200[不管呼气末正压(PEEP)水平]。③正位胸部 X 线片显示双肺均有斑片状阴影。④肺动脉嵌顿压≤2.4 kPa(18 mmHg)或无左心房压力增高的临床证据。如 PaO_2/FiO_2≤300 且满足上述其他标准,则诊断为 ALI。

八、与 ARDS 相鉴别的疾病

(一)心源性肺水肿(左心衰竭)

心源性肺水肿常见于高血压性心脏病,冠状动脉硬化性心脏病、心肌病等引起的左侧心力衰竭以及二尖瓣狭窄所致的左房衰竭。它们都有心脏病史和相应的临床表现,如结合胸部 X 线和心电图检查,诊断一般不难。心导管肺毛细血管楔压(Paw)在左心衰竭时上升(Paw>2.4 kPa),对诊断更有意义。

(二)急性肺栓塞

急性肺栓塞多见于手术后或长期卧床者,血栓来自下肢深部静脉或盆腔静脉。本病起病突然,有呼吸困难、胸痛、咯血、发绀、PaO_2 下降等表现,与 ARDS 不易鉴别。血乳酸脱氢酶上升,心电图异常(典型者 SQ-T 改变),放射性核素肺通气、灌注扫描等改变对诊断肺栓塞有较大意义。肺动脉造影对肺栓塞诊断意义更大。

(三)严重肺炎

肺部严重感染包括细菌性肺炎、病毒性肺炎、粟粒性肺结核等可引起 ARDS。然而也有一些重度肺炎患者(特别如军团菌肺炎)具有呼吸困难、低氧血症等类似 ARDS 临床表现,但并未发生 ARDS。它们大多肺实质有大片浸润性炎症阴影,感染症状(发热、白细胞增高、核左移)明显,应用敏感抗菌药物可获治愈。

(四)特发性肺间质纤维化

部分特发性肺纤维化患者呈亚急性发展,有Ⅱ型呼吸衰竭表现,尤其在合并肺部感染加重

时,可能与 ARDS 相混淆。本病胸部听诊有 Velcro 啰音,胸部 X 线检查呈网状、结节状阴影或伴有蜂窝状改变,病程发展较 ARDS 相对缓慢,肺功能为限制性通气障碍等可做鉴别。

九、妊娠期 ARDS 的治疗

妊娠期 ARDS 的治疗管理包括:ARDS 的诊断、孕妇及胎儿状况的监测、寻找及治疗潜在的病因、动态评估分娩的风险和肺保护性通气策略等。

急性肺损伤(ALI)治疗:孕妇吸氧,胎儿监测,血流动力学监测及血氧饱和度的监测等。

如病情加重,发展成 ARDS,应气管插管,机械通气,使用镇静药物等。孕妇的气道管理困难。如胃排空延迟,持续增高的腹压,胃食管括约肌松弛导致的误吸等。做充分剖宫产术准备,一旦出现孕妇情况不稳定或胎儿窘迫,应及时结束妊娠;如胎儿发育不成熟,最好持续评估胎儿状况,周期性监测胎心音,监测孕妇的心排血量,混合静脉血氧饱和度;一旦胎儿达到存活的胎龄或胎心率下降(经药物治疗不能改善),应及时结束妊娠;羊膜炎、胎盘早剥、羊水栓塞、先兆子痫的孕妇应及时结束妊娠;结束妊娠可能改善孕妇状况。

(一)通气治疗

当 $FiO_2 > 0.50$、$PaO_2 < 8.0$ kPa、动脉血氧饱和度<90%时,应予以机械通气。PEEP 是常用的模式。使用 PEEP 必须注意:一般从 3～5 cmH_2O 开始,以后酌情增加,但最高不应超过20 cmH_2O;注意峰吸气压(PIP)不应太高,以免影响静脉回流及心功能,并减少肺部气压伤的发生;如 PaO_2 达到 10.7 kPa(80 mmHg)、$SaO_2 \geqslant 90\%$、$FiO_2 \leqslant 0.4$,且稳定 12 小时以上者,可逐步降低 PEEP 至停用。

(二)药物治疗

到目前为止尚无一种药物对 ARDS 有确切疗效。

1.液体量

一般应适当控制,降低肺血管内静水压限制液体输入,增加体液排出,减少血容量,降低肺血管内静水压,使肺小动脉楔嵌压(PAWP)维持在 1.37～1.57 kPa(14～16 cmH_2O)。

2.肾上腺素糖皮质激素

激素治疗 ARDS 的适应证有:ARDS 晚期纤维增殖期、脂肪栓塞引起的 ARDS、急性胰腺炎、误吸、呼吸道烧伤和有毒性气体吸入、脓毒性休克并发的 ARDS。激素治疗 ARDS 的原则是早期、大剂量、短疗程。大剂量为氢化可的松 1 000～2 000 mg/d 或地塞米松 20～30 mg 静脉推注,每天 3 次或甲泼尼龙30 mg/kg,静脉推注,每 6 小时 1 次,连用 48 小时停药,最长不宜超过3 天。对于晚期纤维增殖期 ARDS 患者,可采用较长疗程的大剂量激素治疗。甲泼尼龙 2～3 mg/(kg·d)或地塞米松 30～60 mg/d 治疗,疗程 1 个月左右。

激素治疗 ARDS 的注意事项:①ARDS 治疗需要综合治疗。积极治疗原发疾病,特别是控制感染,改善通气和组织氧供,防止进一步肺损伤和肺水肿是目前治疗的主要原则。而激素治疗ARDS 只是其中的一个环节。②注意预防与减少激素的并发症,例如,感染扩散或继发性感染、消化道出血、机体免疫力下降等。

3.扩血管药物

扩血管药物具有降低肺动脉压,减轻右心室负荷,提高右心排血量作用,其治疗 ARDS 主要是提高肺血流灌注,增加氧运送,改善全身氧合功能。代表性的药物有硝普钠、肼苯达嗪、硫氮酮;近期有前列腺素 E_1(PGE$_1$),开始给 30 ng/(kg·m^2)持续静脉滴注,如血压下降,改为

20 ng/(kg·m²)静脉滴注。

一氧化氮:吸入 NO 改善氧合功能,但近年研究证明,ARDS 死亡的原因主要是多器官功能障碍综合征(MODS),吸入 NO 不扩张体循环血管改善全身微循环,肺外脏器如胃肠道、肝脏、肾脏等功能不改善甚至恶化,而肠道缺血促进细菌易位,这将反过来使已经改善的肺功能重新变坏。

4.晶体与胶体

补液性质存在争议,ARDS 早期宜补高渗晶体液(如 10%葡萄糖液,1.3%~1.5%氯化钠液),以避免肺水肿加重。胶体在 ARDS 应用看法不一,有主张不宜补胶体,防止毛细血管渗漏加重。当然,一旦出现全身性渗漏综合征则补胶体可能无效,反使渗漏加重。

(三)维持重要脏器功能,防止和减少 MOF 的发生

ALI 和 ARDS 可能为 SIRS 所致 MODS 或 MOF 的首发衰竭脏器。随着病情的发展,可能序贯性地出现多个脏器衰竭;也可能由于 ALI 和 ARDS 因严重缺氧、合并感染以及不适当的治疗,导致其他脏器的损伤。因此,在 ALI 和 ARDS 的治疗中,维持其他脏器的功能成为 ARDS 治疗的重要方面。在有效的通气治疗支持下,呼吸衰竭可能不会成为 ARDS 的主要死因,而心功能损害、肾功能不全、消化道出血以及 DIC 有时会成为治疗的主要矛盾,甚至会成为主要的死因。因此,减轻心脏负荷,增加营养,加强心肌血供,监测肾功能,防治消化道出血,监测凝血机制和预防 DIC 的发生是 ARDS 治疗过程中不可忽视的问题。

十、预后

ARDS 存活者静息肺功能可恢复正常。原发病影响预后:脓毒症,持续低血压等并发的 ARDS 预后差;脂肪栓塞和手术后引起的 ARDS 预后较好。对治疗的反应,以及是否并发 MOF,也明显影响预后。

(耿海霞)

第二节　妊娠合并支气管哮喘

支气管哮喘(简称哮喘)在全世界范围内是最常见的慢性病之一,也是妊娠妇女常见并发的慢性病。妊娠合并哮喘,可以是在青少年时期患有哮喘,青春期后已缓解的基础上合并妊娠;或妊娠前已是未缓解的哮喘者,在妊娠后哮喘加重;或妊娠后才出现哮喘者。以上 3 种情况都可以认为是妊娠期哮喘。

一、病因及发病机制

(一)病因

哮喘的病因复杂,患者个体化变应性体质及环境因素的影响是发病的危险因素。目前认为哮喘是一种多基因遗传病,其遗传度在 70%~80%。哮喘同时受遗传因素和环境因素的双重影响。

环境因素包括特异性变应原或食物、感染直接损害呼吸道上皮致呼吸道反应性增高。某些药物(如阿司匹林类药物等)、大气污染、烟尘运动、冷空气刺激、精神刺激及社会、家庭心理、妊娠等因素均可诱发哮喘。

(二)发病机制

哮喘的发病机制不完全清楚。变态反应、气道慢性炎症、气道反应性增高及神经等因素及其相互作用被认为与哮喘的发病关系密切。

妊娠合并哮喘的病理特征为支气管平滑肌收缩、分泌黏液和小支气管黏膜水肿。引起以上变化的物质包括组胺、变态反应的缓慢作用物质、嗜酸性粒细胞趋化因子和血小板激活因子等,这些物质可能是对致敏原、病毒感染或紧张运动的反应而产生的。它们引起炎症反应并使呼吸困难,同时导致支气管肌肉肥大而加重呼吸道阻塞。因此,治疗支气管哮喘在扩张支气管的同时,十分强调减轻炎症反应。

血浆中肾上腺皮质激素浓度增高,组胺酶活性增强,使免疫机制受到抑制,并可减轻炎症反应。孕激素增多使支气管张力减小,气道阻力减轻血浆环磷腺苷(cAMP)浓度增高亦可抑制免疫反应并使支气管平滑肌松弛。孕晚期前列腺素 E(PGE)浓度升高亦有舒张支气管平滑肌的作用。以上皆有利于减少和缓解哮喘发作。相反,胎儿抗原的过度增加以及子宫增大的机械作用等皆为引发哮喘的不利因素。

二、临床表现

(一)症状

为发作性伴有哮喘音的呼气性呼吸困难或发作性胸闷和咳嗽。严重者被迫采取坐位或呈端坐呼吸,干咳或咳大量白色泡沫痰,甚至出现发绀等,有时咳嗽可为唯一的症状(咳嗽变异型哮喘)。哮喘症状可在数分钟内发作,经数小时至数天,用支气管舒张药物或自行缓解。某些患者在缓解数小时后可再次发作。在夜间及凌晨发作和加重常是哮喘的特征之一。

妊娠时,由于子宫和胎盘血流增加,耗氧量增加,雌激素分泌增多等因素均可引起组织黏膜充血,水肿,毛细血管充血,黏液腺肥厚。30%的孕妇有鼻炎样症状,还可表现鼻腔阻塞、鼻出血、发音改变等症状。

(二)体征

发作时胸部呈过度通气状态,有广泛的哮鸣音,呼气音延长。但在轻度哮喘或非常严重哮喘发作,哮鸣音可不出现,后者称为寂静胸。严重哮喘患者可出现心率增快、奇脉、胸腹反常运动和发绀。非发作期体检可无异常。

三、诊断

诊断标准如下。

(1)反复发作的喘息、气急、胸闷或咳嗽,多与接触变应原、冷空气、物理、化学性刺激、病毒性上呼吸道感染、运动等有关。

(2)发作时双肺可闻及散在或弥散性、以呼气期为主的哮鸣音,呼气相延长。

(3)上述症状经治疗可以缓解或自行缓解。

(4)除外其他疾病所引起的喘息、气急、胸闷和咳嗽。

(5)对症状不典型者(如无明显喘息或体征),至少应有下列三项中的一项:①支气管激发试验(或运动试验)阳性。②支气管舒张试验阳性。③昼夜 PEF 变异率≥20%。

四、鉴别诊断

妊娠期支气管哮喘急性发作应与心源性哮喘相鉴别。心源性哮喘常见于左心衰竭,发作时的症状与哮喘相似,但心源性哮喘多有高血压、冠状动脉粥样硬化性心脏病、风湿性心脏病和二尖瓣狭窄等病史和体征。多于夜间突然发生呼吸困难、端坐呼吸、咳嗽、咳泡沫痰、发绀等,两肺底或满肺可闻湿啰音和哮喘音。心脏扩大,心率快,心尖可闻奔马律。根据相应病史诱发因素、痰的性质,查体所见和对解痉药的反应等不难鉴别。

五、预后

哮喘无论是对孕妇还是胎儿都会造成严重的医学问题。据报道,哮喘影响 3.7%～8.4% 的妊娠妇女。近期多项研究提示,哮喘使妊娠妇女的胎儿围产期死亡率、先兆子痫、早产和婴儿低出生体重的危险升高。哮喘加重与危险升高相关,而哮喘控制良好与危险下降相关。美国儿童健康和人类发展研究所最近的研究发现,大约 30% 的轻度哮喘妇女在妊娠期间哮喘加重,另一方面,23% 中或重度哮喘妇女妊娠期间哮喘有所改善。

轻症哮喘发作对母儿影响不大。急性重症哮喘可并发呼吸衰竭、进行性低氧血症、呼吸性酸中毒、肺不张、气胸纵隔气肿奇脉、心力衰竭及药物过敏、妊高征发病率高从而使孕产妇病死率增高。对胎儿的影响则主要为低血氧及因子宫血流减少使胎儿体重低下,严重者胎死宫内缺氧诱发子宫收缩,故早产率高。此外,用药可引起胎儿畸形故围生儿死亡率和发病率皆高。

六、治疗

(一)妊娠期间哮喘药物治疗的一般原则

哮喘妊娠妇女治疗的目的是提供最佳治疗控制哮喘,维护妊娠妇女健康及正常胎儿发育。对于哮喘妊娠妇女而言,使用药物控制哮喘比有哮喘症状和哮喘加重更安全。为了维持正常肺功能,从而维持正常的血氧饱和度以确保胎儿氧供,可能需要进行监测以及对治疗进行适当调整。哮喘控制不良对胎儿的危险比哮喘药物大,产科保健人员应该参与妊娠妇女的哮喘治疗,包括在产前检查时监测哮喘状态。

(二)哮喘的治疗

1.评估和监测哮喘

包括客观地测定肺功能:由于大约 2/3 的妊娠妇女的哮喘病程发生改变,所以建议每月评估哮喘病史和肺功能。第一次评估时建议采用肺量测定法。对于门诊患者的常规随访监测,首选肺量测定法,但一般也可以使用峰速仪测定呼气峰流速(PEF)。应该教导患者注意胎儿活动。对于哮喘控制不理想和中重度哮喘患者,可以考虑在 32 周时开始连续超声监测。重症哮喘发作恢复后进行超声检查也是有帮助的。

2.控制使哮喘加重的因素

识别和控制或避免变应原和刺激物,尤其是吸烟这些使哮喘加重的因素,可以改善妊娠妇女的健康,减少所需药物。

3.患者教育

教育患者有关哮喘的知识和治疗哮喘的技能,如自我监测、正确使用吸入器、有哮喘加重征象时及时处理等。

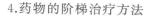

4.药物的阶梯治疗方法

为了达到和维持哮喘控制,根据患者哮喘的严重性,按需增加用药剂量和用药次数;情况允许时,逐渐减少用药剂量和用药次数。

第一级:轻度间歇性哮喘。

对于间歇性哮喘患者,建议使用短效支气管扩张药,尤其是吸入短效 β_2 受体激动剂以控制症状。沙丁胺醇是首选的短效吸入 β_2 受体激动剂,因为它非常安全。目前尚没有证据表明使用短效吸入 β_2 受体激动剂能造成胎儿损伤,也没有证据表明在哺乳期间禁忌使用这种药物。

第二级:轻度持续性哮喘。

首选的长期控制药物是每天吸入小剂量糖皮质激素。大量数据表明,这种药物对哮喘妊娠妇女既有效又安全,围产期不良转归的危险没有增加。布地奈德是首选的吸入糖皮质激素,因为现有的有关布地奈德用于妊娠妇女的数据比其他吸入糖皮质激素多。应该注意到,目前尚没有数据表明其他吸入糖皮质激素制剂在妊娠期间不安全。因此,对于除布地奈德之外的其他吸入糖皮质激素,如果患者在妊娠之前用这些药物能很好控制哮喘,可以继续使用。

第三级:中度持续性哮喘。

有两种治疗选择:小剂量吸入糖皮质激素加长效吸入 β_2 受体激动剂或将吸入糖皮质激素的剂量增加到中等剂量。长效 β_2 受体激动剂与糖皮质激素联合应用可以显著减少糖皮质激素用量,并有效地控制哮喘症状。目前对孕妇和哺乳期妇女,缺乏使用该药的安全数据,只有在充分权衡利弊的情况下才可使用。

第四级:重度持续性哮喘。

如果患者使用第三级药物后仍需要增加药物,那么吸入糖皮质激素的剂量应该增加到大剂量,首选布地奈德。如果增加吸入糖皮质激素的剂量仍不足以控制哮喘症状,那么应该加用全身糖皮质激素。尽管有关妊娠期间口服糖皮质激素的一些危险目前尚没有明确的数据,但重症未得到良好控制的哮喘对母亲和胎儿具有明确的危险。

(三)哮喘持续状态

哮喘持续状态指的是常规治疗无效的严重哮喘发作,持续时间一般在 12 小时以上。哮喘持续状态并不是一个独立的哮喘类型,而是它的病生理改变较严重,如果对其严重性估计不足或治疗措施不适当常有死亡的危险。

哮喘持续状态的主要表现是呼吸急促,多数患者只能单音吐字,心动过速、肺过度充气、哮鸣,辅助呼吸肌收缩、奇脉和出汗,诊断哮喘持续状态需排除心源性哮喘、COPD、上呼吸道梗阻或异物以及肺栓塞,测定气道阻塞程度最客观的指标是 PEFR 和/或 FEV_1。

1.哮喘持续状态的处理

由于严重缺氧,可引起早产、胎死宫内,必须紧急处理。予半卧位,吸氧,在应用支气管扩张药的同时,及时足量从静脉快速给予糖皮质激素,常用琥珀酸氢化可的松,每天 200～400 mg 稀释后静脉注射或甲泼尼龙每天 100～300 mg,也可用地塞米松 5～10 mg 静脉注射,每6 小时可重复一次。待病情控制和缓解后再逐渐减量。必要时行机械通气治疗。哮喘患者行机械通气的绝对适应证为:心跳呼吸骤停,呼吸浅表伴神志不清或昏迷。一般适应证为具有前述临床表现,特别是 $PaCO_2$ 进行性升高伴酸中毒者。

2.对症治疗

患有支气管哮喘的孕妇,常表现精神紧张、烦躁不安,可适当给予抑制大脑皮质功能的药物,如苯巴比妥(鲁米那)、地西泮等,但应避免使用对呼吸有抑制功能的镇静剂和麻醉药(如吗啡、哌替啶等),以防加重呼吸衰竭和对胎儿产生不利影响。注意纠正水、电解质紊乱和酸中毒,控制感染,选用有效且对胎儿无不良影响的广谱抗生素。保持呼吸道通畅,必要时可用导管机械性吸痰,禁用麻醉性止咳剂。碘化钾可影响胎儿甲状腺功能,故不宜使用。

3.产科处理

一般认为,支气管哮喘并非终止妊娠的指征,但对长期反复发作伴有心肺功能不全的孕妇或哮喘持续状态经各种治疗不见好转者,应考虑行人工流产或引产。临产后尽量保持安静,维持胎儿足够的供氧,尽量缩短第二产程,可适当给予支气管扩张药与抗生素。剖宫产者,手术麻醉方法以局麻或硬膜外麻醉较为安全,应避免使用乙醚或氟烷等吸入性全麻药。

七、预防

(一)预防哮喘的发生——一级预防

大多数患者(尤其是儿童)的哮喘属变应性哮喘。胎儿的免疫反应是以 Th_2 为优势的反应,在妊娠后期,某些因素如母体过多接触变应原,病毒感染等均可加强 Th_2 反应,加重 Th_1/Th_2 的失衡,若母亲为变应性体质者则更加明显,因而应尽可能避免。妊娠 3 个月后可进行免疫治疗,用流感疫苗治疗慢性哮喘有较好疗效。此外,已有充分证据支持母亲吸烟可增加出生后婴幼儿出现喘鸣及哮喘的概率。而出生后进行 4～6 个月的母乳喂养,可使婴儿变应性疾病的发生率降低。妊娠期母亲应避免吸烟,这些均是预防哮喘发生的重要环节,有关母体饮食对胎儿的影响,则仍需更多的观察。

(二)避免变应原及激发因素——二级预防

避免接触已知变应原和可能促进哮喘发作的因素,如粉尘、香料、烟丝、冷空气等。阿司匹林、食物防腐剂、亚硫酸氢盐可诱发哮喘,应避免接触。反流食管炎可诱发支气管痉挛,因此,睡眠前给予适当的抗酸药物减轻胃酸反流,同时可抬高床头。减少咖啡因的摄入。避免劳累和精神紧张,预防呼吸道感染。防治变应性鼻炎。

(三)早期诊治、控制症状,防止病情发展——三级预防

早期诊断,及早治疗。做好哮喘患者的教育管理工作。

(耿海霞)

第三节　妊娠合并心肌病

一、肥厚性心肌病和妊娠

肥厚性心肌病(HCM)是一个以心室肌呈非对称性肥厚,心室内腔变小为特征,以心肌细胞和心肌纤维排列紊乱为基本改变的心肌疾病。肥厚性心肌病与遗传的因素相关。成人中发病的比例约为 1/500。发病原因主要是心肌的肌小节蛋白质编码的 10 个基因中至少一个发生错义突变。

过去认为,肥厚性心肌病是罕见的病例且伴恶性的预后。新近来自非相关多中心的研究显

示,肥厚性心肌病并非不常见,大量患者的总预后相对良性。然而,有一些亚型的患者,有较高的猝死或心力衰竭的风险,需要做进一步的危险分层。虽然肥厚性心肌病的大多数患者能够安全地经历妊娠,但重要的是,当我们处理这些患者的时候要了解 HCM 这个疾病并能确定妊娠过程中出现的风险。

(一)解剖和病理生理

肥厚性心肌病必须具备的条件是排除了继发性因素如高血压,浸润性或糖原积累异常的心肌肥厚。虽然,早年认为心肌肥厚多开始于室间隔。然而,肥厚的心肌也可以位于室间隔的基底部、游离壁或心室的心尖部。在肥厚性心肌病中,中央型的肥厚可影响所有的心室壁。目前有证据表明,伴家族性肥厚性心肌病的某些患者中可有基因的突变,为不完全性的外显率,在初期筛查的患者中不一定具有肥厚的表现。肥厚可以为后期疾病的表现,可能在生命的最后十年才具有临床表现。

虽然大部分患者无症状,但仍有一部分患者因为肥厚性心肌病而有显著的症状,左室流出道梗阻的患者运动后可出现胸痛、气促、疲倦、心悸和昏厥。猝死可以是患者疾病的首次表现。病理生理主要由流出道梗阻造成血流动力学改变的联合作用所构成。包括舒张功能不全、心肌缺血、二尖瓣反流和心律失常。舒张功能不全是由于心室的松弛减慢和心室顺应性减低的结果。由于氧供需失衡,动脉血管床内的管腔增厚,冠状动脉血流储备减少而造成心肌缺血,可产生缺血性的症状。

左室流出道梗阻是由于基底间隔部的心肌严重肥厚并突向左室流出道,二尖瓣于收缩期相继产生前向运动而形成。二尖瓣异常运动的产生,是由于流出道血流速度加快吸引二尖瓣叶移向流出道的流速效应,或由于牵引力的作用推动冗余的二尖瓣叶移向流出道。二尖瓣关闭不全可继发于二尖瓣附属结构的异常。如乳头肌前移进一步加重流出道的梗阻。重度流出道梗阻的患者妊娠期间可由于血流动力学的后果而处于极高的风险。

(二)孕龄妇女肥厚性心肌病的诊断

肥厚性心肌病的临床诊断依据显著非对称性左心室肥厚的二维超声心动图表现,以排除其他疾病继发的心肌肥厚。

肥厚性心肌病的年轻患者通常无症状,患者主要通过家族的筛查或听诊发现心脏杂音或异常心电图表现并通过常规医学检查而做出初步的诊断。肥厚性心肌病患者有时在妊娠期间可因收缩期杂音而受到关注。左室流出道梗阻的杂音可有变化,应建议患者分别做下蹲、站立的姿势。患者采用站立位时,收缩后期喷射性杂音的持续时间和响度都可显著增加。

肥厚性心肌病患者通常的心电图特征是:心房扩大,心室肥厚,心电图改变伴继发性的ST 段和 T 波异常。具异常心电图的患者应给予超声心动图检查,以了解左心室壁增厚的情况。超声心动图被认为是肥厚性心肌病诊断的"金标准"。如果心电图的异常表现不能够被通常的诊断方法所解析,应采用对比剂增强超声心动图和磁共振成像(MRI)检查协助诊断。

二尖瓣收缩期前向运动伴左室流出道多普勒信号峰值延迟、速率增高是诊断动力性左室流出道梗阻的诊断标准。梗阻的程度可通过多普勒速率峰值确定,并应在休息和激发状态下分别进行测量(一个室性期前收缩后,Valsalva 的紧张期或在吸入亚硝酸异戊酯期间)。

(三)遗传学和家族的筛查

肥厚性心肌病通常是肌节蛋白基因错义突变的结果,并以常染色体显性遗传的方式传递。目前已确定 10 个不同的肌节蛋白基因有超过 200 个错义突变。一旦诊断肥厚性心肌病,即使完全无症状,所有的患者都应进行遗传咨询和家族筛查。最先被诊断的先证者第一级亲属应给予体格检查,心电图和超声心动图的筛查。青少年应在生长发育的全过程每年筛查一次。成年人应每5年筛查一次,因为有些基因突变致心肌肥厚的表现会出现较晚。将来,对已证实肥厚性心肌病患者一级亲属的筛查应增加遗传学的分析以进一步筛查肥厚性心肌病的存在或阙如。

准备妊娠的患者必须进行遗传咨询。因为其后代获得肥厚性心肌病的机会是50%。如果肥厚性心肌病的表现在非常早的儿童期出现,患者的病情严重,预后不良。围产期超声筛查的应用价值仍有争论。将来,分子学的诊断将会在围产期的筛查中应用。

(四)妊娠的风险

妊娠的风险与血流动力学的恶化、心律失常和猝死相关。大多数肥厚性心肌病的年轻女性能顺利经历妊娠。妊娠期血容量和射血容积的增加均有利于改善动力性左室流出道梗阻。大多数妊娠前无症状或只有轻微症状的女性患者在妊娠期症状不会加重。有些患者可因血容量的增加而气促加重,但症状可经使用低剂量的利尿剂而改善。

妊娠前已有中至重度症状的患者有10%～30%的症状会加重,特别是已存在左室流出道梗阻的患者。左室流出道压力梯度越高,症状越有恶化的可能。重度左室流出道梗阻的患者[压力梯度>13.3 kPa(100 mmHg)]在妊娠和分娩期间血流动力学恶化的风险最高。

妊娠期间,肥厚性心肌病患者发生猝死和心室颤动心肺复苏的情况不常见,但也可见于报道。

(五)妊娠的处理

虽然妊娠的结果通常良好,但有些患者在妊娠期间可首次出现症状或原已存在的症状会加重。当症状出现后,β受体阻滞剂应开始应用。β受体阻滞剂的剂量应调整到心率小于70次/分。β受体阻滞剂具有潜在致胎儿发育迟缓,Apgar新生儿评分降低,或新生儿低血糖的可能,但都非常罕见。母乳喂养无禁忌证,但atenolol、nadolol和sotalol经乳汁分泌的量要大于其他的β受体阻滞剂。如果β受体阻滞剂不能耐受,维拉帕米在妊娠中使用也是安全的,但如果用于重度左室流出道梗阻的患者,可能会引起血流动力学的恶化和猝死,患者应住院并给予密切监护。

妊娠期间由于容量超负荷而发生肺动脉充血症状时可使用低剂量的利尿剂。然而,应注意不要导致前负荷过低而加重左室流出道的梗阻,所有肥厚性心肌病的妊娠患者,即使症状很轻也应建议患者卧床休息时周期性地保持左侧卧位。

伴严重症状和重度流出道梗阻的患者,在计划妊娠前应建议行室间隔肥厚心肌减缓性治疗。妊娠期间施行外科部分心肌切除术较罕见,只限于症状严重、难治性的压力梯度显著增高的患者(表11-1)。

表 11-1　妊娠期间肥厚性心肌病的治疗建议

确定左室流出道梗阻的程度和危险分层
猝死的危险分层
有症状者要使用β受体阻滞剂
避免减少前负荷(脱水,多度利尿)
避免使用正性收缩性药物(多巴胺或多巴酚丁胺)和血管扩张药(硝苯地平)
低血压的患者,保持体液平衡和使用血管收缩性药物

室间隔的射频治疗已被考虑用于替代肥厚性心肌病伴左室流出道梗阻患者室间隔心肌成形切除术。重症患者也可考虑植入双腔 DDD 型起搏器。

妊娠的肥厚性心肌病患者如常发生心房颤动或心房扑动伴快速心室率,应考虑心脏复律。β受体阻滞剂常用于预防进一步的心脏事件。如果反复发生恶性心律失常事件,应考虑使用低剂量的胺碘酮。妊娠期间使用胺碘酮通常是安全的,新生儿甲状腺功能低下偶可发生。因此,分娩后应给予新生儿甲状腺功能评估。目前没有先天性致畸的报道。

所有肥厚性心肌病的患者都应进行猝死风险的危险分层,预测猝死等主要危险因素包括:既往有院外心搏骤停发生的历史或已被证实有持续性的室性心动过速的发生,有强烈的肥厚性心肌病猝死的家族史。其他轻微的致猝死的危险因素包括重度的肥厚(心室厚度＞3 cm),在24 小时动态心电图无持续性室速的发生,运动后血压下降,MRI 心肌灌注缺损。如果存在多个危险因子,应推荐患者接受植入自动除颤器。

(六)分娩

分娩应在有经验的高危妊产妇中心进行,并给予持续的心电和血压的监测。有动力学流出道梗阻表现的患者必须给予持续的β受体阻滞剂和补充液体。常规阴道分娩是安全的。剖宫产通常只适用于产科的目的。因为前列腺素有扩张血管的作用,故不推荐用于分娩的诱导,但能较好耐受催产性药物。应避免应用硬膜外麻醉,因可产生低血压。如丢失血液,应迅速补充。完成第三产程后,患者应保持坐立的位置,以避免肺动脉充血或可能需要静脉内应用呋塞米(表 11-2)。

表 11-2　肥厚性心肌病患者分娩的处理

分娩过程必须在医院给予心电和血压的检测
常规可经阴道分娩
不能使用前列腺素引产
迅速补充丢失的血液
第三产程结束后应保持坐位姿势
预防性使用抗生素

分娩后如果有左室流出道梗阻伴血流动力学恶化的证据,应推荐使用补液和血管收缩性药物——脱羟肾上腺素。应避免使用β-肾上腺素,例如,多巴胺或多巴酚丁胺以避免增强心脏收缩力,加重流出道的压力梯度,加重低血压。对某些合适的患者,需要给予右心导管的持续监测和经食管超声心动图做血流动力学的评价。妊娠期间如需要做牙科的处理或行外科分娩,应给予预防性使用抗生素。

二、克山病

克山病是在中国发现的一种原因不明的心脏病,1935 年在黑龙江省克山县发现此病而命名为克山病。本病发病范围较广,涉及我国黑、吉、辽、蒙、晋、鲁、豫、陕、甘、川、滇、藏、黔、鄂 15 个省和自治区,好发于山区及丘陵地带的农业区。以农业人口为主,有家庭发病趋势,多见于妊娠及哺乳期妇女及学龄前儿童。20 世纪 70 年代后发病率和病死率已明显下降,急重型发病率大幅下降。2007 年全国克山病情监测汇总分析,全国 15 个病区省(区、市)24 个监测点居民潜在型、慢型克山检出率分别为 2.4%(465/19 280),0.6%(119/19 280)。按检出率区间估计,全国病区有 235 万例(216 万～254 万例)克山患者,其中慢型(48 万例)(39 万～57 万例),2007 年监测新检出潜在型克山病 85 例,慢型克山病 9 例。2006 年四川省报道检出 6 例亚急型克山病。6 例患者最小的 4 岁,最大的 18 岁,3 男 3 女,无性别差异。1990－2007 的年度检测报道,全国无急型克山病的检出报道。

病因迄今尚未明确,其中硒缺乏是克山病发病的重要因素,但不是唯一因素,可能与蛋白质及其他营养要素缺乏有关。在克山病死亡病例的尸检心肌标本及患者心肌活检标本中,经病毒分离或病毒核酸监测多发现与肠道病毒感染有关。

病理变化以心肌实质细胞变性、坏死和瘢痕形成相互交织存在。心肌均有不同程度扩张,心肌变薄。

根据起病急缓和心功能可分为四型,分别为急型、亚急型、慢型和潜在型。①急型克山病:起病急骤,以心源性休克为主要表现,患者突感头晕、心悸、胸闷乏力,且伴有恶心、呕吐。呈急性肺水肿表现者,可出现咳嗽、气促。患者可伴有严重心律失常,或心脑缺血综合征。体格检查,患者焦虑不安,发绀,四肢湿冷,心尖区第一心音减弱。或可闻Ⅰ～Ⅱ/6 级收缩期杂音,舒张期奔马律及心律失常,心脏扩大或扩大不显著,双肺可闻及干湿啰音,病情进展迅速。②亚急型克山病:起病及进展较急型缓和,多发于断奶后及学龄前儿童。常在 1 周内发展为急性心力衰竭。③慢型克山病:部分由急型或亚急型迁延转化为慢型,病程多超过 3 个月,以慢性充血性心力衰竭为主要表现,但常伴有急性发作。④潜在型克山病:呈隐匿性发展,无明确起病时间,心肌病变较轻,心功能代偿较好,可无自觉症状。半数以上患者是流行地区普查中检出的。

克山病的检出和诊断依据临床表现、X 线、心电图、超声心动图的检查和流行病学的情况。

在克山病病区还应长期坚持对机体内、外环境硒水平进行监测,对低硒地区人样采取补硒措施,预防和控制亚急型病例的发生。

目前治疗的对象主要为慢型克山病患者。治疗原则是去除诱发因素,控制心力衰竭,纠正心律失常,改善心肌代谢。克山病有心力衰竭的患者治疗可应用利尿剂,正性肌力药物,血管紧张素转换酶抑制药(ACEI),血管紧张素Ⅱ受体拮抗剂(ARB)、β 受体阻滞剂、血管扩张药、心肌能量及抗心律失常药物。克山病患者妊娠期心力衰竭的治疗应参照妊娠期扩张型心肌病治疗用药的原则。血管紧张素转换酶抑制药和血管紧张素Ⅱ受体拮抗剂在整个妊娠期间都是禁用的。

妊娠和分娩:慢型患者一般不应怀孕,如果已经怀孕,小月份应终止妊娠,大月份要严密观察病情变化,在心脏监护下分娩。

三、围产期心肌病

围产期心肌病是指原无器质性心脏病的孕产妇于妊娠最后 3 个月或产后 6 个月内首次发生以气急、心悸、咳嗽、心前区不适,心脏增大、肝大、下肢水肿等一系列原因不明的以扩张型心肌病为主要表现的心力衰竭症状。发病率在不同国家存在巨大差异,占活产婴儿孕产妇的 0.01%～0.3%,死亡率在18.0%～56.0%,可见本病是产科和内科领域里的重要问题,不可忽视。

围产期的心肌病病因、发病机制尚不明,诊断仍是以排除为方法,治疗方面采用纠正心力衰竭的方法,用血管扩张药、抗凝治疗。

(一)病因和发病机制

围产期心肌病的病因和发病机制迄今未明,可能是下面多种因素作用的结果。

1.感染

(1)病毒及原虫的感染,Silwa 等在对围产期心肌病者的众多研究中检测出其血液中的炎性细胞肿瘤坏死因子 a(TNFa)、C 炎性细胞因子、C 反应蛋白(CRP)、白细胞介素-6(IL-6)和表面 Fas/APO-1(抗细胞凋亡标志物)的浓度不断升高,C 反应蛋白的浓度与左心室舒张末期和收缩末期的直径成正比和左室的射血分数成反比,C 反应蛋白的浓度在不同种族间差异大,高达 40%的变异是由遗传因素决定的。白细胞介素-6,表面 Fas/APO-1 柯萨奇病毒 B 在 Bultman 及 Kuhl 研究组的围产期心肌患者心内膜心肌活检组织中测出病毒遗传物质,诸俊仁等认为心肌炎亦可能同原虫的感染有关,非洲冈比亚 29 例围产期心肌病统计中,100%孕妇有感染疟疾史。疟原虫寄生在红细胞内,大量红细胞被破坏引起进行性贫血及缺氧,疟原虫的裂殖体增殖在内脏的血管进行,使内皮增厚可致栓塞,疟原虫可能导致心肌炎的一系列改变。故可假想炎症反应强度的增加是诱发围产期心肌病的众多因素之一。

(2)与持久性肺衣原体感染可能有关。

2.心肌细胞的凋亡

新近研究围产期心肌病的血浆细胞凋亡标志物 Fas/APO-1 的浓度不断升高,显著高于健康对照组也是死亡率的一个预测指标。已有报道,去除心脏的特异性信号传导和转录激活因子 3(STAT3)可致小鼠产后的高死亡率,死亡前雌性突变性小鼠表现出心力衰竭,心功能障碍与细胞凋亡的症状相似,心肌细胞的凋亡对围产期心肌病有致病作用,以半胱天冬酶抑制药为代表的细胞凋亡抑制药可能为本病提供新的治疗方案。

3.与不同地区、黑色人种、生活习惯、社会经济、营养因素可能有关

非洲冈比亚、尼日利亚、塞内加尔国家的妇女有大量摄盐的习惯,以玉蜀黍为主粮或吃干的湖盐和胡椒制成的麦片粥均可增加血容量,增加心脏负荷,当地产妇尚有每天用热水沐浴后睡在炕上,炕下烧火使热气保持数小时的习惯,非洲天气本酷热,室温常超过 40 ℃以上,大量热负荷加重心脏的负担,而且当地妇女劳动强度大,既要照顾孩子,又要种地。

4.自身免疫因素

Warraich 及其同事将来自南非、莫桑比克共和国的 47 例围产期心肌病患者作为调查对象,主要研究围产期心肌病对体液免疫的影响并评价心肌球蛋白(G 类和子类的 G_1、G_2、G_3),对免疫球蛋白的临床意义,这 3 个地区免疫球蛋白相似,并呈明显的非选择性存在。

5.其他因素

(1)硒缺乏症:围产期心肌病的患者硒浓度显著低,缺硒可能易致病毒感染。冠心病、扩张型心肌病与缺硒同样有关。

(2)激素:仍有争议,有认为卵巢激素可能会引起心脏过度扩张,亦有报道不支持任何激素、孕激素、催乳素在围产期心肌的病因作用。

上述众多因素中尚没有任何明确病因,可能由于疾病的病因是多因素的。虽然发达国家拥有更充足的研究资金,但这一疾病在发达国家比较罕见也直接阻碍了对其病因的探索。

(二)病理

围产期心肌病的病理变化与扩张型心肌病相似,心脏扩大呈灰白色,心脏内常有附壁血栓形成,心内膜增厚可见灰色斑块,镜检示间质性水肿,散在性的单核或淋巴细胞的浸润,弥散性灶性心肌病变和纤维化,组织化学检查有线粒体损害,氧化不足和脂质积累,冠状动脉、心瓣膜无病变,心包积液亦罕见。

（三）临床表现

围产期心肌病的临床表现最常见的是心脏收缩功能衰竭,妊娠可能会掩盖心力衰竭的早期症状,患者往往认为是妊娠的正常表现,患者逐渐出现气急、高血压、乏力、心悸、咳嗽、夜间阵发性呼吸困难或端坐呼吸偶有急性肺水肿,以后发展成右心衰竭而有颈静脉怒张,肝大,下肢水肿,也可同时出现左右心衰竭。可有胸闷,非典型的心绞痛,有心尖奔马样杂音、功能性二尖瓣关闭不全杂音,心律失常与栓塞并发症并不少见,发病距分娩越近患者临床表现越急剧,心电图常显示心动过速,心脏传导阻滞,房性或室性心律失常,左心室肥厚,非特异性 ST-T 改变。X 线检查示心影弥散性增大,以左右心室为主,心脏搏动较弱,超声心动图示心腔扩大,心脏附壁血栓,心室有血栓形成,继而可能在身体任何部位发生,如下肢动脉栓塞、脑栓塞、肠系膜动脉栓塞、冠状动脉栓塞继发急性心肌梗死,肺动脉栓塞。亦可出现急性肝衰竭及多功能衰竭致病情恶化。本病患者临床表现差异很大。

心内膜-心肌活检:镜检见心肌细胞肥大,肌核增大深染,心肌间质水肿,心肌细胞中均可见到结构均匀、染色弥漫,呈颗粒状散在性单核细胞浸润,是围产期心肌病患者所特有的体征。

据 Veille 综合 21 篇文献报道,90％以上的患者有呼吸困难,63％出现端坐呼吸,65％出现咳嗽,50％感心悸,1/3 的患者有咯血、腹痛、胸痛及肺栓塞等症状。

（四）诊断

围产期心肌病起病常在妊娠最后 3 个月或产后 6 个月内,合并有感染、高龄、多胎、多次妊娠、营养不良、贫血、地区、有色人种、生活习惯等因素。结合 X 线片、超声心动图、心电图,而且病者既往无器质性心脏病,如高血压病、子痫前期及其他原因引起的心力衰竭,临床表现可诊断本病。

（五）鉴别诊断

急进型高血压、先兆子痫、克山病、肺栓塞、贫血、甲状腺功能亢进症、慢性肾炎等疾病。

围产期心肌病同特发性扩张型心肌病不同之处是,前者多发生于妊娠末期及产后 6 个月内,经积极治疗后心脏大小可能会恢复正常。

（六）治疗

治疗方法基本与其他心力衰竭治疗相似,目的在于减轻心脏的前后负荷,增加心脏收缩力,除严格卧床休息外,需低盐饮食,吸氧,控制输入量,待心力衰竭症状好转可适当活动以减少下肢深静脉血栓形成及肺栓塞。

1.地高辛和利尿剂

治疗是安全的,地高辛有增加心脏收缩力和减慢心率的作用,利尿剂可减轻心脏前负荷。

2.血管扩张药

如硝酸甘油、酚妥拉明、硝普钠等配合正性肌力药物,多巴胺在围产期心肌病治疗中有显著疗效。

3.血管紧张素转换酶抑制药或血管紧张素 Ⅱ 受体拮抗剂

能改善心室重构,降低血压、降低死亡率,但本类药物仅用于妊娠后期或产后不哺乳的患者,因本类药物有致畸作用及可从母乳中排出。

4.β 受体阻滞剂

多个报道证实本类药物对孕妇无禁忌证,可安全使用,有利于控制心脏收缩和心率。目前使用较广泛的是选择性 β_1 受体阻滞剂,对胎儿无明显的不良反应,拉贝洛尔除阻滞 β_1、β_2 受体外,还可拮抗 α 受体并有促胎成熟的作用,妊娠晚期应用较理想,但必须注意 β 受体阻滞剂有减少脐带血流,引起胎儿生长受限的不良反应,于妊娠晚期应用较好,并尽可能以小剂量为宜。

5.抗凝治疗

对于左心室射血分数低于 35% 的病者,心房颤动、心脏血栓、肥胖和既往有栓塞的病者及长期卧床的患者,可根据不同情况选用华法林、肝素、低分子肝素,目前本疗法尚有争议。若使用此类药物应注意出血倾向,密切监测凝血指标。

6.抗心律失常药物

β 受体阻滞剂可用于室上性心律失常,地高辛可用于非洋地黄中毒引起室上性心律失常,肌苷类药物紧急情况下可应用。缓慢性心律失常、难治性心律失常可安装心脏起搏器,对危及生命的心律失常可除颤。

7.免疫抑制药的治疗

对硫唑嘌呤和类固醇的研究较少,对这些药物的使用还待进一步评估,若心肌活检证实急性心肌炎的病者可试用免疫抑制药的治疗。

8.免疫调节剂

已知免疫调制剂己酮可可碱可减少肿瘤坏死因子 TNFa、C 反应蛋白和表面 Fas/Apo-1 的产生,亦被证实可改善心功能分级。

此外,结合临床患者的病情,可应用主动脉内囊反搏或心肺辅助装置。

对重症患者积极控制心力衰竭后考虑终止妊娠,产后不宜哺乳。

大多数学者认为对围产期心肌病的治疗应持续 1 年以上。

(七)预后

就围产期心肌病长期存活与康复效果研究,多数患者治疗后可以恢复,个别疗效不佳而死于心力衰竭或栓塞,部分患者治疗后心脏大小可能恢复。血压持续增高,这些患者再次妊娠可使病情恶化,起病后 4 个月心脏持续增大,预后不佳,6 年内约半数死亡。

(耿海霞)

第四节　妊娠合并心律失常

妇女怀孕以后,随着胎儿的发育心血管系统可发生相应的变化。在妊娠中晚期心功能不同程度受到影响,如活动后出现心悸、气短、心率增快,容易疲倦甚至发生昏厥等症状。一些妊娠妇女心电图可能出现各种期前收缩、心动过速,严重者或原有心脏病者可出现心房颤动、心房扑动甚至心室颤动等心律失常。

由于绝大多数生育年龄的妇女并不存在心血管系统的疾病,故这些心律失常多数是短暂的变化,且程度较轻,对整个妊娠和分娩过程不构成危害,多不需要特殊治疗。妊娠本身可以诱发并加重心律失常,有较严重的心血管系统疾病的妇女不宜妊娠,所以在临床上真正较严重的心律失常并不多见。

一、房性期前收缩

(一)临床表现

房性期前收缩是一种常见现象,可没有不适感觉,部分患者可感到心悸,在疲劳、精神紧张或是在饮酒、吸烟、喝浓茶及咖啡时症状明显。

(二)治疗

对于没有症状,没有器质性心脏病的患者,多不需要药物治疗,通过病情解释,消除患者的紧张情绪,保持良好的生活方式,不要饮酒/吸烟,不饮用含有咖啡因的饮料,预防和减少房性期前收缩的发生。有明显症状或是有器质性心脏病的患者需要药物治疗。

(三)注意事项

(1)在分娩以前要对患者进行详细检查,仔细追问病史,了解患者是否有器质性心脏病。

(2)对于无症状、无器质性心脏病的患者,多不需要药物治疗;而有症状、有器质性心脏病的患者,应于分娩前行药物治疗,控制病情。分娩后应注意患者的心率变化,尽量减少可能诱发期前收缩的诱因。

二、阵发性室上性心动过速(PSVT)

阵发性室上性心动过速简称室上速。

(一)临床表现

阵发性室上性心动过速可表现突然发作的心悸、焦虑、气短、乏力,多在情绪激动、疲劳、剧烈运动时出现,症状严重者可出现明显的心肌缺血症状,如心绞痛、昏厥、气短等症状。

(二)治疗

对有些患者来讲,镇静和休息就可以帮助恢复正常节律,但是多数患者需要通过减慢房室传导来达到目的。

1.非药物疗法

通过各种方式刺激兴奋走迷走神经,如屏气、压迫眼球、按压颈动脉窦,刺激咽喉部诱发恶心呕吐等方法。通过此类方法可以使75％的阵发性室上性心动过速患者恢复正常心律或是心室率明显下降。

2.药物疗法

(1)维拉帕米:5～10 mg 稀释于 20 mL 5％葡萄糖溶液中缓慢静脉注射,在 2～5 分钟内静脉注射,约 90％的患者可恢复正常心律,之后口服维拉帕米 40～80 mg,每天 3 次维持。

(2)普罗帕酮:70 mg,在 5 分钟静脉注射,如果无效 20 分钟后可重复使用。一天内应用总量不可超过 350 mg。心律恢复正常以后,可口服 100～150 mg,每天 3 次维持。

(3)反复发作的患者可应用洋地黄类药物和普萘洛尔,具体用法如下。①地高辛:0.5～1.0 mg 稀释于 20 mL 5％葡萄糖溶液中静脉注射,在 15 分钟内静脉注射,以后每 2～4 小时静脉注射 0.25 mg,24 小时总量不超过 1.5 mg。②普萘洛尔:可先试用 0.5 mg 静脉注射,然后 1 mg/3 分钟静脉注射,总剂量不超过 3.0 mg。

3.直流电复律

在心功能较差、血液动力发生较严重改变时可使用直流电回复心律,10～50 J 的能量就可以使心律恢复正常。孕期使用直流电复律是安全的,不对母儿构成威胁。

（三）注意事项

在孕期，阵发性室上性心动过速的发生率要高于非孕期，它一般不增加围生儿病死率。但是如果患者有器质性心脏病，且心动过速持续时间较长，程度较严重而引起心力衰竭时，就会造成胎儿宫内缺血、缺氧。所以，在孕期应及时发现并治疗阵发性室上心动过速，对于反复发作，特别是有器质性心脏病的患者，在控制症状以后还应该口服药物，以防止阵发性室上心动过速的再次发生。

三、心房颤动

（一）临床表现

心房颤动的主要临床症状是心悸和焦虑。由于心房不能起到有效的收缩作用，使得心室得不到有效的充盈。对于妊娠期妇女来讲，如果不伴有器质性心脏病，发生心房颤动时多数能较好地耐受可能发生的症状。如果伴有器质性心脏病，临床症状就较为严重，心室得不到充盈造成心肌缺血，心排血量减少就会诱发肺水肿、心绞痛、心力衰竭、昏厥。

心房颤动的患者心率一般在 350～600 次/分，心室率快慢不一，在 100～180 次/分。在妊娠期妇女，心房颤动并不多见，主要发生于一些有器质性心脏病的患者，如风湿性心脏病（特别是有二尖瓣病变者）、高血压性心脏病，冠心病。在其他一些疾病中，心房颤动有时也会发生，如肺栓塞、心肌病、心包炎、先天性心脏病和较严重的甲状腺功能亢进。

（二）治疗

心房颤动的治疗目的在于降低心室率和恢复心房的正常收缩功能，对子血流动力学失代偿程度不同的患者，处理方式亦不一样。如果患者心功能很差，应首先考虑使用直流电复律。如果患者的心功能尚可，可使用药物治疗。治疗方案的选择主要取决于患者血流动力学失代偿的程度，心室率和心房颤动的持续时间。

（1）急性心房颤动，心功能严重失代偿应首先考虑选用直流电复律，能量为 50～100 J，约 91% 的患者经治疗后病情好转，恢复正常的窦性心律。如房颤伴有洋地黄中毒，则不宜用电复律，因为容易引起难以恢复的室性心动过速或室颤而导致患者死亡。

（2）慢性心房颤动的治疗主要是以控制心室率为主，首选的药物是洋地黄类药物，如地高辛 0.125～0.25 mg/d。一般单用洋地黄类药物即可，如果治疗效果不满意，可加用 β 受体阻滞剂（普萘洛尔）或钙通道阻滞剂（维拉帕米），心室率一般控制在休息时为 60～80 次/分，轻度适度运动时不超过110 次/分为宜。在治疗慢性房颤时，还应注意识别和纠正其他一些影响心室率的病变因素，否则就会容易造成药物中毒或导致错误的治疗。

（3）抗凝治疗由于电复律时和随后的两周有发生血栓的可能性，所以对于一些可能发生血栓的高危患者，如二尖瓣狭窄、肥厚性心肌病、左心房内有明显的血栓附壁、既往有体循环栓塞史、严重心力衰竭以及人工心脏瓣膜置换术后等，应于心脏电复律之前行抗凝治疗。对于妊娠期妇女来讲，最适宜的抗凝剂是肝素，可以静脉滴注或小剂量皮下注射，使凝血酶原时间维持在正常的 1～5 倍。

（4）预防复发心房颤动复律以后维持窦性心律比较困难，只有 30%～50% 的心房颤动患者在一年以后仍能保持窦性心律。窦性心律的维持与左心房的直径和心房颤动持续时间的长短有关。维持窦律的首选药物为奎尼丁，0.2～0.3 g，每天 4 次，口服，还可选用普鲁卡因胺或丙吡胺。

(三)注意事项

(1)积极治疗,恢复窦性心律。

(2)除非十分必要,在即将分娩前和分娩后用抗凝治疗。一般在分娩前一天停用肝素,改用作用较温和的阿司匹林。

(3)孕期抗凝治疗应首选肝素,因肝素不能通过胎盘,不会对胎儿造成危害。孕期应避免使用双香豆素,因其可以通过胎盘,对胎儿有致畸作用。

(4)由于奎尼丁能通过胎盘,长期或大量使用能引起宫缩造成流产或早产,所以孕期使用应较谨慎。

四、心房扑动

(一)临床表现

心房扑动的主要表现是心悸和焦虑、气短以及低血压等一系列症状,病情严重时还会出现脑缺血与心肌缺血症状。生育年龄的妇女一般很少发生房扑。

阵发性房扑的患者多数没有器质性心脏病,持续性房扑多发生于器质性心脏病的患者,特别是有左心房或右心房扩大的患者,心包炎、低氧血症、心肌缺血、贫血、肺栓塞、严重的甲状腺功能亢进患者或酗酒者均容易发生房扑。发生房扑时由于心室率较快,使得左心室舒张期快速充盈期缩短,导致心室搏出量减少。心房扑动患者的心房率一般在250～350次/分,通常伴发2∶1的房室传导,心室率为心房率的一半,一般为150次/分。

(二)治疗

(1)房扑的首选治疗方法为直流电复律,一般来讲小于50 J的能量即可以成功转复心律,心律转为窦性心律或心室率较慢的房扑。如果第一次电击复律不成功或是心律转为房颤,可用较大的能量进行第二次电击复律。

(2)在房扑伴极快速的心室率时,应以控制心室率为主要治疗目的,可应用维拉帕米5～10 mg稀释于20 mL 5%葡萄糖溶液中,在2分钟内静脉推注,如果无效可以于20分钟后重复应用一次。用药以后心室率可以明显减慢,有时可以使房扑转为窦性心律。除了维拉帕米,还可以应用洋地黄类药物或普萘洛尔控制心室率。在心室率得到控制以后,可服奎尼丁300 mg,每天3次,以复转心律,其作用是恢复房室1∶1的传导。

预防用药可以使用维拉帕米、洋地黄类药物、普萘洛尔、奎尼丁或普鲁卡因酰胺。

(三)注意事项

及时发现并治疗房扑,防止脑缺血及心肌缺血的发生,以避免发生胎儿宫内缺血、缺氧。

ESC 2004会议关于心房颤动/心房扑动控制节律的建议。

(1)年轻患者、体力活动多的患者。

(2)患者要求有一个好的生活质量。

(3)有症状的AF患者,快速AF者。

(4)无病因可查者(特发性)。

(5)复律无栓塞危险者。

(6)有栓塞高危因素者(AF后易发生脑卒中)。

(7)能接受抗心律失常药治疗及随访。

(8)AF诱导心肌病者。

(9)所有第一次发作 AF 患者,应该给一次复律机会(排除禁忌因素)。

五、室性期前收缩

(一)临床表现

室性期前收缩是最常见的心律失常之一,可以发生在完全健康的个体或是有器质性心脏病的患者,在孕期其发生率有所增加。一般根据 Lown 的分级,把频发的、多形的或多源性的、连发的和"R-on-T"的室早称为"复杂性室早"。如果没有器质性心脏病,室性期前收缩本身并没有大的临床意义,但是如果同时存在器质性心脏病,就会有发生室性心动过速、心室颤动和猝死的危险。

发生室性期前收缩时,患者可以没有症状,也可以有心悸的表现。由于室性期前收缩的发生可造成心房血液反流至颈静脉,不规则地产生大炮波。

(二)治疗

室性期前收缩可以由吸烟、饮酒、喝咖啡、茶或是过度劳累、焦虑所引起,在药物治疗以前应首先去除这些影响因素,然后根据患者情况确定是否用药。

治疗的目的是去除复杂性室性期前收缩,防止室性心动过速,心室颤动和猝死的发生。

(1)在孕期,无症状、无器质性心脏病的妇女一般不需要药物治疗,消除顾虑以及温和的镇静剂在多数情况下已经足够。

(2)如果期前收缩频发,伴有器质性心脏病,应及时进行药物治疗,以免发生更严重的心律失常,造成孕妇死亡。可单用或联合应用奎尼丁、普萘洛尔和普鲁卡因酰胺治疗。①奎尼丁:0.25～0.60 g,每天 4 次口服。②普萘洛尔:30～100 mg,每天 3 次口服。③普鲁卡因酰胺:250～500 mg,每天 4 次口服。

(三)注意事项

(1)孕期一旦发现室性期前收缩,应明确诊断,了解患者是否有器质性心脏病,做动态心电图,评价患者室性期前收缩的类型和频度,并根据情况予以治疗。

(2)如无产科指征,一般可选择阴道分娩,对于复杂性室性期前收缩,除了予以常规药物治疗以外,分娩过程中应予以心电监护,随时了解患者病情的变化,必要时可行剖宫产术。

六、室性心动过速

(一)临床表现

发生室性心动过速时,由于心率过快,心室充盈减少,心排血量下降。患者可出现气短,心绞痛、低血压、少尿和昏厥。心脏听诊时出现第一心音和第二心音有宽的分裂,颈静脉有大炮波出现。

室性心动过速是一种严重的心律失常,大多发生在器质性心脏病变时,主要是缺血性心脏病和扩张性心肌病,其次是高血压性心脏病和风湿性心脏病。诱发室性心动过速的主要原因是心肌缺血、心力衰竭、电解质紊乱、洋地黄中毒等。发生室性心动过速以后,如不及时治疗,可发生室颤并导致死亡。

室性心动过速的平均室率为 150～200 次/分。由于其速率和室上性心动过速相似,故单凭速率难以进行鉴别诊断。由于室性心动过速多发生于有较严重的器质性心脏病的孕妇,故在孕期少见,即使是无器质性心脏病的孕妇,一旦发生室性心动过速,如不能及时治疗也会导致死亡。

（二）治疗

（1）如病情危急，可先静脉注射利多卡因 50～100 mg，然后行直流电复律，能量一般为 25～50 J。多数患者可以恢复窦性心律。

（2）如患者一般情况尚可，可用以下药物治疗。①利多卡因：50～100 mg 静脉注射，起始剂量为 1.0～1.4 mg/kg，然后以 1～4 mg/min 持续静脉滴注维持，如不能终止心律失常，可于10 分钟后再给负荷量一半静脉注射。②普鲁卡因酰胺：100 mg，每 5 分钟肌内注射一次，直到心律失常控制或发生了严重不良反应或总量达 500 mg。③奎尼丁：0.2～0.4 g，每天 4 次口服。

（3）预防复发：直流电复律以后应静脉滴注利多卡因 1～4 mg/min，无效时加用奎尼丁 0.2～0.6 g 每天四次口服或是普鲁卡因胺 250～500 mg。每 4 小时口服一次。应注意避免长期应用利多卡因或是奎尼丁，以防止严重不良反应的出现。

（三）注意事项

（1）经治疗以后如果恢复窦性心律，在宫颈条件良好的前提下，可经阴道分娩，分娩过程中应加强心电监护，以防止复发。

（2）如心律失常较严重，应首先控制心律失常，然后再考虑分娩方式。经正规治疗以后仍不能完全恢复窦性心律，宫颈条件较差的患者，可在心电监护下行剖宫产结束妊娠，避免阴道分娩时过度劳累而诱发室颤，导致患者死亡。

（3）如果心律失常较严重，且有指征需要即刻结束妊娠时，可先静脉注射利多卡因 50～100 mg。随后以 1～2 mg/min 的速度静脉滴注，待病情稳定以后即刻行剖宫产手术。

七、心室颤动

（一）临床表现

心室颤动是最可怕的心律失常，患者出现一系列的急性心脑缺血症状，如 3～5 分钟内得不到及时治疗，心脑的灌注基本停顿，就会造成猝死。来自多个折返区的不协调的心室冲动，经过大小、方向各异的途径，经心室迅速传播。其结果是心脏正常的顺序收缩消失，发生心室颤动。由于没有有效的心脏排血，心室内无压力的上升，结果心脏处于与停顿相同的状态，周围组织得不到血液灌注。

（二）治疗

（1）一旦发生心室颤动，首选电除颤，常用的能量为 200～400 J。

（2）药物可应用利多卡因 2 mg/kg 体重，静脉注射；或是溴苄铵 5 mg/kg 体重，静脉注射。

（三）注意事项

由于一旦发生室颤，患者的死亡率很高。即使是抢救成功者，亦常伴有轻度的心力衰竭和肺部并发症，所以患者经治疗以后除了一般情况很好，且宫颈条件好时可以阴道试产以外，多数患者需行剖宫产结束妊娠。心律失常是极危急重症，在诊断治疗方面必须有内科，特别是心血管内科参与，所用抗心律失常药物必须小心谨慎，控制剂量，严密观察，避免不良反应产生。

（耿海霞）

第十二章

瘢痕子宫再次妊娠的处理

第一节　剖宫产瘢痕妊娠的孕早期处理

剖宫产瘢痕妊娠（cesarean scar pregnancy，CSP）是异位妊娠中的罕见类型，文献报道其发生率为 1：（1 800～2 216）次正常妊娠。早孕行人工流产时应该首先明确妊娠部位，排除瘢痕处妊娠，以免发生致命性的大出血甚至子宫破裂。由于此病较少见，发病隐匿，临床医师缺乏对此病的认识，发病早期易误诊为其他疾病而予以不恰当的治疗，容易给患者带来不必要的痛苦，甚至是无法逆转的损害。因此，早期诊断此病对及时、正确的处理与保留患者的生育功能等具有重要意义。

一、治疗原则

去除病灶、保障患者的安全。根据患者年龄、病情、超声显像、血 HCG 水平及对生育的要求等，提供下列治疗方案。治疗前向患者充分告知病情和各种治疗方案的效果、复发风险，共同商讨确定治疗方案，签署知情同意书。

一旦确定为子宫瘢痕部位妊娠，应禁止盲目吸宫或刮宫手术。

二、治疗方法

根据患者的年龄、病情、超声影像、血 HCG 水平及是否有生育要求选择不同的治疗方法。如保守治疗应准备 MTX，如手术治疗应做好介入准备，并做好充分的术前准备，减少出血风险。

（一）减少出血方法的准备

1.MTX 治疗后清宫

（1）MTX 有肾毒性及血液系统毒性作用，签署知情同意书时要强调 MTX 化疗不良反应及毒性作用，并备四氢叶酸钙解毒。

（2）用药方式以全身给药为主，剂量按体重 1 mg/kg 计算，或按体表面积如 50 mg/m² ，单次肌内注射。注射后 24～48 小时可在宫腔镜下（或超声监测下）行病灶清除术。

2.MTX 治疗的注意事项

（1）患者充分了解 MTX 治疗的不良反应，并愿意选择该治疗方式。

（2）治疗期间随时会发生严重子宫出血,必须在有条件进一步处理的医院进行。

（3）术后监测血 HCG 下降情况,超声监测局部血流。

（4）MTX 有致畸作用,治疗后需停药 6 个月后方可再次妊娠。

3.子宫动脉栓塞后清宫

在放射线下经股动脉插管向子宫动脉注入栓塞剂能迅速、有效止血。吸收性明胶海绵颗粒为最常用的可吸收栓塞剂。在确定子宫瘢痕部位妊娠,有大出血风险的患者在准备刮宫手术前进行栓塞,可有效地减少术中出血。

（二）手术

1.术前准备

术前保证有充足的血源,开放两条以上有效的静脉通路;术前谈话沟通,患者及家属充分知情同意;术前应备有急救方案,开放 2 条静脉通道,备好 Foley 尿管（18 F）做水囊局部压迫用,做好钳夹宫颈（3、6、9、12 点）及子宫动脉栓塞等准备,尽可能保留子宫。

2.手术方式

（1）清宫术:对瘢痕部位妊娠行吸宫、刮宫手术常常导致严重的难以控制的子宫出血、MTX治疗后或介入治疗后清宫时,对于绒毛种植较浅、孕囊较小并向宫腔生长的病例,或在 MTX 治疗或介入治疗满意后的病例,可以在 B 超或宫腔镜监视下行刮宫。在清宫术中如出现大出血,立即 Foley 尿管（18 F）做水囊局部压迫（注入 30～90 mL 生理盐水,保留 12～24 小时）,若无条件诊治,立即转诊到上级医院;有条件的医院,应腹腔镜下或开腹局部病灶清除术。

（2）宫腔镜下:适用于患者一般情况稳定,妊娠囊突向宫腔。术前根据血 HCG 值,可行MTX 化疗,妊娠部位血供丰富者,先行子宫动脉栓塞。

（3）宫腹腔镜下:适用于患者一般情况稳定,妊娠囊突向腹腔或膀胱者,可行病灶切除同时修补子宫切口憩室,减少再次切口瘢痕妊娠的风险。

（4）开腹手术:适用于病变部位破裂或刮宫、人工流产导致穿孔,或无条件行宫腹腔镜的医疗机构,可选择病灶清除术、子宫修补术或子宫次全切除或子宫全切术。

三、终止妊娠后随访

（1）早孕期瘢痕妊娠患者终止妊娠出院后应定期随访,行超声和血清 HCG 检查,直至 HCG正常。

（2）有生育要求妇女,告知再次妊娠仍有发生瘢痕部位妊娠、妊娠晚期子宫破裂、胎盘植入的风险。

（3）无生育要求者,应尽快落实适宜的永久性避孕措施。

（杨玲玲）

第二节　瘢痕子宫再次妊娠的孕中期处理

瘢痕子宫再次妊娠时,当出现胎儿畸形、死胎或孕妇合并严重的内外科疾病而不得不终止妊娠时,要对终止妊娠的方式进行选择。由于瘢痕子宫的特殊性,终止妊娠时需要考虑瘢痕子宫发生子宫破裂、大出血甚至子宫切除等相关风险。

一、引产

前列腺素制剂不适用于瘢痕子宫引产,会增加子宫破裂的风险。依沙吖啶羊膜腔内注射是常用的妊娠中期引产的方法,但由于部分病例会出现频强的子宫收缩,所以这种方法被列为瘢痕子宫中期引产的相对禁忌。因此,在选择该方法前需充分向患者告知引产的风险并做好引产前充分准备,引产中加强监护,及时发现异常及时处理。

(一)依沙吖啶羊膜腔内注射引产

1.引产前

(1)采集病史:仔细询问前次手术病史,包括手术指征、术后有无发热、伤口感染和术后子宫复旧情况等。

(2)术前体格检查:血常规、尿常规、肝功能、肾功能、凝血功能、心电图检查,核对孕周,B超了解胎儿和胎盘情况,有无应用依沙吖啶的绝对禁忌证。备血,随时做好输血抢救及开腹探查术的准备。

(3)瘢痕子宫中期依沙吖啶引产禁忌证:前次剖宫产为古典术式、深及内膜的子宫肌瘤剔除术,或虽为子宫下段切口但愈合不良或术后感染者;此次妊娠距前次剖宫产时间较短,小于2年;有两次以上的剖宫产史;有严重内科合并症及产科并发症;不具备抢救急症患者的条件;严重肝肾功能异常。

(4)采用此法引产前要充分告知患者及家属此种方法的利和弊,告知引产过程中有子宫破裂、出血多,需要开腹修补的可能及有先兆子宫破裂情况下剖宫取胎的可能。术前以依沙吖啶原液做鼻黏膜过敏试验,如有过敏症状,改用其他方法。

2.引产时

(1)超声监测下羊膜腔内注射依沙吖啶100 mg,注射后密切监护,关注宫缩发动的时间、强度、子宫形态、子宫下段有无压痛等情况,有规律宫缩后观察血压、脉搏。

(2)依沙吖啶联合米非司酮引产:依沙吖啶配伍米非司酮用于瘢痕子宫引产可以提前诱发宫缩,缩短产程,减少出血及预防并发症的发生。因此,推荐在引产同时服用米非司酮50 mg,每天2次,共200 mg(或200 mg顿服)。

3.引产后

(1)注射依沙吖啶后3天尚未发动宫缩或5天尚未排出胎儿,需再次注射药物或改用其他方法者,视为引产失败。

(2)监护和分娩时处理:参考第7章第八节瘢痕子宫阴道分娩(VBAC)。

(二)水囊引产

用于依沙吖啶引产禁忌者(如宫颈条件极差或者肝功能异常等),应根据情况,宫颈放置低位小水囊(Foley尿管,可注入30～50 mL生理盐水)促宫颈成熟后缩宫素引产。宫颈放置水囊前后应严格消毒,做宫颈分泌物培养,并完善知情同意,做好子宫破裂修补的准备。

二、剖宫取胎

剖宫取胎相对安全,但显然不是医师及患者的首选。有经阴道分娩禁忌证及不愿承担子宫破裂风险者采取。

(杨玲玲)

第三节　瘢痕子宫再次妊娠的孕晚期处理

一、瘢痕子宫晚期妊娠阴道分娩

随着瘢痕子宫再次妊娠病例越来越多,瘢痕子宫再次妊娠阴道分娩(VBAC)问题成为产科医师面临的挑战。因此,了解哪些孕妇可以经历阴道分娩,对这类孕妇做出完善的评估和准备,预见阴道分娩过程中可能出现的风险,掌握急救应对措施,是保障母儿安全的关键。

VBAC 应在有抢救能力的县级及以上医院进行。

(一)全面评估

计划 VBAC 前需对产妇全面评估,包括孕妇年龄、手术史(剖宫产、肌瘤剔除、宫角部妊娠手术等)、了解前次的手术指征、手术方式(是否为腹腔镜下肌瘤剔除,是否为早产剖宫产,子宫体部/下段剖宫产,是择期手术还是试产后的急诊手术)、手术后有无感染;如为子宫肌瘤剔除术后的瘢痕子宫,要了解肌瘤的数量及术后的病理类型,手术实施的医院级别等,上次手术距离本次妊娠时间间隔、分娩孕周、胎儿大小、胎位、头盆情况、宫颈成熟度、瘢痕愈合情况、胎盘情况等;此外,还要了解此次有无阴道分娩的适应证:前次剖宫产指征不存在,此次妊娠不存在新的剖宫产指征,无头盆不称和阴道分娩禁忌。

(二)有利于阴道分娩成功的条件

(1)有较好的医疗监护设备,具备随时手术、输血和抢救条件。

(2)患者愿意接受阴道试产并了解阴道试产的风险。

(3)年龄最好在 21～35 岁,仅一次剖宫产史,在剖宫产前或后有过阴道分娩史。

(4)前次剖宫产为下段横切口,切口无撕裂,且术后切口愈合好,无感染。距离前次手术间隔2 年以上,10 年以下,B 超检查提示子宫下段瘢痕连续性好,子宫瘢痕处无胎盘附着,下段瘢痕愈合无缺陷。

(5)第一次剖宫产指征不存在、头先露,无新的剖宫产指征,宫颈 Bishop 评分 4 分以上。

(6)胎先露已入盆,试产过程中监测产程进展顺利。

(7)在前次剖宫产术后无再次子宫手术损伤史,如人流术中子宫穿孔、子宫肌瘤剔除等。

(8)无严重妊娠并发症及内外科并发症。

(9)胎儿死亡或严重畸形尽量经阴道分娩。

(10)自然临产,不需应用缩宫素引产或加强宫缩。

(11)估计胎儿体重<4 000 g。

(三)处理方法

做好瘢痕子宫的交接班制度,应该在备有紧急剖宫产的条件下待产,待产前做好紧急剖宫产准备,如备血、人员等准备。经充分评估有阴道试产条件者,促宫颈成熟及催产素点滴引产或催产不是绝对禁忌,但禁用前列腺素制剂促宫颈成熟,且需要专人全程管理及监护。

1.严密监护母儿情况

对产妇症状体征的观察:①VBAC 分娩的孕妇临产后应有专人看管。②临产后持续胎心监护。③临产后应开放有效的静脉,应持续血压、心率监测,注意患者疼痛和阴道出血情况;如有先兆子宫破裂征象(产妇心率快,持续腹痛,或耻骨联合上有压痛、血尿、胎儿窘迫)应急行剖宫产,严禁阴道任何操作;如疑诊子宫破裂应行剖腹探查术,术中应酌情行子宫修补术并双侧输卵管结扎术或子宫切除术。④如果出现胎儿窘迫,除非宫口已经开全,短时间内可以阴道分娩,余均应立即剖宫产终止妊娠。

2.严密观察产程

(1)临产后每名 VBAC 的产妇应由有经验的助产士专人护理,观察宫缩强度、持续时间、胎心、实时监测血压、心率,注意患者的主诉、阴道流液和阴道出血情况。

(2)临产后产程进展缓慢或停滞时,如有宫缩乏力,可行人工破膜加体位改变,以加强宫缩。如可疑头盆不称或梗阻性难产,或出现子宫先兆破裂或子宫破裂时,应禁止一切阴道操作,急行剖宫产。

(3)缩短第二产程,需要时行助产术结束分娩。

(4)一旦发现产后出血倾向,应进行软产道检查(包括阴道检查及宫腔探查),排除子宫瘢痕破裂;对无产后出血病例不主张在产后常规阴道检查。

二、瘢痕子宫晚期妊娠剖宫产

(一)适应证

(1)先兆子宫破裂或子宫破裂。

(2)前次剖宫产为古典式、倒“T”型切口,或肌瘤剔除术、宫角部妊娠手术,或下段横切口但愈合不良及术后感染。

(3)有两次以上的剖宫产史或子宫破裂史。

(4)前次剖宫产指征依然存在,如骨盆狭窄等。

(5)有严重的内科合并症及产科并发症,多胎妊娠,胎儿偏大等。

(6)不具备抢救急症患者的条件。

(7)子宫下段瘢痕处连续性中断。

(二)再次评估病情

剖宫产术前应识别胎盘和瘢痕的关系,必要时进行 MRI 检查,权衡本院医疗能力能否应对术中可能出现的紧急情况,如本院不能处理者,应紧急转诊到有能力的机构。如本院有救治能力,应做好充分的术前准备。

(三)术前准备

术前做好充分讨论,除了常规的术前准备之外,应准备充足的血源,要保证足够的医疗技术力量,制定好止血方法、备好止血器具、药物等。

(四)术中操作

(1)建立有效静脉通道。

(2)手术轻柔缓慢。因为瘢痕子宫再次手术可能有盆腹腔粘连,因此,手术过程要缓慢轻柔,仔细分离粘连带,进入腹腔前注意不伤及膀胱;瘢痕组织糟脆,撕拉下段切口时小心裂伤;对盆腔粘连严重或前次术后严重感染或两次以上剖宫产史者,术前可酌情膀胱内注入亚甲蓝。

（3）子宫下段切口要尽量避开原来的瘢痕,取距离前次切口上方2.0 cm以上的位置横行切口,有利于子宫切口愈合。

（4）术中根据子宫收缩情况选择缩宫素。

（杨玲玲）

第四节 凶险性前置胎盘的处理

剖宫产术后再次妊娠的胎盘附着于子宫瘢痕上,使发生胎盘植入的风险明显增加,是凶险性前置胎盘中最严重的类型,需要进行早期识别及诊断。

凶险性前置胎盘风险性大,预防和处理非常重要。凶险性前置胎盘的处理是多学科、团队合作、综合医疗资源能力的显示。应做好充分评估,无处理能力者,应及时转诊。

一、术前准备

凶险性胎盘植入病情凶险,需手术治疗,应充分做好术前准备。

（一）术前评估准备

根据胎盘粘连、植入的程度、与邻近脏器的关系、患者年龄、对生育的要求等综合判断。可以参考北京大学第三医院处理流程。北京大学第三医院依据"胎盘植入超声评分量表"完善术前准备:评分≤5分,术前备4 U红细胞;≥6分,术前备＞10 U红细胞,酌情准备输尿管支架及腹主动脉球囊。注意要保留血样以备术中能够完成及时配血,同时还需要准备血浆及纤维蛋白原、胃黏膜保护药等。

（二）术前辅助检查

除了常规检查外还应包括超声心动图及盆腔MRI检查等。

术前影像学评估检查具有重要意义,可以超声联合MRI检查评估其胎盘植入风险程度,妊娠中期需要终止妊娠者根据胎盘位置及植入凶险程度决定终止妊娠方式。

（1）如果为中央型前置胎盘合并胎盘植入以剖宫取胎术为宜。

（2）如果边缘型前置胎盘评估粘连可能性大者,也可以选择经阴道娩出胎儿,但严密观察并做好防范措施,随时有大出血风险,必须做好血液制品及急诊介入栓塞剂或开腹止血的准备。

（3）可疑胎盘植入者,根据植入情况,妊娠34周后酌情择期终止妊娠。术前专人负责及时向家属交代病情。

（三）手术预案的制订

（1）手术团队准备:术前多学科会诊,包括泌尿外科、血管外科、麻醉科、ICU科、检验科及儿科等学科共同讨论制定手术预案。

（2）血液制品的准备:术前充分备好血液制品,包括血细胞、血浆、冷沉淀、纤维蛋白原、凝血酶原复合物等。

（3）专人记录:术中专人负责记录出入量和所用药品。

（4）静脉通道准备:术前开放有效静脉通道,包括锁骨下或颈内静脉穿刺及经动脉的血流动力学监测。

（5）对于胎盘植入膀胱浸润者术前酌情置入输尿管支架，以防术中损伤输尿管。

（6）严重凶险植入术前可以做好股动脉分离并准备好股动脉球囊，在术中出血多时及时置入球囊压迫止血。

（7）术前准备好止血带、大纱垫，在出现汹涌的子宫出血时及时以止血带压迫子宫动脉下行支，可以起到迅速止血的作用。

（8）酌情切皮前做好输血准备：术前即有贫血的可临手术前输血，以增加对术中大出血的耐受；条件允许者可以采用自体血回输。

（9）麻醉方式选择：麻醉方式可选择椎管内麻醉或全身麻醉，可以先在局部麻醉下置入输尿管支架，单次腰麻下剖宫产快速娩出胎儿，一旦出血多，立即全身麻醉。

（10）手术切口选择：腹部切口以纵切口为宜，即便前次为横切口；如果胎盘大部分在子宫后壁，此次评分为轻型者也可以选择腹部横切口。

二、术中处理

以下方法在减少凶险性前置胎盘产后出血中有效，可参考选择应用。

（1）子宫切口选择：术前再次超声检查，确定子宫切口的位置，尽量避开前壁胎盘附着部位，尽量避免胎盘打洞娩出胎儿。

（2）胎儿娩出后迅速将止血带放置于子宫下段勒紧，暂时阻断子宫下段血供。子宫腔填满纱布压紧减少由于部分胎盘剥离而导致的出血。

（3）下推膀胱避重就轻，从侧方入手，主要以锐性分离为主，如果粘连致密钝性分离会导致膀胱破裂。

（4）胎盘剥离面止血方法的选择如下。①血管结扎：胎盘剥离后血窦开放或子宫收缩乏力时，可以选用1号可吸收线在出血部位"8"字、Cho多重方结缝合、单扎缝合等止血，可以在宫腔内缝合将线结于浆膜面，也可以浆膜面进针，将线结于浆膜面；植入面积小，非穿透植入，可人工剥离胎盘，楔形切除植入的胎盘，局部缝合，或予多个"8"字缝合或补丁缝合止血。②子宫压迫缝合：穿透子宫前后壁的缝合止血、B-lynch缝合止血、子宫动脉下及上行支结扎和髂内动脉结扎等。为减少胎盘剥离面出血，可于胎盘娩出后结扎双侧子宫动脉上行支和下行支阻断供血动脉，或局部方块形全层缝合胎盘附着部位子宫组织。③宫腔填塞：可采用宫腔内放置水囊压迫子宫下段止血（橡胶手套及导尿管联合自制水囊）等方法。

（5）子宫切除术。①胎盘在位子宫切除术：胎盘植入面积广泛，且植入较深甚至穿透子宫肌壁侵及膀胱，为减少出血也可以考虑行胎盘在位子宫切除，尤其是血源不足，技术条件有限的医疗单位。如果术前没有预测严重性，术中开腹后发现胎盘植入凶险，医疗救治能力薄弱者，可以在保证孕妇安全的前提下不切开子宫娩出胎儿，而是直接关腹，然后转诊至上级医院。②经多方止血的方法无效，患者病情危重，血源不能及时到位，危及患者生命时，应及时果断行子宫切除，避免孕产妇发生致命性大出血甚至孕产妇死亡。

三、重型胎盘植入手术九步法

依据"胎盘植入超声评分量表"胎盘植入凶险等级评分，≤5分为轻型，≥6分、<10分为重型，而≥10分为极重型。依据胎盘评分决定终止妊娠的时机、术前准备及手术方式的选择。术前准备同本节凶险性前置胎盘。

手术的关键是止血,目标是减少出血、保留生育年龄妇女子宫,最终保证母婴健康,减少并发症的发生。凶险型胎盘植入的手术不同于其他科室的手术,往往手术中情况紧急,短时间内可能发生致命性大出血,需要术前根据胎盘凶险等级评分安排好人力及物力,同时需要做到手术中井然有序,条理清晰,急、快而不乱,参加手术的医师要了解手术步骤及顺序,因此,归纳总结针对重型胎盘植入九步术式法。

(一)第一步:子宫切口选择

常规剖宫产手术通常选择子宫下段切开子宫,而对于胎盘附着于子宫前壁的凶险型胎盘植入,如果采取子宫下段横行切口会导致胎儿娩出前大量出血,一方面会导致母体失血过多,另一方面也会导致胎儿失血,尤其是如果短时间内胎儿娩出困难者甚至可能导致新生儿窒息。因此,原则上子宫切口的选择尽量避开胎盘,可以在宫体上段等。如果不能避开胎盘也要在胎盘最薄弱的部位行胎盘打洞,然后娩出胎儿。

(二)第二步:暂时快速止血

胎儿娩出后,助手迅速将子宫娩出盆腔,并在阔韧带无血管区迅速打洞,置入止血带于子宫下段并勒紧,同时宫腔内填满干纱布压迫胎盘,暂时避免剥离胎盘。

(三)第三步:置入腹主动脉球囊

通过事先分离出来的股动脉在超声引导下置入腹主动脉球囊于两侧髂总动脉分叉上段,然后注入5～10 mL生理盐水,超声监测血流被阻断同时检查双侧肾动脉血流频谱存在。

(四)第四步:分离膀胱

避重就轻,从侧方入手,主要以锐性分离为主,如果粘连致密钝性分离会导致膀胱破裂。

(五)第五步:娩出胎盘

卵圆钳或徒手将胎盘娩出,原则上将胎盘尽量全部娩出,但往往做不到,此时剥离面出血或子宫下段深部向上涌血汹涌,所以动作要快速,判断要准确,边剥离胎盘同时置入干纱布暂时压迫可以减少出血,同时做好快速缝合子宫动脉下行支准备。

(六)第六步:结扎子宫动脉上、下行支

从已经下推膀胱的最低点进针,全程穿至子宫下段/宫颈后壁,从阔韧带无血管区出针打结,同理处理对侧。个别情况需要再在上方 2 cm 处重复同法缝合。

(七)第七步:子宫下段双切口

可以在子宫下段剪除残存植入的胎盘组织,多数情况此处仅为浆膜层,甚至已经自行穿透破裂。

(八)第八步:宫颈提拉加固缝合(止血)

用 4 把艾丽斯钳钳夹子宫下段宫颈环状略有弹性的组织,采取"8"字或"U"字缝合。

(九)第九步:子宫成型缝合术

常规缝合子宫两个切口。如果存在子宫收缩乏力,可以采取 B-lynch 缝合术。

(杨玲玲)

第十三章

正常分娩与产程处理

第一节 分娩动因

人类分娩发动的原因仍不清楚。目前认为人类分娩的发动是一种自分泌因子/旁分泌因子及子宫内组织分子信号相互作用的结果,使得子宫由静止状态成为活动状态,其过程牵涉复杂的生化和分子机制。

一、妊娠子宫的功能状态

妊娠期子宫可处于 4 种功能状态。

(一)静止期

在一系列抑制因子作用下,子宫肌组织在妊娠期 95% 的时间内处于功能静止状态。这些抑制因子包括孕激素、前列环素(PGI_2)、松弛素、一氧化氮(NO)、甲状旁腺素相关肽(PTH-rP)、降钙素相关基因肽、促肾上腺素释放激素(CRH)、血管活性肠肽及人胎盘催乳激素等,它们以不同方式增加细胞内的 cAMP 水平,继而减少细胞内钙离子水平并降低肌球蛋白轻链激酶(MLCK,肌纤维收缩所需激酶)的活性,从而降低子宫肌细胞的收缩性。实验证实胎膜可以产生抑制因子,通过旁分泌作用维持子宫静止状态。

(二)激活期

子宫收缩相关蛋白(CAP)基因表达上调,CAP 包括缩宫素受体、前列腺素受体、细胞膜离子通道相关蛋白及细胞间隙连接的重要组成元素结合素-43(connexin-43)等。细胞间隙连接的形成是保证子宫肌细胞协调一致收缩的重要前提。

(三)刺激期

子宫对宫缩剂的反应性增高,在缩宫素、前列腺素(主要为 PGE_2 和 $PGF_{2\alpha}$)的作用下产生协调规律的收缩,娩出胎儿。

(四)子宫复旧期

这一时期缩宫素发挥主要作用。分娩发动主要是指子宫组织由静止状态向激活状态的转化。

二、妊娠子宫转向激活状态的生理变化

(一)子宫肌细胞间隙连接增加

间隙连接(gap junction,GJ)是细胞间的一种跨膜通道,可允许分子量<1 000的分子通过,如钙离子。间隙连接可使肌细胞兴奋同步化,协调肌细胞的收缩活动,增强子宫收缩力,并可增加肌细胞对缩宫素的敏感性。妊娠早、中期细胞间隙连接数量少,且体积小;妊娠晚期子宫肌细胞具有逐渐丰富的间隙连接,并持续增加至整个分娩过程。间隙连接的表达、降解及其多孔结构由激素调节,孕酮是间隙连接形成的强大抑制剂,妊娠期主要通过孕酮抑制间隙连接的机制维持了子宫肌的静止状态。

(二)子宫肌细胞内钙离子浓度增加

子宫肌细胞的收缩需要肌动蛋白、磷酸化的肌浆球蛋白和能量的供应。子宫收缩本质上是电位控制的,当动作电位传导至子宫肌细胞时,肌细胞发生去极化,胞膜上电位依赖的钙离子通道开放,细胞外钙离子内流入细胞内,降低静息电位,活化肌原纤维,进而诱发细胞收缩。故细胞内的钙离子浓度增加是肌细胞收缩不可缺少的。

三、妊娠子宫功能状态变化的调节因素

(一)母体内分泌调节

1.前列腺素类

长期以来认为前列腺素在人类及其他哺乳动物分娩发动中起了重要的作用。在妊娠任一阶段引产、催产或药物流产均可应用前列腺素发动子宫收缩;相反,给予前列腺素生物合成抑制剂可延迟分娩及延长引产的时间。临产前,蜕膜及羊膜含有大量前列腺素前身物质花生四烯酸、前列腺素合成酶及磷脂酶 A_2,促进释放游离花生四烯酸并合成前列腺素。PGF_2 和 TXA_2 引起平滑肌收缩,如血管收缩和子宫收缩。PGE_2、PGD_2 和 PGI_2 引起血管平滑肌松弛和血管扩张。PGE_2 在高浓度时可抑制腺苷酸环化酶或激活了磷脂酶C,增加子宫肌细胞内钙离子浓度,引起子宫收缩。子宫肌细胞内含有丰富的前列腺素受体,对前列腺素敏感性增加。前列腺素能促进肌细胞间隙连接蛋白合成,改变膜通透性,使细胞内 Ca^{2+} 增加,促进子宫收缩,启动分娩。

2.缩宫素

足月孕妇用缩宫素成功引产已有很长历史,但缩宫素参与分娩发动的机制仍不完全清楚。缩宫素结合到子宫肌上的缩宫素受体,激活磷脂酶C,从膜磷脂释放出三磷酸肌醇和二酯酰甘油,升高细胞内钙的水平,使子宫收缩;缩宫素能促进肌细胞间隙连接蛋白的合成;此外,足月时缩宫素刺激子宫内前列腺素生物合成,通过前列腺素驱动子宫收缩。

3.雌激素和孕激素

人类在妊娠期处于高雌激素状态。妊娠末期,孕妇体内雌激增加间隙连接蛋白和宫缩素受体合成;促进钙离子向细胞内转移;激活蜕膜产生大量细胞因子,刺激蜕膜及羊膜合成与释放前列腺素,促进宫缩及宫颈软化成熟。雌激素通过上述机制促进子宫功能状态转变。而在大多数哺乳动物,维持妊娠期子宫相对静止状态需要孕酮。孕酮可抑制子宫肌间隙连接蛋白的形成。早在20世纪50年代就有学者提出,分娩时母体血浆内出现孕酮撤退。现在认为分娩前雌/孕激素比值明显增高,或受体水平的孕酮作用下降可能与分娩发动有关。

4.内皮素

内皮素是子宫平滑肌的强诱导剂,子宫平滑肌内有内皮素受体。妊娠晚期在雌激素作用下,兔和鼠的子宫肌内皮素受体表达增加,但在人类中尚未肯定。孕末期,羊膜、胎膜、蜕膜及子宫平滑肌含有大量内皮素,能提高肌细胞内 Ca^{2+} 浓度,前列腺素合成,诱发宫缩;内皮素还能加强有效地降低引起收缩所需的缩宫素阈度。

5.血小板激活因子(platelet-activiting factor,PAF)

PAF 是一种强效的子宫收缩物质和产生前列腺素的刺激剂。随着临产发动,羊膜中 PAF 浓度增高。孕酮可增高子宫组织中的 PAF 乙酰水解酶,而雌激素及炎症细胞因子可降低此酶水平,这些研究提示宫内感染炎症过程使 PAF 增高,促进了子宫收缩。

(二)胎儿内分泌调节

研究显示,人类分娩信号也来源于胎儿。随着胎儿成熟,胎儿丘脑-垂体-肾上腺轴的功能逐渐建立,在促肾上腺皮质激素（ACTH）的作用下,胎儿肾上腺分泌的皮质醇和脱氢表雄酮（DHEA）增加,刺激胎盘的 17-α 水解酶减少孕激素的产生,并增加雌激素的生成,从而使雌激素/孕激素的比值增加;激活蜕膜产生大量细胞因子,如 IL-1、IL-6、IL-8、GCSF、TNF-α、TGF-β及 EGF 等;还能通过加强前列腺素的合成和分泌,刺激子宫颈成熟和子宫收缩。孕激素生成减少而雌激素生成增加也促进子宫平滑肌缩宫素受体和间隙连接的形成;同时还可促进钙离子向细胞内转移,加强子宫肌的收缩,促使分娩发动。

(三)母-胎免疫耐受失衡

从免疫学角度看,胎儿对母体而言是同种异体移植物,母体却对胎儿产生特异性的免疫耐受使妊娠得以维持。对母-胎免疫耐受机制有大量研究,提出的学说主要包括:①主要组织相容性复合物 MHC-Ⅰ抗原缺乏;②特异的 HLA-G 抗原表达;③Fas/FasL 配体系统的作用;④封闭抗体的作用;⑤Th_1/Th_2 改变等。

一旦以上因素改变,引起母-胎间免疫耐受破坏,可导致母体对胎儿的排斥反应。研究发现,母体对胎儿的免疫反应是流产发生的主要原因之一。因此足月分娩中可能存在同样的机制,即由于母胎间免疫耐受的解除,母体启动分娩,将胎儿排出。

四、机械性理论

尽管内分泌系统的变化及分子的相互作用在分娩发动中占有极其重要的地位,无可否认,其最终是通过影响子宫收缩来达到促使胎儿娩出的目的。故有人认为:随着妊娠的进展,子宫的容积不断增加,且胎儿的增长速度渐渐超过子宫的增大速度使得子宫内压不断增强;此外,在妊娠晚期,胎儿先露部分可以压迫到子宫的下段和宫颈。上述两部分因素使得子宫肌壁和蜕膜明显受压,肌壁上的机械感受器受刺激(尤其是压迫子宫下段和宫颈),这种机械性扩张通过交感神经传递至下丘脑,使得神经垂体释放缩宫素,引起子宫收缩。羊水过多、双胎妊娠容易发生早产是这一理论的佐证。但机械因素并不是分娩发动的始动因素。

(史伟红)

第二节　决定分娩的因素

决定分娩的要素有 4 个:即产力、产道、胎儿及精神因素。产力为分娩的动力,但受产道、胎儿及精神因素制约。产力可因产道及胎儿的异常而异常,或转为异常;产力也可受到产妇精神因素的直接影响,比如:产程开始后,由于胎位异常,宫缩表现持续微弱,或开始良好继而出现乏力;在产妇对分娩有较大的顾虑时,可能从分娩发动之初宫缩就表现为不规律或持续在微弱状态。骨盆大小、形状和胎儿大小、胎方位正常时,彼此不产生不良影响;但如果胎儿过大、某些胎儿畸形或胎位异常,或骨盆径线小于正常或骨盆畸形,则即便产力正常,仍可能导致难产。

一、产力

产力是分娩过程中将胎儿及其附属物逼出子宫的力量,包括宫缩(子宫收缩力)、腹压(腹壁肌肉及膈肌收缩力)和肛提肌收缩力。

(一)子宫收缩力

子宫收缩力是临产后的主要产力,贯穿于整个分娩过程中。临产后的宫缩能迫使宫颈管短缩直至消失,宫口扩张,胎先露部下降、胎儿和胎盘胎膜娩出。

临产后的正常宫缩具有以下特点。

1.节律性

节律性宫缩是临产的重要标志之一。正常宫缩是子宫体部不随意的、有节律的阵发性收缩。每次阵缩总是由弱渐强(进行期),维持一定时间(极期),随后由强渐弱(退行期),直至消失进入间歇期(图 13-1),间歇期子宫肌肉松弛。阵缩如此反复出现,贯穿分娩全过程。

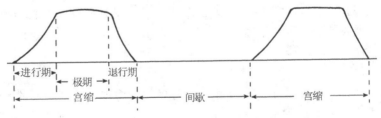

图 13-1　临产后正常节律性宫缩示意图

临产开始时,宫缩持续 30 秒,间歇期 5~6 分钟。随着产程进展,宫缩持续时间逐渐增长,间歇期逐渐缩短。当宫口开全之后,宫缩持续时间可长达 60 秒,间歇期可缩短至 1~2 分钟,宫缩强度也随产程进展逐渐增加,子宫腔内压力于临产初期升高至 3.3~4.0 kPa(25~30 mmHg),于第一产程末可增至 5.3~8.0 kPa(40~60 mmHg),于第二产程可高达 13.3~20.0 kPa(100~150 mmHg),而间歇期宫腔压力仅为 0.8~1.6 kPa(6~12 mmHg)。宫缩时子宫肌壁血管及胎盘受压,致使子宫血流量减少,但于子宫间歇期血流量又恢复到原来水平,胎盘绒毛间隙的血流量重新充盈,这对胎儿十分有利。

2.对称性和极性

正常宫缩起自两侧子宫角部,以微波形式迅速向子宫底中线集中,左右对称,此为宫缩的对称性;然后以每秒约 2 cm 的速度向子宫下段扩散,约 15 秒均匀协调地遍及整个子宫,此为宫缩的极性(图 13-2)。

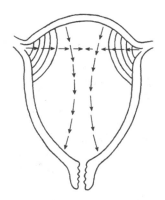

图 13-2　子宫收缩的对称性和极性

宫缩以宫底部最强、最持久,向下则逐渐减弱,子宫底部收缩力的强度几乎是子宫下段的两倍。这一子宫源性控制机制的基础是子宫肌中的起步细胞的去极化。

3.缩复作用

子宫体部的肌肉在宫缩时,肌纤维缩短、变宽,收缩之后,肌纤维虽又重新松弛,但不能完全恢复原状而是有一定的程度缩短,这种现象称为缩复作用或肌肉短滞。缩复作用的结果,使子宫体变短、变厚,使宫腔容积逐渐缩小,迫使胎先露不断下降,而子宫下段逐渐被拉长、扩张,并将子宫向外上方牵拉,颈管逐渐消失、展平。

(二)腹肌及膈肌收缩力(腹压)

腹肌及膈肌收缩力是第二产程时娩出胎儿的重要辅助力量。当宫口开全后,胎先露部已下降至阴道。每当宫缩时前羊水囊或胎先露部压迫盆底组织及直肠,反射性地引起排便感,产妇主动屏气,腹肌和膈肌收缩使腹压升高,促使胎儿娩出。腹压必须在第二产程尤其第二产程末期宫缩时运用最有效,过早用腹压不但无效,反而易使产妇疲劳和宫颈水肿,致使产程延长。在第三产程胎盘剥离后,腹压还可以促使胎盘娩出。

(三)肛提肌收缩力

在分娩过程中,肛提肌收缩力可促使胎先露内旋转。当胎头枕部露于耻骨弓下缘时,由于宫缩向下的产力和肛提肌收缩产生的阻力,两者的合力使胎头仰伸和胎儿娩出。

二、产道

产道是胎儿娩出的通道,分骨产道和软产道两部分。

(一)骨产道

骨产道是指真骨盆,其后壁为骶、尾骨,两侧为坐骨、坐骨棘、坐骨切迹及其韧带,前壁为耻骨联合。骨产道的大小、形状与分娩关系密切。骨盆的大小与形态对分娩有直接影响。因此,对于分娩预测首先了解骨盆情况是否异常。

(1)骨盆各平面及其径线。

(2)骨盆轴。

(3)产轴。

(4)骨盆倾斜度。

(5)骨盆类型:有时会对分娩过程产生重要影响。目前国际上仍沿用1933年考-莫氏分类法。按X线摄影的骨盆入口形态,将骨盆分为4种基本类型,即女型、扁平型、类人猿型和男型(图13-3)。但临床所见多为混合型。

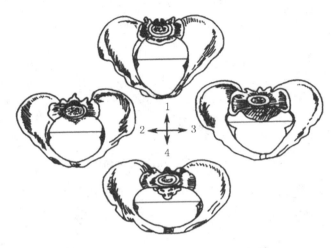

1.类人猿型骨盆;2.女性型骨盆;3.男性型骨盆;4.扁平型骨盆

图 13-3　骨盆类型

(二)软产道

软产道是由子宫下段、宫颈、阴道和盆底软组织构成的管道。在分娩过程中需克服软产道的阻力。

1.子宫下段的形成

子宫下段由非孕时长约1 cm的子宫峡部形成。妊娠12周后,子宫峡部逐渐扩展成为子宫腔的一部分,妊娠末期逐渐被拉长形成子宫下段。临产后进一步拉长达7~10 cm,肌层变薄成为软产道的一部分。由于肌纤维的缩复作用,子宫上段的肌壁越来越厚,下段的肌壁被牵拉越来越薄,由于子宫上下段肌壁的厚、薄不同,在子宫内面两者之交界处有一环形隆起,称为生理性缩复环(图13-4)。

2.宫颈的变化

(1)宫颈管消失:临产前的宫颈管长约2 cm,初产妇较经产妇稍长。临产后由于宫缩的牵拉及胎先露部支撑前羊水囊呈楔形下压,致使宫颈管逐渐变短直至消失,成为子宫下段的一部分。初产妇宫颈管消失于宫颈口扩张之前,经产妇因其宫颈管较松软,则两者多同时进行。

(2)宫口扩张:临产前,初产妇的宫颈外口仅容一指尖,经产妇则能容纳一指。临产后宫口扩张主要是宫缩及缩复向上牵拉的结果。此外前羊水囊的楔形下压也有助于宫颈口的扩张。胎膜多在宫口近开全时自然破裂,破膜后胎先露部直接压迫宫颈,扩张宫口的作用更明显。随着产程的进展,宫口开全(10 cm)时,妊娠足月的胎头方能娩出(图13-5)。

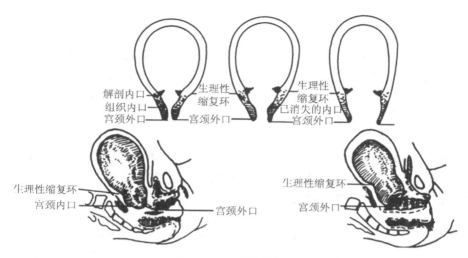

图 13-4　生理性缩复环

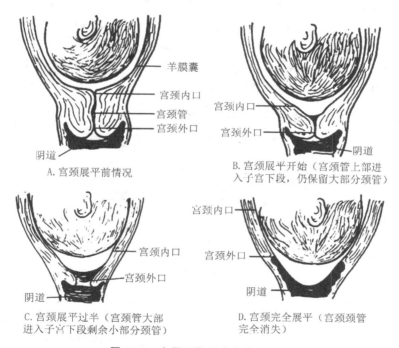

A.宫颈展平前情况

B.宫颈展平开始（宫颈管上部进入子宫下段，仍保留大部分颈管）

C.宫颈展平过半（宫颈管大部进入子宫下段剩余小部分颈管）

D.宫颈完全展平（宫颈颈管完全消失）

图 13-5　宫颈下段形成和宫口扩张

3.骨盆底、阴道及会阴的变化

在分娩过程中，前羊水囊和胎先露部逐渐将阴道撑开，破膜后先露部下降直接压迫骨盆底，软产道下段形成一个向前弯的长筒，前壁短后壁长，阴道外口开向前上方，阴道黏膜皱襞展平使腔道加宽。肛提肌向下及向两侧扩展，肌束分开，肌纤维拉长，使 5 cm 厚的会阴体变成 2～4 mm 薄的组织，以利胎儿通过。阴道及骨盆底的结缔组织和肌纤维，于妊娠晚期增生肥大，血管变粗，血流丰富。于分娩时，会阴体承受一定的压力，若保护不当，也容易造成裂伤。

三、胎儿

足月胎儿在分娩过程必须为适应产道表现出一系列动作,使之能顺利通过产道这一特殊的圆柱形通道:骨盆入口呈横椭圆形,而在中骨盆及骨盆出口则呈前后椭圆形。在分娩过程中,胎头是最重要的因素,只要头能顺利通过产道,一般分娩可以顺利完成,除非胎儿发育过大,则肩或躯干的娩出可能困难。

(一)胎头

为胎儿最难娩出的部分,受压后缩小程度小。胎儿头颅由 3 个主要部分组成:颜面、颅底及颅顶。颅底由两块颞骨、蝶骨及筛骨所组成。颅顶骨由左右额骨、左右顶骨及枕骨所组成。这些骨缝之间由膜相连接,故骨与骨之间有一定活动余地甚至少许重叠,从而使胎头具有一定适应产道的可塑性,有利于胎头娩出。

胎头颅缝及囟门名称如下(图 13-6):①额缝,居于左右额骨之间的骨缝。②矢状缝,左右顶骨之间的骨缝,前后走向,将颅顶分为左右两半,前后端分别连接前、后囟门。通过前囟与额缝连接,通过后囟与人字缝连接。③冠状缝,为顶骨与额骨之间的骨缝,横行,在前囟左右两侧。④人字缝,位于左右顶骨与枕骨之间,自后囟向左右延伸。⑤前囟,位于胎儿颅顶前部,为矢状缝、额缝及冠状缝会合之处,呈菱形,2 cm×3 cm大。临产时可用于确定胎儿枕骨在骨盆中的位置。分娩后可持续开放 18 个月之久才完全骨化,以利脑的发育。⑥后囟,为矢状缝与人字缝连接之处,呈三角形,远较前囟小,产后 8～12 周内骨化。

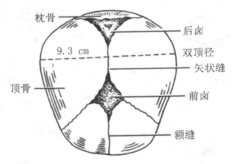

图 13-6 胎头颅缝及囟门

胎儿头颅顶可分为以下各部:①前头,亦称额部,为颅顶前部。②前囟,菱形。③顶部,为前后囟线以上部分。④后囟,三角形。⑤枕部,在后囟下方,枕骨所在地。⑥下颌,胎儿下颌骨。

胎头主要径线(图 13-7):径线命名以解剖部位起止点为度。在分娩过程,胎儿头颅受压,径线长短随之发生变化。

(1)胎头双顶径(biparietal diameter,BPD):为双侧顶骨隆起间径,为胎儿头颅最宽径线,妊娠足月平均为 9.3 cm。

(2)枕下前囟径:枕骨粗隆下至前囟中点的长度。当胎头俯屈,颏抵胸前时,胎头以枕下前囟径在产道前进,为头颅前后最小径线,妊娠足月平均 9.5 cm。

(3)枕额径:枕骨粗隆至鼻根部的距离。在胎头高直位时胎头以此径线在产道中前进,平均 11.3 cm,较枕下前囟长。

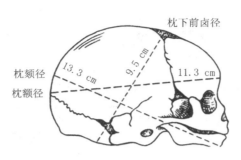

图 13-7　胎头主要径线

（4）枕颏径：枕骨粗隆至下颌骨中点间径。颜面后位时，胎头以此径前进，平均为 13.3 cm，远较枕下前囟径长，足月胎儿不可能在此种位置下自然分娩。

（5）颏下前囟径：胎儿下颌骨中点至前囟中点，颜面前位以此径线在产道通过，平均为 10 cm。故颜面前位一般能自阴道分娩。

（二）胎姿势

指胎儿各部在子宫内所取之姿势。在正常羊水量时，胎儿头略前屈，背略向前弯、下颌抵胸骨。上下肢屈曲于胸腹前，脐带位于四肢之间。在妊娠期间，如果子宫畸形、产妇腹壁过度松弛或胎儿颈前侧有肿物，胎头可有不同程度仰伸，从而无法以枕下前囟径通过产道而导致头位难产。

（三）胎产式

指胎儿纵轴与产妇纵轴的关系，可分为纵产式、斜产式与横产式 3 种。横产式或斜产式为胎儿纵轴与产妇纵轴垂直或交叉，产妇腹部呈横椭圆形，胎头胎臀各在腹部一侧。纵产式为胎儿纵轴与产妇纵轴平行，可以是头先露或臀先露（图 13-8）。

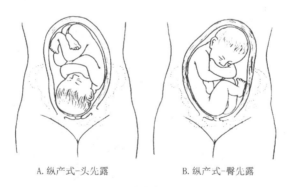

A.纵产式-头先露　　　　　B.纵产式-臀先露

图 13-8　头先露或臀先露

（四）胎先露及先露部

胎先露指胎儿最先进入骨盆的部分，最先进入骨盆的部分称为先露部。先露部有 3 种，即头、臀、肩。纵轴位为头先露或臀先露，横轴位或斜轴位为肩先露。如果胎头与胎手同时进入骨盆称为复合先露（图 13-9）。

1.头先露

头先露占足月妊娠分娩的 96％。由于胎头俯屈和仰伸程度不同，可有 4 种先露部，即枕先露、前囟先露、额先露及面先露。

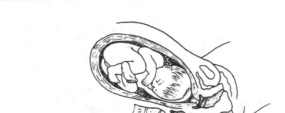

图 13-9　复合先露

（1）枕先露：最常见的胎先露部，此时胎头呈俯屈状，胎头以最小径（枕下前囟径）及其周径通过产道（图 13-10）。

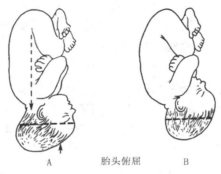

A　　　　胎头俯屈　　　　B

图 13-10　**枕先露**

（2）前囟先露：胎头部分俯屈，胎头矢状缝与骨盆入口前后径一致，前囟近耻骨或骶骨（高直位）（图 13-11）。分娩多受阻。

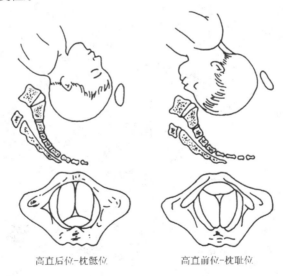

高直后位-枕骶位　　　　高直前位-枕耻位

图 13-11　**胎头高直位**

（3）额先露：胎头略仰伸，足月活胎不可能以额先露经阴道分娩。多数人认为，前顶与额先露为分娩过程中一个过渡表现，不能认为是一种肯定的先露，当分娩进展时，胎头俯屈就形成顶先露,仰伸即为面先露。但实际上确有前顶先露与额部先露存在,故还应作为胎先露的一种(图 13-12)。

（4）面先露:胎头极度仰伸,以下为颌及面为先露部(图 13-13)。

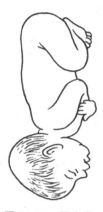

图 13-12　额先露

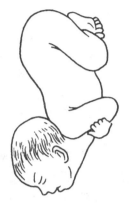

图 13-13　面先露

2.臀先露

臀先露为胎儿臀部先露(图 13-14)。由于先露部不同,可分为单臀先露、完全臀先露及不完全臀先露数种。

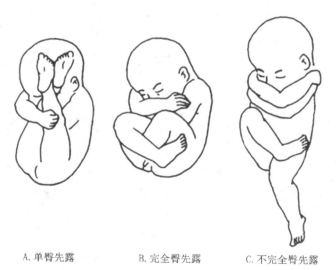

A.单臀先露　　　　B.完全臀先露　　　　C.不完全臀先露

图 13-14　臀先露

（1）单臀先露:为髋关节屈,膝关节伸,先露部只为臀部。

（2）完全臀先露:为髋关节及膝关节皆屈,以至胎儿大腿位于胎儿腹部,小腿肚贴于大腿背侧,阴道检查时可触及臀部及双足。

（3）不完全臀先露:包括足先露和膝先露。足先露为臀先露髋关节伸,一个膝关节或两个膝关节伸,形成单足或双足先露。膝先露为髋关节伸膝关节屈曲。

3.肩先露

胎儿横向,肩为先露部。临产一段时间后往往一只手先脱出,有时也可以是胎儿背、胎儿腹部或躯干侧壁被迫逼出。

(五)胎位或胎方位

胎位为先露部的指示点在产妇骨盆的位置,亦即在骨盆的四相位——左前、右前、左后、右后。枕先露的代表骨为枕骨(occipital,缩写为O);臀先露的代表骨为骶骨(sacrum,缩写为S);面先露时为下颏骨(mentum,缩写为M);肩先露时为肩胛骨(scapula,缩写为Sc)。

胎位的写法由三方面来表明:①指示点在骨盆的左侧(left,缩写为L)或右侧(right,缩写为R),简写为左或右。②指示点的名称,枕先露为"枕",即"O";臀先露为"骶",即"S";面先露为"颏",即"M";肩先露为"肩",即"Sc";额位即高直位很少见,无特殊代表骨,只写额位及高直位便可。③指示点在骨盆之前、后或横。

如枕先露,枕骨在骨盆左侧,朝前,则胎位为左枕前(LOA),为最常见之胎位。如枕骨位于骨盆左侧边(横),则名为左枕横(LOT),表示胎头枕骨位于骨盆左侧,既不向前也不向后。肩先露时肩胛骨只有左右(亦即胎头所在之侧)或上、下和前、后定位:左肩前、右肩前、左肩后和右肩后。肩先露以肩胛骨朝上或朝后来定胎位。朝前后较易确定,朝上下不如左右易表达,左右又以胎头所在部位易于确定。如左肩前表示胎头在骨盆左侧,(肩胛骨在上),肩(背)朝前。左肩后,胎头在骨盆左侧(肩胛骨在下),肩(背)朝后。

各胎位缩写如下。

(1)枕先露可有6种胎位:左枕前(LOA)、左枕横(LOT)、左枕后(LOP)、右枕前(ROA)、右枕横(ROT)、右枕后(ROP)(图13-15)。

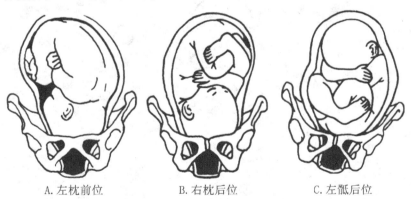

A.左枕前位　　　　　　B.右枕后位　　　　　　C.左骶后位

图13-15　左枕前位、右枕后位、左骶后位

(2)臀先露也有6种胎位:左骶前(LSA)、左骶横(LST)、左骶后(LSP)(图13-15)、右骶前(RSA)、右骶横(RST)、右骶后(RSP)。

(3)面先露也有6种胎位:左颏前(LMA)、左颏横(LMT)、左颏后(LMP)、右颏前(RMA)、右颏横(RMT)、右颏后(RMP)。

(4)肩先露也有4种胎位:左肩前(LScA)、左肩后(LScP)、右肩前(RScA)、右肩后(RScP)。

枕、骶、肩胛位置与胎儿背在同一方向,其前位,背亦朝前;颏与胎儿腹在同一方向,其前位,胎背向后。

(六)各种胎先露及胎位发生率

近足月或者已达足月妊娠时,枕先露占 95%、臀先露 3.5%、面先露 0.5%、肩先露 0.5%。有的报道臀先露在 3%～8%,目前我国初产妇比例很大,经产妇,尤其是多产妇很少,所以横产发生率很少。在枕先露中,2/3 枕骨在左侧,1/3 在右侧。臀位在中期妊娠及晚期妊娠的早期比数远较 3%～4% 为高,尤其是经产妇。但其中约 1/3 的初产妇和 2/3 经产妇在近足月时常自然转成头位。

胎头虽然较臀体积大,但臀部及屈曲于躯干前的四肢的总体积显然大于胎头。由于子宫腔似梨形,上部宽大、下部狭小,故为适应子宫的形状,足月胎儿头先露发生比例远高于臀先露。在妊娠 32 周前,羊水量相对较多,胎体受子宫形态的束缚较小,因而臀位率相对较高些,以后羊水量相对减少,胎儿为适应宫腔形状而取头先露。若胎儿脑积水,臀产比例也较高,表明宽大的宫体部较适合容纳较大的胎头。某些子宫畸形,如双子宫、残角子宫中发育好的子宫,宫体部有纵隔形成者,也容易产生臀先露。经产妇反复为臀产者应想到子宫有某种畸形的可能。

(七)胎先露及胎方位的诊断

有 4 种方法:腹部检查、阴道检查、听诊及超声影像检查。

1.腹部检查

为胎先露及胎方位的基本检查方法,简单易行,在大部分产妇可获得正确诊断,但对少见的异常头先露,往往不易确诊。

2.阴道检查

临产前此法不易查清胎先露及胎方位,所以有可能不能确诊;临产后,宫颈扩张,先露部大多已衔接,始能对先露部有较明确了解。阴道检查应在消毒情况下进行,以中、食指查先露部是头、是臀、还是肩部。如为枕先露,宫颈有较大扩张时,可触及骨缝、囟门以明确胎位(颜面位等异常头先露特点及臀位特点在有关难产节中介绍)。宫颈扩张程度越大,胎位检查越清楚。检查胎方位最好先查出矢状缝走向,手指左右横扫,上下触摸可查出一较长骨缝。矢状缝横置则为枕右或枕左横位,如为斜置或前后置,则为枕前位或后位。如前囟在骨盆前部很易摸到,表示枕骨在骨盆后位。前囟在骨盆左前方,为枕右后位;前囟在骨盆右前方为枕左后位。前囟如果在骨盆后面,阴道检查不易触及,尤其胎头下降胎头俯屈必然较重,后囟较小,用手不易查清。胎头受挤压严重时,骨片重叠,骨缝、囟门也不易触清。另一可靠确定胎方位方法为用手触摸胎儿耳郭,耳郭方向指向枕部,这只有在宫颈口完全扩张时方能实行。

阴道检查时还应了解先露部衔接程度。胎头衔接程度在正常情况下随产程进展而加深。胎头下降程度为判断是否能经阴道分娩的重要指标。胎头下降速度在第一产程比较缓慢,而在第二产程胎头继续下降,速度快于第一产程。一般胎头下降程度是以坐骨棘平面来描述。胎儿头颅骨质部平坐骨棘平面时称为"0"位,高于坐骨棘水平时称为"—"位,如高 1 cm,则标为"—1"直到"—3",再高则表示胎头双顶径尚未进入骨盆入口平面,因为骨盆入口平面至坐骨棘平面约为 5 cm,胎头双顶径至胎头顶部约为 3 cm,所以胎头最低骨质部如在坐骨棘平面以上 3 cm,显然胎头双顶径最多是平骨盆入口平面。胎头最低骨质部通过了坐骨棘平面,胎头位置称为"+"位,低于坐骨棘平面 1 cm 称为"+1","+3"时,胎头最低点已接近骨盆出口,即在阴道下部,因为坐骨棘平面距离骨盆出口亦约为 5 cm(图 13-16)。在正常女性骨盆坐骨棘并不突出于骨盆侧壁,需经反复检查取得经验方能较准确定位。故可考虑另一较简单而大体可了解胎头衔接程度的方法,即用手指经阴道测胎头骨质最低部距阴道处女膜环的距离。如距离为5 cm则表示胎头在坐骨棘水平,低于此为正值,高于此为负值。

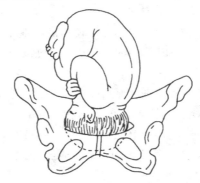

图13-16　胎头衔接程度图

3.听诊

胎心音位置本身并非诊断胎方位的可靠依据,但可加强触诊的准确性。在枕先露和臀先露,躯干微前屈,胎背较贴近于子宫壁,利于胎心音传导,故在胎儿背部所接触之宫壁处胎心音最强。在颜面位,胎背反屈。胎儿胸部较贴近宫壁,故胎心音在胎儿胸壁侧听诊较清晰。

在枕前位,胎心音一般位于脐与髂前上棘连接中点。枕后位胎心音在侧腹处较明显,有时在小肢体侧听得也清楚。臀位则在脐周围。横位胎心音在枕前位的稍外侧。

4.超声检查

在腹壁厚、腹壁紧张以及羊水过多的情况下,腹部检查等查不清胎先露及胎方位时,超声扫描检查可清楚检查出胎头、躯干、四肢等的部位和形象以及胎心情况,不但有助于胎先露、胎方位的诊断,也有助于胎儿畸形及大小的诊断。

(八)临产胎儿应激变化

胎头受压情况下,阵缩时给予胎头的压力增高,尤其是破膜之后,在第二产程宫腔内压力可高达26.7 kPa(200 mmHg)。颅内压为5.3~7.3 kPa(40~55 mmHg)时,胎心率就可减慢,其原因系中枢神经缺氧,反射性刺激迷走神经之故。有时胎头受压而无胎心率变慢乃系胎膜未破,胎头逐渐受压而在耐受阈之内,这种阵发性改变对胎儿无损。

四、精神心理因素

随着医学模式的改变,人们已经开始关注社会及心理因素对分娩过程的影响。亲朋好友间关于分娩的负面传闻、电影中的恐惧场面使相当数量的初产妇进入临产后精神处于高度紧张,甚至焦虑恐惧状态。研究表明,产妇在分娩过程中普遍焦虑和恐惧倾向导致去甲肾上腺素减少,可使宫缩减弱而对疼痛的敏感性增加,强烈的宫缩有加重产妇的焦虑,从而造成恶性循环导致产妇体力消耗过大,产程延长。抑郁情绪与活跃期、第二产程延长及产后出血有一定的相关性。所以在分娩过程中产妇的精神心理状态可明显的影响产程进展,应予以足够的重视。

(史伟红)

第三节　枕先露的分娩机制

　　分娩机制是指胎先露为适应骨盆各平面的不同形态,进行一系列转动,以最小径线通过产道的全过程。以枕左前的分娩机制为例详加说明。胎头的一连串转动可分解如下 7 个动作,即衔接、下降、俯屈、内旋转、仰伸、复位及外旋转、胎儿娩出(图 13-17)。

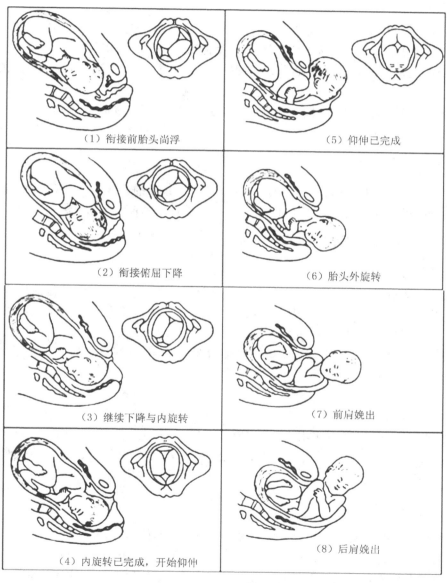

（1）衔接前胎头尚浮

（2）衔接俯屈下降

（3）继续下降与内旋转

（4）内旋转已完成，开始仰伸

（5）仰伸已完成

（6）胎头外旋转

（7）前肩娩出

（8）后肩娩出

图 13-17　分娩机制示意图

一、衔接

胎头双顶径进入骨盆入口平面,胎头颅骨最低点达到或接近坐骨棘水平,称为衔接。初产妇胎头衔接可发生于预产期前 1～2 周,若初产妇分娩开始而胎头仍未衔接,应警惕有无头盆不称。经产妇多在临产后胎头衔接。

胎头呈半俯屈状态进入骨盆入口,以枕额径衔接,由于枕额径大于骨盆入口前后径,胎头矢状缝坐落在骨盆入口右斜径上,胎头枕骨在骨盆左前方。

二、下降

胎头沿骨盆轴前进的动作称为下降。下降贯穿于整个分娩过程,与俯屈、内旋转、仰伸、复位及外旋转等动作相伴随。下降动作呈间歇性,促进胎头下降的 4 个因素是:①宫缩时通过羊水传导的压力,由胎轴传到胎头;②宫缩时子宫底直接压迫胎臀,压力传至胎头;③胎体由弯曲而伸直、伸长,有利于压力向下传递,促使胎头下降;④腹肌收缩,使腹腔压力增加,经子宫传至胎儿。初产妇胎头下降因宫颈口扩张缓慢和盆底软组织阻力大而较经产妇慢。临床上将胎头下降的程度,作为判断产程进展的重要标志之一。

三、俯屈

胎头下降遇到阻力时(骨盆不同平面的不同径线、扩张中的宫颈、骨盆壁和骨盆底),处于半俯屈状态的胎头借杠杆作用进一步俯屈,使下颏紧贴胸部,并使衔接时的枕额径(11.3 cm)变为枕下前囟径(9.5 cm),以胎头最小径线适应产道,有利于胎头继续下降。

四、内旋转

当胎头到达中骨盆时,胎头为适应骨盆纵轴而旋转,使其矢状缝与中骨盆前后径相一致,此过程称为内旋转。因中骨盆前后径大于横径,枕先露时,胎头枕部位置最低,到达骨盆底,肛提肌收缩将胎头枕部推向阻力小、空间较宽的前方,枕左前的胎头向中线旋转 45°,后囟转至耻骨弓下方,使胎头最小径线与骨盆的最大径线相一致,于第一产程末胎头完成内旋转动作。

五、仰伸

胎头完成旋转后,胎头下降达阴道外口时,宫缩和腹压继续迫使胎头下降,而肛提肌收缩力又将胎头向前推进,两者的共同作用(合力)使胎头沿产轴向前向上,胎头枕骨下部达耻骨联合下缘时,以耻骨弓为支点使胎头逐渐仰伸,胎头的顶、额、鼻、口、颏相继娩出。当胎头仰伸时,胎儿双肩径沿左斜径进入骨盆入口。

六、复位及外旋转

胎头娩出时,胎儿双肩径沿骨盆入口左斜径下降。胎儿娩出后,为使胎头与胎肩恢复正常关系,胎头枕部向原方向(向左旋转)45°,称为复位。胎肩在骨盆腔内继续下降,前(右)肩向前向中线旋转 45°使胎儿双肩径转成与出口前后径一致的方向,胎头枕部需在外继续向左旋转 45°,以保持胎头与胎肩的垂直关系,称为外旋转。

七、胎儿娩出

胎儿完成外旋转后,胎儿前(右)肩在耻骨弓下先娩出,随即胎体侧屈,后(左)肩也由会阴前缘娩出,胎儿双肩娩出后,胎体及胎儿下肢随之顺利娩出,至此胎儿娩出的全过程完成。

(史伟红)

第四节　先兆临产及临产的诊断

当孕妇出现先兆临产时,应及时送至医院,不能因可能为假临产致使时间耽误而错过接产时机;而如果错误地诊断临产,则可能导致不适当的干涉而加强产程,造成孕妇及新生儿损害。

一、先兆临产

分娩发动之前,出现的一些预示孕妇不久将临产的症状称先兆临产。

(一)假临产

孕妇在分娩发动前,由于子宫肌层敏感性增强,常出现不规律宫缩。假临产的特点:①宫缩持续时间短且不恒定,间歇时间长且不规律,宫缩强度不增加;②常在夜间出现而于清晨消失;③宫缩时只能引起下腹部轻微胀痛;④宫颈管不缩短,宫口扩张不明显;⑤给予镇静药物能抑制宫缩。

(二)胎儿下降感

胎儿下降感又称为轻松感、释重感。由于胎先露部下降进入骨盆入口,使宫底位置下降,孕妇感觉上腹部受压感消失,进食量增多,呼吸轻快。

(三)见红

在临产前24～48小时,由于成熟的子宫下段及宫颈不能承受宫腔内压力而被迫扩张,使宫颈内口附着的胎膜与该处的子宫壁分离,毛细血管破裂而少量出血,与宫颈管内的黏液相混合并排出,称为见红,是分娩即将开始的比较可靠征象。若阴道流血超过平时月经量,则不应视为见红,应考虑是否有异常情况出现如前置胎盘及胎盘早剥等。

(四)阴道分泌物增多

分娩前3周左右,孕妇因体内雌激素水平升高,盆腔充血加剧,子宫颈腺体分泌增加,使阴道排出物增多,一般为水样,易与破水相混淆。

二、临产的诊断

临产开始的重要标志为有规律且逐渐增强的子宫收缩,持续时间30秒或30秒以上,间歇5～6分钟,同时伴随进行性宫颈管消失、宫口扩张和胎先露部下降。用镇静药物不能抑制宫缩。

应连续观察宫缩,每次观察时间不能太短,至少要观察3～5次宫缩。既要严密观察宫缩的频率,持续时间及强度。同时要在无菌条件下行阴道检查,了解宫颈的软度、长度、位置、扩张情况及先露部的位置。国际上常用 BISHOP 评分法判断宫颈成熟度(表 13-1),估计试产的成功率,满分为 13 分,>9 分均成功,7～9 分的成功率为 80％,4～6 分成功率为 50％,≤3 分均失败。

表 13-1 Bishop 宫颈成熟度评分法

指标	分数			
	0	1	2	3
宫口开大(cm)	0	1～2	3～4	≥5
宫颈管消退(%)(未消退为 2～3 cm)	0～30	40～50	60～70	≥80
先露位置(坐骨棘水平＝0)	−3	−2	−1～0	＋1～＋2
宫颈硬度	硬	中	软	
宫口位置	朝后	居中	朝前	

(史伟红)

第五节 正常产程和分娩的处理

分娩全过程是从开始出现规律宫缩到胎儿、胎盘娩出为止,称分娩总产程,整个产程如下。

第一产程(宫颈扩张期):从间歇 5～6 分钟的规律宫缩开始,到宫颈口开全(10 cm)。初产妇宫颈较紧,宫口扩张较慢,需 11～12 小时,经产妇宫颈较松,宫口扩张较快,需 6～8 小时。

第二产程(胎儿娩出期):从宫口开全到胎儿娩出。初产妇需 1～2 小时,经产妇一般数分钟即可完成,但也有长达 1 小时者,但不超过 1 小时。

第三产程(胎盘娩出期):从胎儿娩出后到胎盘娩出,需 5～15 分钟,不超过30分钟。

一、第一产程及其处理

(一)临床表现

第一产程的产科变化主要为规律宫缩、宫口扩张、胎头下降及胎膜破裂。

1.规律宫缩

第一产程开始,出现伴有疼痛的子宫收缩,习称"阵痛"。开始时宫缩持续时间较短(20～30 秒)且弱,间歇期较长(5～6 分钟)。随着产程的进展,持续时间渐长(50～60 秒)且强度增加,间歇期渐短(2～3 分钟)。当宫口近开全时,宫缩持续时间可达 1 分钟以上,间歇期仅 1 分钟或稍长。

2.宫口扩张

宫口扩张是临产后规律宫缩的结果。在此期间宫颈管变软、变短、消失,宫颈展平和逐渐扩大。宫口扩张分两期:潜伏期及活跃期。潜伏期是从临产后规律宫缩开始,至宫扩张到 3 cm。此期宫颈扩张速度较慢,平均 2～3 小时扩张 1 cm,需 8 小时,超过 16 小时为潜伏期延长。活跃期是指从宫扩张 3 cm 至宫口开全。此期宫颈扩张速度显著加快,约需 4 小时,超过 8 小时为活跃期延长。活跃期又分为加速期、最大加速期和减速期(图 13-18)。加速期是指宫颈扩张 3～

4 cm,约需1.5 小时;最大加速期是指宫口扩张 4～9 cm,约需 2 小时,在产程图上宫口扩张曲线呈直线倾斜上升;减速期是指宫口扩张9～10 cm,约需 30 分钟。宫口开全后,宫口边缘消失,与子宫下段及阴道形成产道。

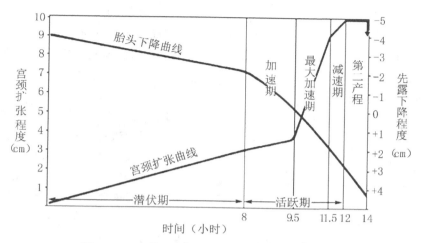

图 13-18　宫颈扩张与胎先露下降曲线分期的关系

3.胎头下降

胎头能否顺利下降,是决定能否经阴道分娩的重要观察项目。胎头下降程度以胎头颅骨最低点与坐骨棘平面的关系标明;胎头颅骨最低点平坐骨棘平面时,以"0"表示;在坐骨棘平面上 1 cm 时,以"-1"表示;在坐骨棘平面下 1 cm 时,以"+1"表示,余依此类推(图 13-19)。一般初产妇在临产前胎头已经入盆,而经产妇临产后胎头才衔接。随着产程的进展,先露部也随之下降。胎头于潜伏期下降不明显,于活跃期下降加快,平均每小时下降 0.86 cm。

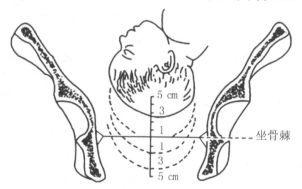

图 13-19　胎头高低的判定

4.胎膜破裂

简称破膜,胎儿先露部衔接后,将羊水分隔成前、后两部分,在胎先露部前面的羊水,称前羊水,约100 mL,其形成的囊称前羊水囊。宫缩时前羊水囊楔入宫颈管内,有助于扩张宫口。随着宫缩继续增强,羊膜腔内压力更高,当压力增加到一定程度时胎膜自然破裂。胎膜多在宫口近开全时破裂。

(二)产程观察及处理

入院后首先了解和记录孕妇的病史,全身及产科情况,初步得出是否可以阴道试产或需进行某些处理;外阴部应剃除阴毛,并用肥皂水和温开水清洗;对初产妇及有难产史的经产妇应行骨盆外测量;有妊娠合并症者应给予相应的治疗等。在整个分娩过程中,既要观察产程的变化,也要观察母儿的安危。及时发现异常,尽早处理。

1.子宫收缩

产程中必须连续定时观察并记录宫缩规律性、持续时间、间歇时间及强度。

(1)触诊法:助产人员将手掌放于产妇腹壁上直接检查,宫缩时宫体部隆起变硬,间歇期松弛变软。并记录下宫缩持续时间、强度、规律性及间歇期时间。每次至少观察 3～5 次宫缩,每隔 1～2 小时观察一次。

(2)电子胎心监护仪可客观反映宫缩情况,分为外监护和内监护两种类型。①外监护:临床最常用,适用于第一产程任何阶段。将宫缩压力探头固定在产妇腹壁宫体近宫底部,每隔 1～2 小时连续描记 30 分钟或通过显示屏连续观察。外监护容易受运动、体位改变、呼吸和咳嗽的影响,过于肥胖的孕妇不适用。外监护可以准确地记录宫缩曲线,测到宫缩频率和每次宫缩持续的时间,但所记录的宫缩强度不完全代表真正的宫内压力。②内监护:适用于胎膜已破,宫口扩张 1 cm 及以上。将充满生理盐水的塑料导管通过宫颈口越过胎头置入羊膜腔内,外端连接压力探头记录宫缩产生的压力,测定宫腔静止压力及宫缩时压力变化。内监护可以准确测量宫缩频率、持续时间及真正的宫内压力。但宫内操作复杂,有造成感染的可能,故临床上较少应用。

良好的宫缩应是间隔逐渐缩短,持续时间逐渐延长,同时伴有宫颈相应的扩张。国外建议用 Montevideo 单位(MU)来评估有效宫缩。其计算方法是:计数 10 分钟内每次宫缩峰值压力(mmHg)减去基础宫内压力(mmHg)后的压力差之和;或取宫缩产生的平均压力(mmHg)乘以宫缩频率(10 分钟内宫缩次数)。该法同时兼顾了宫缩频率及宫缩产生的宫内压力,使宫缩强度的监测有了量化标准。如产程开始时宫缩强度一般为 80～100 MU,相当于 10 分钟内有 2～3 次宫缩,每次宫缩平均宫内压力约为 5.3 kPa(40 mmHg);至活跃期正常产程平均宫缩强度可达 200～250 MU,相当于 10 分钟内有 4～5 次宫缩,平均宫内压力则为 6.7 kPa(50 mmHg);至第二产程在腹肌收缩的协同下,宫缩强度可进一步升到 300～400 MU,仍以平均宫缩频率 5 次计算,平均宫内压力可达 8.0～10.7 kPa(60～80 mmHg);而从活跃期至第二产程每次宫缩持续时间相应增加不明显,宫缩强度主要以宫内压力及宫缩频率增加为主,用此方法评估宫缩不仅使产妇个体间的比较有了可比性,也使同一个体在产程不同阶段的变化有了更合理的判定标准。活跃期后当宫缩强度<180 MU 时,可诊断为宫缩乏力。

2.宫口扩张及胎头下降

描记宫口扩张曲线及胎头下降曲线,是产程图中重要的两项内容,是产程进展的重要标志和指导产程处理的主要依据。可通过肛门检查或阴道检查的方法测得。在国内一般采用肛门检查的方法,当肛门检查有疑问时可消毒外阴做阴道检查。但在国外皆用阴道检查来了解产程进展情况。

(1)肛门检查(简称肛查)。①方法:产妇取仰卧位,两腿屈曲分开,检查前用消毒纸遮盖阴道口避免粪便污染阴道。检查者站于产妇右侧,以戴指套的右手示指蘸取润滑剂后,轻轻置于直肠内,拇指伸直,其余各指屈曲以利示指深入。示指向后触及尾骨尖端,了解尾骨活动度,再触摸两侧坐骨棘是否突出并确定胎头高低,然后用指端掌侧探查宫口,摸清其四周边缘,估计子宫颈管消退情况和宫口扩张厘米数。未破膜者在胎头前方可触到有弹性的前羊水囊;已破膜者能直接触到胎头,若无胎头水肿,还能扪清颅缝及囟门位置,确定胎方位。②时间与次数:适时在宫缩时进行,潜伏期每 2～4 小时查一次;活跃期每 1～2 小时查一次。同时也要根据宫缩情况和产妇的临床表现,适当的增减检查的次数。过频的肛门检查可增加产褥感染的机会。研究提示,肛门检查次数≥10 次的产妇,其阴道细菌种数及计数均显著提高,且肛门检查与阴道细菌变化密切相关,即细菌种数及其计数随肛门检查次数的增加而增加。而检查次数过少在产程进展十分迅速时则可能失去准备接生的时间,这在经产妇尤其应注意。③检查内容:宫颈软硬度、位置、厚薄及宫颈扩张程度;是否破膜;骶尾关节活动度,坐骨棘是否突出,坐骨切迹宽度,骶棘韧带的弹性、韧度及盆底组织的厚度;确定胎先露、胎方位以及胎头下降程度。

(2)阴道检查。①适应证:于肛查胎先露、宫口扩张及胎头下降程度不清时;疑有脐带先露或脱垂;疑有生殖道畸形;轻度头盆不称经阴道试产 4～6 小时产程进展缓慢者。对产前出血者应慎重,须严格无菌操作,并在检查前做好输液、输血的准备。②方法:产妇排空膀胱后,取截石位,消毒外阴和阴道。检查者戴好口罩,消毒双手,戴无菌手套,铺无菌巾后用左(右)手拇指和示指将阴唇分开,右(左)手示指、中指蘸消毒润滑剂,轻轻插入产妇阴道,注意防止手指触及肛门及大阴唇外侧。因反复阴道检查可增加感染机会,故每次检查应尽量检查清楚,避免反复插入阴道。③内容:测量骨盆对角径、坐骨棘间径、骶骨弧度、耻骨弓和坐骨切迹情况等;胎方位及先露下降程度;宫口扩张程度,软硬度及有无水肿情况;阴道伸展度,有无畸形;会阴厚薄和伸展度等,以决定其分娩方式。

肛查对于了解骨盆腔内的情况比阴道检查更清楚,但肛门检查对宫口、胎先露、胎方位、骨盆入口等情况的了解不及阴道检查直接明了。每次肛查或阴道检查所得的宫颈扩张大小及先露高度的情况均应做详细记录,并绘于产程图上。用红色"○"表示宫颈扩张程度,蓝色"×"表示先露下降水平,每次检查后用红线连接"○",用蓝线连接"×",绘成两条曲线。产程图横坐标标示时间,以小时为单位,纵坐标标示宫颈扩张及先露下降程度,以厘米为单位。正常情况下宫口开大与胎头下降是并行的,但胎头下降略为滞后。宫口开大的最大加速期是胎头下降的加速期,而胎头下降的最大加速期是在第二产程。对大多数产妇,尤其是初产妇,在宫口开全时胎头应达坐骨棘平面以下。但应指出,有相当一部分产妇胎头下降与宫口开大并不平行。因此,在宫口近开全时,胎头未下降到坐骨棘水平并不意味着不能经阴道分娩。有些产妇在破膜以后胎头才迅速下降,在经产妇尤为常见。1972 年 Philpott 介绍了在产程图上增加警戒线和处理线,其原理是根据活跃期宫颈扩张率不得小于 1 cm 进行产程估算,如果产妇入院时宫颈扩张为 1 cm,按宫颈扩张率每小时 1 cm 计算,预计 9 小时后宫颈将扩张到 10 cm,因此在产程坐标图上 1 cm 与 10 cm 标志点之处时间相距 9 小时画一斜行连线,作为警戒线,与警戒线相距 4 小时之处再画一条与之平行的斜线作为处理线,两线间为警戒区。临床上实际是以宫颈扩张 3 cm 作为活跃期的起点,因此可以宫颈扩张 3 cm 标志点处取与之相距 4 cm 的坐标 10 cm 的标志点处画一斜行连线,作为警戒线,与警戒线相距 4 小时之处再画一条与之平行的斜线作为处理线(图13-20)。两线之间为治疗处理时期,宫颈扩张曲线越过警戒线者应进行处理,一般难产因素可纠正者的产程活跃期不超过正常上限,活跃期经过处理仍超过上限时,常提示难产因素不易纠正,需要再行仔细分析,并及时估计能否从阴道分娩。

3.胎膜破裂及羊水观察

胎膜多在宫口近开全或开全时自然破裂,前羊水流出。一旦胎膜破裂,应立即听胎心,并观察羊水性状、颜色和流出量,记录破膜时间。

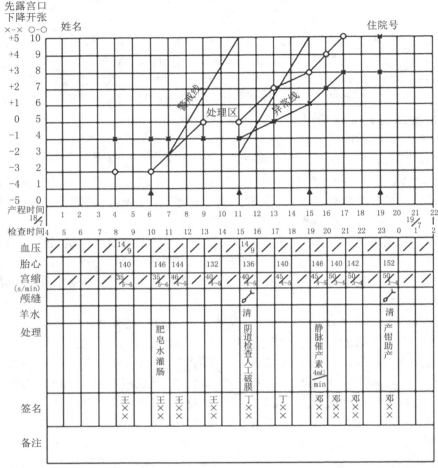

注：↑表示重要处理开始时间，✎ 表示大小卤与矢状缝位置以示胎方位，×-× 表示阴道助产

图 13-20　产程图表

　　羊水粪染与胎儿宫内窘迫的关系目前还有争论。对羊水粪染的发病机制大致可归纳为两种观点，即胎儿成熟理论及胎儿宫内窘迫理论。传统认为羊水粪染是胎儿缺血、缺氧的结果。当胎儿缺血、缺氧时，机体为了保证心、脑等重要脏器的血供，体内循环重新分配，消化系统的血供减少，胃肠道蠕动增加，肛门括约肌松弛，胎粪排出。胎儿成熟理论则认为羊水粪染是一种生理现象。随着妊娠周数增加，胎儿迷走神经张力渐强，胃肠道蠕动渐频，胎粪渐多，羊水粪染率渐增加。

　　羊水粪染的分度：Ⅰ度，羊水淡绿色、稀薄；Ⅱ度，羊水深绿色且较稠或较稀，羊水内含簇状胎粪；Ⅲ度，羊水黄褐色、黏稠状且量少。Ⅰ度羊水粪染一般不伴有胎儿宫内窘迫，Ⅱ～Ⅲ度羊水粪染考虑有胎儿宫内缺氧的存在。对羊水粪染者应做具体分析，既不要过高估计其严重性，也不要掉以轻心，重要的是应结合其他监测结果，明确诊断，及时处理，以降低围生儿的窒息率。在首次发现羊水粪染时，不论其粪染程度如何，均应作电子胎心监护。若 CST 阳性或者 NST 呈反应型而 OCT 又是阳性，提示胎儿宫内缺氧。如能配合胎儿头皮血 pH 测定而 pH<7.2 时，提示胎儿处于失代偿阶段，需要立即结束分娩。如 CST 为阴性、pH 正常，可暂不过早干预分娩，但必须

在电子胎心监护下严密观察产程进展,一旦出现 CST 阳性,则应尽快结束分娩。

4.胎心

临产后应特别注意胎心变化,可用听诊法、胎心电子监护或胎儿心电图等方法观察。在观察胎心时,应注意胎心的频率、规律性和宫缩之后胎心率的变化及恢复的速度等。胎心的规律性和宫缩对胎心的影响较胎心率的绝对数更重要。

(1)听诊器听取:有普通听诊器、木质听诊器和电子胎心听诊器 3 种,现在通常使用电子胎心听诊器。胎心听取应在宫缩间歇时,宫缩时听诊不能听到胎心。潜伏期应每隔 1 小时听胎心一次,活跃期宫缩较频时,应每 15~30 分钟听胎心一次,每次听诊 1 分钟。如遇有胎心异常,应增加听诊的次数。此法能方便获得每分钟胎心率,但不能分辨胎心率变异、瞬间变化及其与宫缩、胎动的关系。

(2)胎心电子监护:多用外监护描记胎心曲线。将测量胎心的探头置于胎心音最响亮的部分,固定于腹壁上;将测量宫压的探头置于产妇腹壁宫体近宫底部,亦固定于腹壁上。观察胎心率变异及其与宫缩、胎动的关系,每次至少记录 20 分钟,有条件者可应用胎儿监护仪连续监测胎心率。此法能较客观地判断胎儿在宫内的状态,如脐带受压、胎头受压、胎儿缺氧和/或酸中毒等。值得注意的是,在胎头入盆、破膜、阴道检查、肛查及做胎儿内监护安放胎儿头皮电极时,可以发生短时间的早期减速,这是由于胎头受骨盆或宫缩压迫所致。

(3)胎儿心电图:分为直接法和间接法,因直接法需宫口开大到一定程度而且破膜后才能进行,并有增加感染的可能性,故较少采用。目前较多采用非侵入性的间接法,一般用 3 个电极,两个放在产妇的腹壁上,另一个置于产妇的大腿内侧。在分娩过程中如出现 PR 间期明显缩短、ST 段偏高和 T 波振幅加大,是胎儿缺氧的表现。胎儿发生严重的酸中毒时,则 T 波变形。有研究发现第二产程的胎儿心电图监测与产后胎儿脐动脉血 pH 及血气含量明显相关。

5.胎儿酸血症的监测

胎儿头皮血 pH 与产时异常胎心率的出现,分娩后新生儿脐血 pH 及 Apgar 评分间存在着良好的相关性。因此,胎儿头皮血 pH 被认为是判断胎儿是否存在宫内缺氧的最准确方法。胎儿头皮血 pH 正常值为 7.25~7.35。如 pH 为 7.20~7.24 为胎儿酸血症前期,应警惕有胎儿窘迫可能,此时应给孕妇吸氧。pH<7.20 则表示重度酸中毒,是胎儿危险的征兆,应尽快结束分娩。胎儿头皮血血气分析值在正常各产程中的变化见表 13-2。

表 13-2　胎儿头皮血血气分析值在正常各产程中的变化

类别	第一产程早期	第一产程末期	第二产程
pH	7.33±0.03	7.32±0.02	7.29±0.04
PCO_2(mmHg)	44.00±4.05	42.00±5.10	46.30±4.20
PO_2(mmHg)	21.80±2.60	21.30±2.10	17.00±2.00
HCO_3(mmol/L)	20.10±1.20	19.10±2.10	17.00±2.00
BE(mmol/L)	3.90±1.90	4.10±2.50	6.40±1.80

胎儿的 pH 还受母体 pH 水平的影响。产程中母体饥饿、脱水、体力消耗可致代谢性酸中毒,过度通气可致呼吸性碱中毒,均可影响胎儿。为消除母源性酸中毒对胎儿头皮血血气分析的影响,可根据母儿间血气的差异进行判断。

(1)母子间血气 pH 差值(ΔpH):<0.15 表示胎儿无酸中毒,0.15~0.20 为可疑,>0.20 为胎儿酸中毒。

（2）母子间碱短缺值：2.0～3.0 mEq/L 表示胎儿正常，＞3.0 mEq/L 为胎儿酸中毒。

（3）母子间 Hb 5 g/dL 时的碱短缺值：＜0 或由正值变为负值表示胎儿酸中毒。

胎儿头皮血 pH 测定是一种创伤性的检查方法，只能得到瞬时变化而不能连续监测，因而限制了它的应用。当电子胎心监护初筛异常时，可考虑行胎儿头皮血气测定，如临床及胎心监护已确定重度胎儿宫内窘迫，应迅速终止妊娠而抢救胎儿，不必再做头皮血气测定。

6.母体情况观察

（1）生命体征：测量产妇的血压、体温、脉搏和呼吸频率并记录。一般第一产程期间宫缩时血压升高 0.7～1.3 kPa(5～10 mmHg)，间歇期恢复原状。应每隔 4～6 小时测量一次。发现血压升高应增加测量次数。

（2）饮食：鼓励产妇少量多次进食，吃高热量易消化食物，并注意摄入足够水分，以保证充沛的精力和体力。

（3）活动与休息：宫缩不强且未破膜时，产妇可在室内适当活动，有助于产程进展和减轻产痛。待产时产妇的体位应以产妇感到舒适为准。已破膜者应该卧床，如果胎头已衔接，取平卧位即可，如胎头未衔接或臀位、横位时，应取臀高位，以免发生脐带脱垂。如产妇精神过度紧张，宫缩时喊叫不安，应安慰产妇，在宫缩时指导做深呼吸动作，也可用双手轻揉下腹部或腰骶部。产时镇痛可适当的应用哌替啶 50～100 mg 及异丙嗪 25 mg，可 3～4 小时肌内注射一次，也可选择连续硬膜外麻醉镇痛。

（4）排尿与排便：应鼓励产妇每 2～4 小时排尿一次，以免膀胱充盈影响宫缩及胎头下降。因胎头压迫引起排尿困难者，必要时可导尿。初产妇宫口扩张＜4 cm，经产妇宫口扩张＜2 cm 时可行温肥皂水灌肠，既能避免分娩时粪便污染，又能反射作用刺激宫缩加速产程进展。但胎膜早破、阴道流血、胎头未衔接、胎位异常、有剖宫产史、宫缩很强估计 1 小时内将分娩者或患严重产科并发症、合并症（如心脏病等），均不宜灌肠。

二、第二产程及其处理

（一）临床表现

宫口开全后仍未破膜，常影响胎头的下降，应行人工破膜。破膜后宫缩常暂时停止，产妇略感舒适，随后宫缩重现且较前增强，每次持续时间可达 1 分钟，间歇期仅 1～2 分钟。当胎头降至骨盆出口压迫盆底组织时，产妇有排便感，不由自主向下屏气。随着产程进展，会阴会渐渐膨隆和变薄，肛门松弛。于宫缩时胎头露于阴道口，且露出部分不断增大；在宫缩间歇期又缩回阴道内，称为胎头拨露。随产程进展，胎头露出部分逐渐增多，宫缩间歇期胎头不再缩回，称为胎头着冠，此时胎头双顶径超过骨盆出口。会阴极度扩张，应注意保护会阴，娩出胎头。随后胎头复位和外旋转，前肩、后肩和胎体相继娩出，后羊水随之涌出。经产妇第二产程短，有时仅需几次宫缩即可完成胎头娩出。胎儿娩出后产妇顿感轻松。

（二）产程的观察和处理

1.密切监护胎心及产程进展

第二产程宫缩频且强，应密切观察子宫收缩有无异常及胎先露的下降情况。警惕病理性缩复环及强直性子宫收缩的出现，同时密切观察胎心的变化，每 5～10 分钟听胎心一次（或间隔 2～3 次宫缩听一次胎心），如有胎心异常则增加听胎心的次数，有条件者应使用胎心电子监护。尤其应注意观察胎心与宫缩的关系,若第二产程在胎头娩出前,由于脐带受压或受到牵引,可出现变异减速,除非反复多次出现中、重度变异减速,否则不被认为对胎儿有害。如出现胎心变慢且在宫缩后不恢复和恢复慢,应尽快结束分娩。发现第二产程延长,应及时查找原因,采取相应措施尽快结束分娩,避免胎头长时间受压,引起胎儿窘迫、颅内出血等并发症发生。

2.指导产妇用力

宫口开全后,医护人员应指导产妇正确用力。方法是让产妇双膝屈曲外展,双脚蹬在产床上,双手握住产床的把手。一旦出现宫缩,产妇深吸气屏住,并向上拉把手,使身体向下用力如排便状,以增加腹压。子宫收缩间期时,产妇呼气,全身肌肉放松,安静休息。当宫缩再次出现时再用同样的屏气用力动作,以加速产程的进展。当胎头着冠后,宫缩时不应再令产妇用力,以免胎头娩出过快而使会阴裂伤。

指导产妇正确用力十分重要,若用力不当使产妇消耗体力或造成不应有的软产道裂伤。尤其应注意的是宫口尚未开全,不可过早屏气用力,因当胎头位置低已深入骨盆到达盆底时,也可使产妇产生排便感并不自觉地用力。但此时用力非但不利于加速产程的进展,反而使宫颈被挤压在骨盆和胎头之间,从而使宫颈循环障碍而造成宫颈水肿,影响宫口开大而造成难产。

3.接产准备

初产妇宫口开全,经产妇宫口扩张 4 cm 且宫缩规律有力时,应将产妇送至产房做好接产准备工作。让产妇仰卧于产床上(或坐于特制的产椅上),两腿屈曲分开,露出外阴部,在臀下放一便盆或塑料布,用消毒纱布球蘸肥皂水擦洗外阴部,顺序是大小阴唇、阴阜、大腿内上 1/3、会阴及肛门周围(图 13-21)。然后用温开水冲掉肥皂水,为防止冲洗液流入阴道,用消毒干纱布盖住阴道口,最后以 0.1%新洁尔灭冲洗或涂以碘伏进行消毒,随后取下阴道的纱布球和臀下的便盆或塑料布,铺以消毒巾于臀下。接产者按无菌操作常规洗手后穿手术衣及戴手套,打开产包,铺好消毒巾,准备接产。

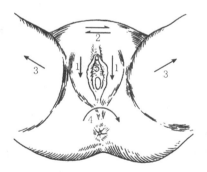

图 13-21　外阴消毒顺序

4.接产的要领

产妇必须与接产者充分合作;保护会阴的同时协助胎头俯屈,让胎头以最小的径线(枕下前囟径)在宫缩间歇时缓慢的通过阴道口,是预防会阴撕裂的关键;控制胎肩娩出速度,胎肩娩出时也要注意保护会阴。

5.产妇的产位

分娩时产妇的体位可分为仰卧位和坐位两种。

(1)仰卧位分娩:目前国内多数产妇分娩取仰卧位。

其优点：①有利于经阴道助产手术的操作如会阴切开术、胎头吸引术、产钳术等；②对新生儿处理较为便利。

但从分娩的生理来说，并非理想体位。

其缺点：①妊娠子宫压迫下腔静脉，使回心血量减少，产妇可出现仰卧位低血压；②仰卧位使骨盆的可塑性受限，且宫缩的效率较低，从而增加难产的机会；③胎儿的重力失去应有的作用，并导致产程延长；④增加产妇的不安和产痛等。

基于上述原因，仰卧位分娩时继发性宫缩乏力和胎儿窘迫的发生率较坐位分娩高，异常分娩也较多，所以它不是理想的分娩体位。

(2)坐位分娩。

其优点：①可提高宫缩效率，缩短产程。由于胎儿的纵轴和产轴一致，故能充分发挥胎儿的重力作用，可使抬头对宫颈的压力增加。②由于子宫胎盘的血供改善，也可使宫缩加强，胎儿窘迫和新生儿窒息的发生率降低。③可减少骨盆的倾斜度，有利于胎头入盆和分娩机制的顺利完成。④X线检查表明，由于仰卧位改坐位时，可使坐骨棘间距平均增加0.76 cm。骨盆出口前后径增加1～2 cm，骨盆出口面积平均增加28%。⑤产妇分娩时感觉较舒适，由于产妇在分娩过程中可以环视周围的一切，并与医护人员保持密切联系，可减轻其紧张和不安的情绪。

其缺点：①分娩时间不宜过长，否则易发生阴部水肿；②坐位分娩时胎头娩出较快，易造成新生儿颅内出血及阴道、会阴裂伤；③接生人员需保护会阴和新生儿处理不便，这也是目前坐位分娩较少采用的主要原因。

自20世纪80年代以来，已对坐式产床做了不少的改进，其基本的构造包括靠背、座椅、扶手和脚踏板等部分。产床的靠背部分是可调节的，在分娩过程中可根据宫缩的情况和胎头下降的程度适当的调整靠背的角度。在胎头即将娩出时可将靠背放平使产妇改为仰卧位，以便于助产者保护会阴和控制胎头娩出的速度。初产妇宫口开全或近开全，经产妇宫口开大8 cm时，在坐式产床上就坐，靠背角度为60°～80°。在上坐式产床后一小时内分娩最好，时间过长容易引起阴水肿。

6.接产步骤

接产者站在产妇的右侧，当胎头拨露使阴唇后联合紧张时，开始保护会阴。具体方法如下：在会阴部盖上一块消毒巾，接产者右肘支在产床上，右手拇指与其余四指分开，每当宫缩时以手掌大鱼际肌向内上方托住会阴部，同时左手应轻轻下压胎头枕部，协助胎头俯屈，且使胎头缓慢下降。宫缩间歇期，保护会阴的右手应当松弛，以免压迫过久引起会阴部水肿。当胎头枕部在耻骨弓下露出时，左手应按分娩机制协助胎头仰伸。此时若宫缩强，应嘱产妇张口哈气以缓解腹压的作用，让产妇在宫缩间歇期使稍向下屏气，以使胎头缓慢娩出。胎头娩出后，右手仍需保护会阴，不要急于娩出胎肩，而应先以左手自其鼻根向下颌挤压，挤出口、鼻内的黏液和羊水，然后协助胎头复位及外旋转，使胎儿双肩径与骨盆出口前后径相一致。接产者的左手将胎儿颈部向下轻压，使前肩自耻骨弓下先娩出，继之再托胎颈向上，使后肩从会阴前缘缓慢娩出。双肩娩出后，保护会阴的右手方可离开会阴部。最后双手协助胎体和下肢相继以侧位娩出，并记录胎儿娩出时间(图13-22)。

胎儿娩出后1～2分钟断扎脐带。若当胎头娩出时，见脐带绕颈一周且较松时，可用手将脐带顺胎肩推下或从胎头滑下。若脐带绕颈过紧或绕颈两周或两周以上，可先用两把血管钳将脐带一段夹住并从中间剪断，注意勿伤及胎儿颈部，待松弛脐带后协助胎肩娩出(图13-23)。

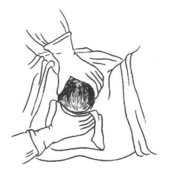

A.保护会阴,协助胎头俯屈

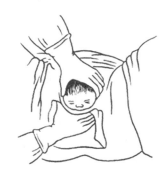

B.协助胎头仰伸

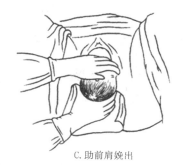

C.助前肩娩出

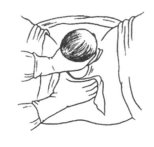

D.助后肩娩出

图 13-22 接产步骤

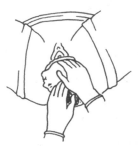

A.将脐带顺肩部推上

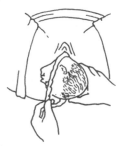

B.把脐带从头上退下

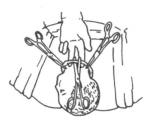

C.用两把血管钳夹住,从中间剪断

图 13-23 脐带绕颈的处理

7.会阴裂伤的诱因及预防

(1)会阴裂伤的诱因:会阴水肿、会阴过紧缺乏弹力,耻骨弓过低,胎儿过大,胎儿娩出过快等,均易造成会阴撕裂。

(2)会阴裂伤的预防:①指导产妇分娩时正确用力,防止胎儿娩出过快。②及时发现会阴、产道的异常,选择合适的分娩方式。如会阴坚韧、水肿或瘢痕形成,估计会造成严重裂伤时,可作较大的会阴切开术或改行剖宫产术。③提高接生操作技术,正确保护会阴。④初产妇行阴道助产前应作会阴切开,切开大小根据胎儿大小及会阴组织的伸展性。助产时术者与助手要密切配合,要求胎头以最小径线通过会阴,且不能分娩过快、过猛。

8.会阴切开

(1)会阴切开的指征:会阴过紧或胎儿过大,产钳或吸引器助产,估计分娩时会阴撕裂不可避免者,或母儿有病理情况急需结束分娩者。

(2)会阴切开的时间:①一般在宫缩时可看到胎头露出外阴口 3～4 cm 时切开,可以防止产后盆底肌松弛,避免膀胱膨出,直肠膨出及尿失禁;②也有主张胎头着冠时切开,可以减少出血;③决定手术助产时切开。过早切开不仅无助于胎儿的娩出,反而会导致出血量的增加。

(3)会阴切开术,包括会阴后-侧切开术和会阴正中切开。常用以下两种术式。①会阴左侧后-侧切开术:阴部神经阻滞及局部浸润麻醉生效后,术者于宫缩时以左手食中两指伸入阴道内撑起左侧阴道壁,右手用钝头剪刀自会阴后联合中线向左侧 45°,在宫缩开始时剪开会阴 4～5 cm。若会阴高度膨隆则需外旁开 60°～70°。若会阴体短则以阴唇后联合上 0.5 cm 处为切口起点。会阴侧切时切开球海绵体肌,会阴深、浅横肌及部分肛提肌,切开后用纱布压迫止血。此法可充分扩大阴道口,适于胎儿较大及辅助难产手术,其缺点为出血多,愈合后瘢痕较大。②会阴正中切开术:局部浸润麻醉后,术者于宫缩时沿会阴后联合正中垂直剪开 2 cm。此法切开球海绵体肌及中心腱,出血少,术后组织肿胀疼痛轻微。但切口有自然延长撕裂肛门括约肌危险,胎儿大或接产技术不熟练者不宜采用。

(4)会阴缝合:一般在胎盘娩出后,检查软产道有无裂伤,然后缝合会阴切口。会阴缝合的关键必须彻底止血,重建解剖结构。缝合完毕后亦行肛指检查缝线是否穿过直肠黏膜,如确有缝线穿过黏膜,则应拆除重缝。

三、第三产程及其处理

(一)胎盘剥离的机制

胎儿娩出后,子宫底降至脐平,产妇有轻松感,宫缩暂停数分钟后再次出现。由于子宫腔容积突然明显缩小,而胎盘不能相应的缩小而与子宫壁发生错位而剥离,剥离面出血,形成胎盘后血肿。由于子宫继续收缩,剥离面积继续扩大,直至胎盘完全剥离而娩出。

(二)胎盘剥离的征象

(1)子宫体变硬呈球形,胎盘剥离后降至子宫下段,下段被扩张,子宫体呈狭长形被推向上,宫底升高达脐上。

(2)剥离的胎盘降至子宫下段,使阴道口外露的一段脐带自行延长。

(3)若胎盘从边缘剥离时有少量阴道流血,若胎盘从中间剥离时则无阴道流血。

(4)用手掌尺侧在产妇耻骨联合上方轻压子宫下段时,子宫体上升而外露的脐带不再回缩(图 13-24)。

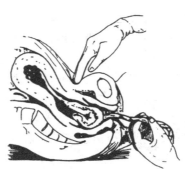

图 13-24　胎盘剥离后在耻骨联合上方压子宫,脐带不再回缩

(三)胎盘娩出方式

胎盘剥离和娩出的方式有两种。

1.胎儿面娩出式

胎儿面娩出式即胎盘以胎儿面娩出。胎盘从中央开始剥离,然后向周围剥离,剥离血液被包于胎膜内。其特点是胎盘先娩出,随后见少量的阴道流血。这种娩出方式多见。

2.母体面娩出式

母体面娩出式即胎盘以母体面娩出。胎盘从边缘开始剥离,血液沿剥离面流出,最后整个胎盘反转娩出。其特点是先有较多的阴道流血随后胎盘娩出,这种方式较少。

(四)第三产程的处理

1.协助胎盘胎膜娩出

正确处理胎盘娩出,可减少产后出血的发生率。为了使胎盘迅速剥离减少出血,可在胎肩娩出后,静脉注射缩宫素 10 U。接产者切忌在胎盘尚未完全剥离之前,用手按揉、下压宫底或牵拉脐带,以免引起胎盘部分剥离出血或拉断脐带,甚至造成子宫内翻。当确认胎盘完全剥离时,于宫缩时以左手握住宫底(拇指置于子宫前壁,其余四指放在子宫后壁)并按压,同时右手轻拉脐带、协助娩出胎盘(图 13-25)。

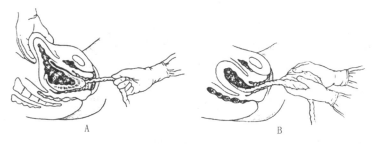

图 13-25　协助胎盘胎膜娩出

当胎盘娩出至阴道口时,接产者用双手捧住胎盘,向一个方向旋转并缓慢向外牵拉,协助胎膜完整剥离娩出。若在胎盘娩出过程中,发现胎膜部分断裂,可用血管钳夹住断裂上端的胎膜,再继续向原方向旋转,直至胎膜完全娩出。胎盘胎膜娩出后,按摩子宫刺激其收缩以减少出血。在按摩子宫的同时注意观察出血量。

2.检查胎盘胎膜

将胎盘铺平,先检查胎盘母体面的胎盘小叶有无缺损,疑有缺损时可用 Küstener 牛乳测试法(从脐静脉注入牛乳,若见牛乳自胎盘母体面溢出,则溢出部位为胎盘小叶缺损部位)。然后将胎盘提起,检查胎膜是否完整。再检查胎盘胎儿面边缘有无血管断裂,以便及时发现副胎盘。副胎盘为另一个小胎盘与正常的胎盘分离,但两者间有血管相连(图 13-26)。若有副胎盘、部分胎盘残留或大块胎膜残留,应无菌操作伸手入宫腔内取出残留组织。若仅有少量胎膜残留,可给予子宫收缩剂待其自然排出。详细记录胎盘娩出时间,方式,以及胎盘大小和重量。胎盘娩出后子宫应呈强直性收缩,硬如球状,阴道出血很少。

3.检查软产道

胎盘娩出后,应仔细检查软产道(包括会阴、小阴唇内侧、尿道口周围、前庭、阴道和宫颈)有无裂伤。如有裂伤应立即按原来的解剖位置或层次逐层缝合。

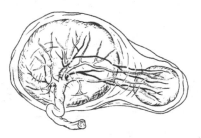

图 13-26　副胎盘

4.预防产后出血

正常分娩出血量多不超过 300 mL。对既往有产后出血史或易发生产后出血的产妇(如分娩次数≥5 次的多产妇、多胎妊娠、羊水过多、滞产等),可在胎儿前肩娩出后静脉注射麦角新碱 0.2 mg,或缩宫素 10 U 加于 25％葡萄糖液 20 mL 内静脉注射,也可在胎儿娩出后立即经胎盘部脐静脉快速注入加入 10 U 缩宫素的生理盐水 20 mL,均能促使胎盘迅速剥离减少出血。若胎盘尚未完全剥离而阴道出血多时,应行手取胎盘术。若胎儿已娩出 30 分钟,胎盘仍未排出,出血不多时,应排空膀胱,再轻轻按压子宫及静脉注射缩宫素,仍不能使胎盘排出时,再行手取胎盘术。若胎盘娩出后出血多时,可经下腹部直接注入宫体肌壁内或肌内注射麦角新碱 0.2～0.4 mg,并将缩宫素 20 U 加于 5％葡萄糖液 500 mL 内静脉滴注。

手取胎盘时若发现宫颈内口较紧者,应肌内注射阿托品 0.5 mg 及哌替啶 100 mg。术者需更换手术衣及手套,外阴再次消毒后,将一手手指并拢呈圆锥状直接伸入宫腔。手掌面向着胎盘母体面,手指并拢以手掌尺侧缘缓慢将胎盘从边缘开始逐渐自子宫壁分离,另一手在腹部压宫底(图 13-27)。待确认胎盘已全部剥离方可取出胎盘,取出后立即肌内注射子宫收缩剂。注意操作必须轻柔,避免暴力强行剥离或用手抓挖宫壁,防止子宫破裂。若找不到疏松的剥离面,不能分离者,可能是植入性胎盘,不应强行剥离。取出的胎盘立即检查是否完整,若有缺损应再次以手伸入宫腔清除残留胎盘及胎膜,应尽量减少进出宫腔次数。必要时可用大刮匙刮宫。

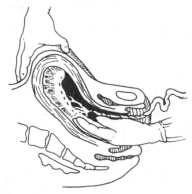

图 13-27　手取胎盘术

5.产后观察

分娩结束后应仔细收集并记录产时的出血量。产妇应继续留产房观察 2 小时,注意产妇的一般情况、子宫收缩、子宫底高度、膀胱充盈情况、阴道流血量、会阴及阴道有无血肿等,发现异常情况及时处理。产后 2 小时后,将产妇和新生儿送回病房。　　　　　　　　　　　　　　(史伟红)

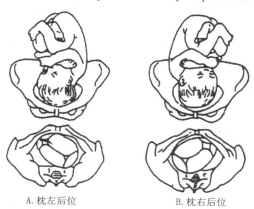

第十四章

异常分娩

第一节 胎位异常

胎位异常是造成难产的常见因素之一。分娩时枕前位约占90%,而胎位异常约占10%。其中胎头位置异常居多。有因胎头在骨盆内旋转受阻的持续性枕横位、持续性枕后位。有因胎头俯屈不良呈不同程度仰伸的面先露、额先露;还有高直位、前不均倾位等。总计占6%～7%,胎产式异常的臀先露占3%～4%,肩先露极少见。此外还有复合先露。

一、持续性枕横位

在分娩过程中,胎头以枕后位或枕横位衔接,在下降过程中,强有力的宫缩多能使胎头向前转135°或90°,转成枕前位而自然分娩。如胎头持续不能转向前方,直至分娩后期,仍然位于母体骨盆的后方或侧方,致使发生难产者,称为持续性枕后位(图 14-1)或持续性枕横位(persistent occipito transverse position,POTP),持续性枕后位(persistent occipito posterior position,POPP)。

A. 枕左后位　　　　　　　　B. 枕右后位

图 14-1　持续性枕后位

(一)原因

1.骨盆狭窄

男人型骨盆或类人猿型骨盆,其特点是入口平面前半部较狭窄,后半部较宽大,胎头较容易以枕后位或枕横位衔接,又常伴中骨盆狭窄,影响胎头在中骨盆平面向前旋转,致使成为持续性枕后位或持续性枕横位。

2.胎头俯屈不良

如胎头以枕后位衔接,胎儿脊柱与母体脊柱接近,不利于胎头俯屈,胎头前囟成为胎头下降的最低部位,而最低点又常转向骨盆前方,当前囟转至前方或侧方时,胎头枕部转至后方或侧方,形成持续性枕后位或持续性枕横位。

(二)诊断

1.临床表现

临产后,胎头衔接较晚或俯屈不良,由于枕后位的胎先露部不易紧贴宫颈和子宫下段,常导致宫缩乏力及宫颈扩张较慢;因枕骨持续位于骨盆后方压迫直肠,产妇自觉肛门坠胀及排便感,致使宫口尚未开全时,过早使用腹压,容易导致宫颈前唇水肿和产妇疲劳,影响产程进展,常导致第二产程延长。

2.腹部检查

头位胎背偏向母体的后方或侧方,母体腹部的 2/3 被胎体占有,而肢体占 1/3 者为枕前位,胎体占1/3而肢体占2/3为枕后位。

3.阴道(肛门)检查

宫颈部分扩张或开全时,感到盆腔后部空虚,胎头矢状缝位于骨盆斜径上,前囟在骨盆右前方,后囟(枕部)在骨盆左后方为枕左后位,反之为枕右后位;当发现产瘤(胎头水肿)、颅骨重叠,囟门触不清时,需借助胎儿耳郭及耳屏位置及方向判定胎位。如耳郭朝向骨盆后方,则可诊断为枕后位;如耳郭朝向骨盆侧方,则为枕横位。

4.B超检查

根据胎头颜面及枕部的位置,可以准确探清胎头位置以明确诊断。

(三)分娩机制

胎头多以枕横位或枕后位衔接。如在分娩过程中,不能转成枕前位时,可有以下两种分娩机制。

1.枕左后(枕右后)

胎头枕部到达中骨盆向后行 45°内旋转,使矢状缝与骨盆前后径一致,胎儿枕部朝向骶骨成枕后位。其分娩方式有两种。

(1)胎头俯屈较好:当胎头继续下降至前囟抵达耻骨弓下时,以前囟为支点,胎头俯屈,使顶部和枕部自会阴前缘娩出,继之胎头仰伸,相继由耻骨联合下娩出额、鼻、口、颏。此种分娩方式为枕后位经阴道分娩最常见的方式(图 14-2A)。

(2)胎头俯屈不良:当鼻根出现在耻骨联合下缘时,以鼻根为支点,胎头先俯屈,从会阴前缘娩出前囟、顶及枕部,然后胎头仰伸,使鼻、口、颏部相继由耻骨联合下娩出(图 14-2B)。因胎头以较大的枕额周径旋转,胎儿娩出困难,多需手术助产。

2.枕横位

部分枕横位于下降过程中无内旋转动作,或枕后位的胎头枕部仅向前旋转 45°成为持续性枕横位,多数需徒手将胎头转成枕前位后自然或助产娩出。

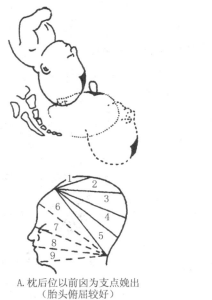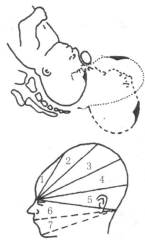

A.枕后位以前囟为支点娩出　　　　　　B.枕后位以鼻根为支点娩出
（胎头俯屈较好）　　　　　　　　　　（胎头俯屈不良）

图 14-2　枕后位分娩机制

(四)对母儿的影响

1.对产妇的影响

常导致继发宫缩乏力,产程延长,常需手术助产;且容易发生软产道损伤,增加产后出血及感染的机会;如胎头长时间压迫软产道,可发生缺血、坏死、脱落,形成生殖道瘘。

2.对胎儿的影响

由于第二产程延长和手术助产机会增多,常引起胎儿窘迫和新生儿窒息,使围生儿发病率和死亡率增高。

(五)治疗

1.第一产程

严密观察产程,让产妇朝向胎背侧方向侧卧,以利胎头枕部转向前方。如宫缩欠佳,可静脉滴注缩宫素。宫口开全之前,嘱产妇不要过早屏气用力,以免引起宫颈水肿而阻碍产程进展。如果产程无明显进展,或出现胎儿窘迫,需行剖宫产术。

2.第二产程

如初产妇已近 2 小时,经产妇已近 1 小时,应行阴道检查,再次判断头盆关系,决定分娩方式。当胎头双顶径已达坐骨棘水平面或更低时,可先行徒手转儿头,待枕后位或枕横位转成枕前位,使矢状缝与骨盆出口前后径一致,可自然分娩,或阴道手术助产(低位产钳或胎头吸引器);如转成枕前位有困难时,也可向后转成正枕后位,再以低产钳助产,但以枕后位娩出时,需行较大侧切,以免造成会阴裂伤。如胎头位置较高,或疑头盆不称,均需行剖宫产术,中位产钳禁止使用。

3.第三产程

因产程延长,易发生宫缩乏力,故胎盘娩出后立即肌内注射宫缩剂,防止产后出血;有软产道损伤者,应及时修补。新生儿重点监护。手术助产及有软产道裂伤者,产后给予抗生素预防感染。

二、高直位

胎头以不屈不仰姿势衔接于骨盆入口,其矢状缝与骨盆入口前后径一致,称为高直位。是一种特殊的胎头位置异常:胎头的枕骨在母体耻骨联合的后方,称高直前位,又称枕耻位(图14-3);胎头枕骨位于母体骨盆骶岬前,称高直后位,又称枕骶位(图14-4)。

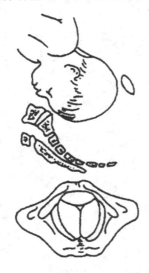

图 14-3 高直前位(枕耻位)

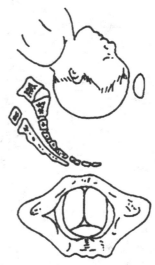

图 14-4 高直后位(枕骶位)

(一)诊断

1.临床表现

临产后胎头不俯屈,胎头进入骨盆入口的径线增大,胎头迟迟不能衔接,胎头下降缓慢或停滞,宫颈扩张也缓慢,致使产程延长。

2.腹部检查

枕耻位时,胎背靠近腹前壁,不易触及胎儿肢体,胎心位置稍高在腹中部听得较清楚;枕骶位时,胎儿小肢体靠近腹前壁,有时在耻骨联合上方,可清楚地触及胎儿下颏。

3.阴道检查

阴道检查发现胎头矢状缝与骨盆前后径一致,前囟在耻骨联合后,后囟在骶骨前,为枕骶位,反之为枕耻位。由于胎头紧嵌于骨盆入口处,妨碍胎头与宫颈的血液循环,阴道检查时常可发现产瘤,其范围与宫颈扩张程度相符合。一般直径为 3～5 cm,产瘤一般在两顶骨之间,因胎头有不同程度的仰伸所致。

(二)分娩机制

1.枕耻位

如胎儿较小,宫缩强,可使胎头俯屈、下降,双顶径达坐骨棘平面以下时,可能经阴道分娩;但胎头俯屈不良而无法入盆时,需行剖宫产。

2.枕骶位

胎背与母体腰骶部贴近,妨碍胎头俯屈及下降,使胎头处于高浮状态,迟迟不能入盆。

（三）治疗

1.枕耻位

可给予试产,加速宫缩,促使胎头俯屈,有望阴道分娩或手术助产,如试产失败,应行剖宫产。

2.枕骶位

一经确诊,应行剖宫产。

三、枕横位中的前不均倾位

头位分娩中,胎头不论采取枕横位、枕后位或枕前位通过产道,均可发生不均倾势(胎头侧屈),枕横位时较多见,枕前位与枕后位时较罕见。而枕横位的胎头(矢状缝与骨盆入口横径一致)如以前顶骨先入盆则称为前不均倾。

（一）诊断

1.临床表现

因胎头迟迟不能入盆,宫颈扩张缓慢或停滞,使产程延长,前顶骨紧嵌于耻骨联合后方压迫尿道和宫颈前唇,导致尿潴留,宫颈前唇水肿及胎膜早破。胎头受压过久,可出现胎头水肿,又称产瘤。左枕横时产瘤于右顶骨上;右枕横时产瘤于左顶骨上。

2.腹部检查

前不均倾时胎头不易入盆(图14-5)。临产早期,于耻骨联合上方可扪到前顶部,随产程进展,胎头继续侧屈使胎头与胎肩折叠于骨盆入口处,因胎头折叠于胎肩之后,使胎肩高于耻骨联合平面,于耻骨联合上方只能触到一侧胎肩而触不到胎头。

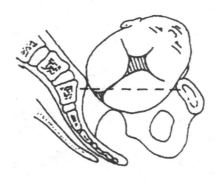

图 14-5　前不均倾位

3.阴道检查

胎头矢状缝在骨盆入口横径上,向后移靠近骶岬,同时前后囟一起后移,前顶骨紧紧嵌于耻骨联合后方,致使盆腔后半部空虚,而后顶骨大部分嵌在骶岬之上。

（二）分娩机制

以枕横位入盆的胎头侧屈,多数以后顶骨先入盆,滑入骶岬下骶骨凹陷区,前顶骨再滑下去,至耻骨联合成为均倾姿势;少数以前顶骨先入盆,由于耻骨联合后面平直,前顶骨受阻,嵌顿于耻骨联合后面,而后顶骨架在骶岬之上,无法下降入盆。

（三）治疗

一经确诊为前不均倾位,应尽快行剖宫产术。

四、面先露

面先露多于临产后发现。系因胎头极度仰伸,使胎儿枕部与胎背接触。面先露以颏为指示点,有颏左前、颏左横、颏左后、颏右前、颏右横和颏右后六种胎位。以颏左前和颏右后多见,经产妇多于初产妇。

(一)诊断

1.腹部检查

因胎头极度仰伸入盆受阻,胎体伸直,宫底位置较高。颏左前时,在母体腹前壁容易扪及胎儿肢体,胎心由胸部传出,故在胎儿肢体侧的下腹部听得清楚。颏右后时,于耻骨联合上方可触及胎儿枕骨隆突与胎背之间有明显的凹陷,胎心遥远而弱。

2.阴道(肛门)检查

阴道检查可触到高低不平、软硬不均的颜面部,如宫口开大时,可触及胎儿的口、鼻、颧骨及眼眶,并根据颏部所在位置确定其胎位。

(二)分娩机制

1.颏左前

胎头以仰伸姿势入盆、下降,胎儿面部达骨盆底时,胎头极度仰伸,颏部为最低点,故转向前方。胎头继续下降并极度仰伸,当颏部自耻骨弓下娩出后,极度仰伸的胎颈前面处于产道的小弯(耻骨联合),胎头俯屈时,胎头后部能够适应产道的大弯(骶骨凹),使口、鼻、眼、额、前囟及枕部自会阴前缘相继娩出(图14-6),但产程明显延长。

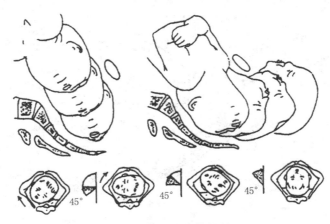

图14-6 颜面位分娩机制

2.颏右后

胎儿面部达骨盆底后,有可能经内旋转135°以颏左前娩出(图14-7A)。如因内旋转受阻,成为持续性颏右后,胎颈极度伸展,不能适应产道的大弯,足月活胎不能经阴道娩出(图14-7B)。

(三)对母儿的影响

1.对产妇的影响

颏左前时因胎儿面部不能紧贴子宫下段及宫颈,常引起宫缩乏力,致使产程延长,颜面部骨质不能变形,易发生会阴裂伤。颏右后可发生梗阻性难产,如不及时发现,准确处理,可导致子宫破裂,危及产妇生命。

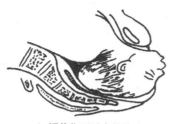

A. 颏前位可以自然娩出　　　　　B. 持续性颏后位不能自然娩出

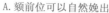

图 14-7　颏前位及颏后位分娩示意图

2.对胎儿和新生儿的影响

胎儿面部受压变形,颜面皮肤青紫、肿胀,尤以口唇为著,影响吸吮,严重时会发生会厌水肿影响呼吸和吞咽。新生儿常于出生后保持仰伸姿势达数天之久。

(四)治疗

1.颏左前

如无头盆不称,产力良好,经产妇有可能自然分娩或行产钳助娩;初产妇有头盆不称或出现胎儿窘迫征象时,应行剖宫产。

2.颏右后

应行剖宫产术。如胎儿畸形,无论颏左前或颏右后,均应在宫口开全后,全麻下行穿颅术结束分娩,术后常规检查软产道,如有裂伤,应及时缝合。

五、臀先露

臀先露是最常见的异常胎位,占妊娠足月分娩的 $3\%\sim4\%$。因胎头比胎臀大,且分娩时后出胎头无法变形,往往娩出困难;加之脐带脱垂较常见,使围生儿死亡率增高,为枕先露的 $3\sim8$ 倍。臀先露以骶骨为指示点,有骶左前、骶左横、骶左后、骶右前、骶右横和骶右后 6 种胎位。

(一)原因

妊娠 30 周以前,臀先露较多见,妊娠 30 周以后,多能自然转成头先露。持续为臀先露原因尚不十分明确,可能的因素有以下几种。

1.胎儿在宫腔内活动范围过大

羊水过多,经产妇腹壁松弛以及早产儿羊水相对偏多,胎儿在宫腔内自由活动形成臀先露。

2.胎儿在宫腔内活动范围受限

子宫畸形(如单角子宫、双角子宫等)、胎儿畸形(如脑积水等)、双胎、羊水过少、脐带缠绕致脐带相对过短等均易发生臀先露。

3.胎头衔接受阻

狭窄骨盆、前置胎盘、肿瘤阻塞盆腔等,也易发生臀先露。

(二)临床分类

根据胎儿两下肢的姿势分为以下几种。

1.单臀先露或腿直臀先露

胎儿双髋关节屈曲,双膝关节直伸。以臀部为先露,最多见。

2.完全臀先露或混合臀先露

胎儿双髋关节及膝关节均屈曲,有如盘膝坐,以臀部和双足为先露,较多见。

3.不完全臀先露

胎儿以一足或双足、一膝或双膝或一足一膝为先露,膝先露是暂时的,随产程进展或破水后发展为足先露,较少见。

(三)诊断

1.临床表现

孕妇常感肋下有圆而硬的胎头,由于胎臀不能紧贴子宫下段及宫颈,常导致宫缩乏力,宫颈扩张缓慢,致使产程延长。

2.腹部检查

子宫呈纵椭圆形,胎体纵轴与母体纵轴一致,在宫底部可触到圆而硬、按压有浮球感的胎头;而在耻骨联合上方可触到不规则、软且宽的胎臀,胎心在脐左(或右)上方听得最清楚。

3.阴道(肛门)检查

在肛查不满意时,阴道检查可扪及软而不规则的胎臀或触到胎足、胎膝,同时了解宫颈扩张程度及有无脐带脱垂发生。如胎膜已破,可直接触到胎臀,外生殖器及肛门,如触到胎足时,应与胎手相鉴别(图 14-8)。

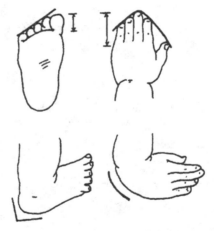

图 14-8 胎手与胎足的区别

4.B 型超声检查

B 超能准确探清臀先露类型与胎儿大小,胎头姿势等。

(四)分娩机制

在胎体各部中,胎头最大,胎肩小于胎头,胎臀最小。头先露时,胎头一经娩出,身体其他部分随即娩出,而臀先露时则不同,较小而软的胎臀先娩出,最大的胎头则最后娩出。为适合产道的条件,胎臀、胎肩、胎头需按一定机制适应产道条件方能娩出,故需要掌握胎臀、胎肩及胎头三部分的分娩机制,以骶右前为例加以阐述。

1.胎臀娩出

临产后,胎臀以粗隆间径衔接于骨盆入口右斜径上,骶骨位于右前方,胎臀继续下降,前髋下降稍快,故位置较低,抵达骨盆底遭到阻力后,前髋向母体右侧行 45°内旋转,使前髋位于耻骨联合后方,此时粗隆间径与母体骨盆出口前后径一致。胎臀继续下降,胎体侧屈以适应产道弯曲度,后髋先从会阴前缘娩出,随即胎体稍伸直,使前髋从耻骨弓下娩出,继之,双腿双足娩出,当胎臀及两下肢娩出后,胎体行外旋转,使胎背转向前方或右前方。

2.胎肩娩出

当胎体行外旋转的同时,胎儿双肩径衔接于骨盆入口右斜径或横径上,并沿此径线逐渐下降,当双肩达骨盆底时,前肩向右旋转45°转至耻骨弓下,使双肩径与骨盆中、出口前后径一致。同时,胎体侧屈使后肩及后上肢从会阴前缘娩出。继之,前肩及前上肢从耻骨弓下娩出。

3.胎头娩出

当胎肩通过会阴时,胎头矢状缝衔接于骨盆入口左斜径或横径上,并沿此径线逐渐下降,同时胎头俯屈,当枕骨达骨盆底时,胎头向母体左前方旋转45°,使枕骨朝向耻骨联合。胎头继续下降。当枕骨下凹到达耻骨弓下缘时,以此处为支点,胎头继续俯屈,使颏、面及额部相继自会阴前缘娩出,随后枕部自耻骨弓下娩出。

(五)对母儿的影响

1.对产妇的影响

胎臀不规则,不能紧贴子宫下段及宫颈,容易发生胎膜早破或继发性宫缩乏力,增加产褥感染与产后出血的风险,如宫口未开全强行牵拉,容易造成宫颈撕裂,甚至延及子宫下段。

2.对胎儿和新生儿的影响

胎臀高低不平,对前羊膜囊压力不均匀,常致胎膜早破,脐带脱垂,造成胎儿窘迫甚至胎死宫内。由于娩出胎头困难,可发生新生儿窒息、臂丛神经损伤及颅内出血等。

(六)治疗

1.妊娠期

妊娠30周前,臀先露多能自行转成头位,如妊娠30周后仍为臀先露应注意寻找形成臀位原因。

2.分娩期

分娩期应根据产妇年龄、胎次、骨盆大小、胎儿大小、臀先露类型以及有无并发症,于临产初期做出正确判断,决定分娩方式。

(1)择期剖宫产的指征:狭窄骨盆、软产道异常、胎儿体重大于3 500 g、儿头仰伸、胎儿窘迫、高龄初产、有难产史、不完全臀先露等。

(2)决定阴道分娩的处理:可根据不同的产程分别处理。

第一产程:产妇应侧卧,不宜过多走动,少做肛查,不灌肠,尽量避免胎膜破裂。一旦破裂,立即听胎心。如胎心变慢或变快,立即肛查,必要时阴道检查,了解有无脐带脱垂。如脐带脱垂,胎心好,宫口未开全,为抢救胎儿,需立即行剖宫术。如无脐带脱垂,可严密观察胎心及产程进展。如出现宫缩乏力,应设法加强宫缩,当宫口开大4~5 cm时胎足即可经宫口娩出阴道。为了使宫颈和阴道充分扩张,消毒外阴之后,使用"堵"外阴方法。当宫缩时,用消毒巾以手掌堵住阴道口让胎臀下降,避免胎足先下降。待宫口及阴道充分扩张后才让胎臀娩出。此法有利于后出胎头的顺利娩出。在堵的过程中,应每隔10~15分钟听胎心1次,并注意宫口是否开全。宫口已开全再堵易引起胎儿窘迫或子宫破裂。宫口近开全时,要做好接生和抢救新生儿窒息的准备。

第二产程:接生前,应导尿,排空膀胱。初产妇应做会阴侧切术。可有3种分娩方式。①自然分娩,胎儿自然娩出,不做任何牵拉,极少见,仅见于经产妇、胎儿小、产力好、产道正常者。

②臀助产术,当胎臀自然娩出至脐部后,胎肩及后出胎头由接生者协助娩出。脐部娩出后,胎头娩出最长不能超过 8 分钟。③臀牵引术,胎儿全部由接生者牵引娩出。此种手术对胎儿损伤大,不宜采用。

第三产程:产程延长,易并发子宫乏力性出血。胎盘娩出后,应静脉推注或肌内注射缩宫素防止产后出血。手术助产分娩于产后常规检查软产道,如有损伤,应及时缝合,并给抗生素预防感染。

六、肩先露

胎体纵轴和母体纵轴相垂直为横产式,胎体横卧于骨盆入口之上,先露部为肩,称为肩先露。肩先露占妊娠足月分娩总数的 0.1%～0.25%,是对母儿最不利的胎位。除死胎和早产儿肢体可折叠娩出外,足月活胎不可能经阴道娩出。如不及时处理,容易造成子宫破裂,威胁母儿生命。根据胎头在母体左(右)侧和胎儿肩胛朝向母体前(后)方,分为肩左前、肩右前、肩左后和肩右后四种胎位。

(一)原因

与臀先露发生原因类似,初产妇肩先露首先必须排除狭窄骨盆和头盆不称。

(二)诊断

1.临床表现

先露部胎肩不能紧贴子宫下段及宫颈,缺乏直接刺激,容易发生宫缩乏力,胎肩对宫颈压力不均匀,容易发生胎膜早破,破膜后羊水迅速外流,胎儿上肢或脐带容易脱出,导致胎儿窘迫,甚至胎死宫内。随着宫缩不断加强,胎肩及胸廓一部分被挤入盆腔内,胎体折叠弯曲,胎颈被拉长,上肢脱出于阴道口外,胎头和胎臀仍被阻于骨盆入口上方,形成嵌顿性或忽略性肩先露(图 14-9)。

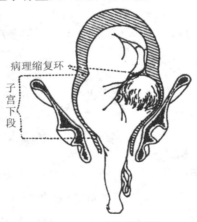

图 14-9　忽略性肩先露

宫缩继续加强,子宫上段越来越厚,子宫下段被动扩张越来越薄,由于子宫上下段肌壁厚薄相差悬殊,形成环状凹陷,并随宫缩逐渐升高,甚至可达脐上,形成病理缩复环,是子宫破裂的先兆。如不及时处理,将发生子宫破裂。

2.腹部检查

子宫呈横椭圆形,子宫底高度低于妊娠周数,子宫横径宽,宫底部及耻骨联合上方较空虚,在母体腹部一侧可触到胎头,另侧可触到胎臀。肩左前时,胎背朝向母体腹壁,触之宽大平坦。胎心于脐周两侧听得最清楚。根据腹部检查多可确定胎位。

3.阴道(肛门)检查

胎膜未破者,因胎先露部浮动于骨盆入口上方,肛查不易触及胎先露部;如胎膜已破,宫口已扩张者,阴道检查可触到肩胛骨或肩峰、肋骨及腋窝。腋窝尖端示胎儿头端,据此可决定胎头在母体左(右)侧,肩胛骨朝向母体前(后)方,可决定肩前(后)位。例如,胎头于母体右侧,肩胛骨朝向后方,则为肩右后位。胎手若已脱出阴道口外,可用握手法鉴别是胎儿左手或右手,因检查者只能与胎儿同侧手相握,例如,肩右前位时左手脱出,检查者用左手与胎儿左手相握。余类推。

4.B超检查

B超检查能准确探清肩先露,并能确定具体胎位。

(三)治疗

1.妊娠期

妊娠后期发现肩先露应及时矫正。可采用胸膝卧位或试行外倒转术转成纵产式(头先露或臀先露)并包扎腹部以固定产式。如矫正失败,应提前入院决定分娩方式。

2.分娩期

根据胎产式、胎儿大小、胎儿是否存活、宫颈扩张程度、胎膜是否破裂、有无并发症等决定分娩方式。

(1)足月,活胎,未临产,择期剖宫产术。

(2)足月,活胎,已临产,无论破膜与否,均应行剖宫产术。

(3)已出现先兆子宫破裂或子宫破裂征象,无论胎儿存活,均应立即剖宫产,术中如发现宫腔感染严重,应将子宫一并切除(子宫次全切除术或子宫全切术)。

(4)胎儿已死,无先兆子宫破裂征象,如宫口已开全,可在全麻下行断头术或毁胎术。术后应常规检查子宫下段、宫颈及阴道有无裂伤。如有裂伤应及时缝合。注意预防产后出血,并需应用抗生素预防感染。

七、复合先露

胎先露部(胎头或胎臀)伴有肢体(上肢或下肢)同时进入骨盆入口,称为复合先露。临床以头与手的复合先露最常见,多发生于早产者,发生率为 $1.43‰\sim1.60‰$。

(一)诊断

当产程进展缓慢时,做阴道检查发现胎先露旁有肢体而明确诊断。常见胎头与胎手同时入盆。应注意与臀先露和肩先露相鉴别。

(二)治疗

(1)无头盆不称,让产妇向脱出的肢体对侧侧卧,肢体常可自然缩回。脱出的肢体与胎头已入盆,待宫口开全后于全麻下上推肢体,将其回纳,然后经腹压胎头下降,以低位产钳助娩,或行内倒转术助胎儿娩出。

(2)头盆不称或伴有胎儿窘迫征象,应行剖宫产术。

(李晓云)

第二节　产　道　异　常

产道包括骨产道(骨盆腔)与软产道(子宫下段、宫颈、阴道、外阴),是胎儿经阴道娩出的通道。产道异常可使胎儿娩出受阻,临床上以骨产道异常多见。

一、骨产道异常

骨盆径线过短或形态异常,致使骨盆腔小于胎先露部可通过的限度,阻碍胎先露部下降,称骨盆狭窄。狭窄骨盆可以为一个径线过短或多个径线同时过短,也可为一个平面狭窄或多个平面同时狭窄。当一个径线狭窄时要观察同一个平面其他径线的大小,再结合整个骨盆腔大小与形态进行综合分析,做出正确判断。

(一)分类

1.骨盆入口平面狭窄

骨盆入口平面狭窄以扁平骨盆为代表,主要为入口平面前后径过短。狭窄分3级:Ⅰ级(临界性),绝大多数可以自然分娩,骶耻外径18 cm,真结合径10 cm;Ⅱ级(相对性),经试产来决定可否经阴道分娩,骶耻外径16.5～17.5 cm,真结合径8.5～9.5 cm;Ⅲ级(绝对性),骶耻外径≤16.0 cm,真结合径≤8.0 cm,足月胎儿不能经过产道,必须行剖宫产终止妊娠。在临床中常遇到的是前两种,我国妇女常见以下两种类型。

(1)单纯扁平骨盆:骨盆入口前后径缩短而横径正常。骨盆入口呈横扁圆形,骶岬向前下突。

(2)佝偻病性扁平骨盆:骨盆入口呈肾形,前后径明显缩短,骨盆出口横径变宽,骶岬前突,骶骨下段变直向后翘,尾骨呈钩状突向骨盆出口平面。髂骨外展,髂棘间径≥髂嵴间径,耻骨弓角度增大(图14-10)。

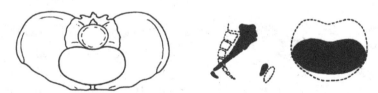

图14-10　佝偻病性扁平骨盆

2.中骨盆及骨盆出口平面狭窄

狭窄分3级:Ⅰ级(临界性),坐骨棘间径10 cm,坐骨结节间径7.5 cm;Ⅱ级(相对性),坐骨棘间径8.5～9.5 cm,坐骨结节间径6.0～7.0 cm;Ⅲ级(绝对性),坐骨棘间径≤8.0 cm,坐骨结节间径≤5.5 cm。我国妇女常见以下两种类型。

(1)漏斗骨盆:骨盆入口各径线值均正常,两侧骨盆壁向内倾斜似漏斗得名。其特点是中骨盆及骨盆出口平面均明显狭窄,使坐骨棘间径、坐骨结节间径均缩短,耻骨弓角度＜90°。坐骨结节间径与出口后矢状径之和＜15 cm。

(2)横径狭窄骨盆:骨盆各横径径线均缩短,各平面前后径稍长,坐骨切迹宽,测量骶耻外径值正常,但髂棘间径及髂嵴间径均缩短。中骨盆及骨盆出口平面狭窄,产程早期无头盆不称征象,当胎头下降至中骨盆或骨盆出口时,常不能顺利地转成枕前位,形成持续性枕横位或枕后位造成难产。

3.均小骨盆

骨盆外形属女型骨盆,但骨盆各平面均狭窄,每个平面径线较正常值小 2 cm 或更多,称均小骨盆。多见于身材矮小、体形匀称的妇女。

4.畸形骨盆

骨盆失去正常形态称畸形骨盆。

(1)骨软化症骨盆:现已罕见,是因为缺钙、磷、维生素 D 以及紫外线照射不足使成人期骨质矿化障碍,被类骨质组织所代替,骨质脱钙、疏松、软化。由于受躯干重力及两股骨向内上方挤压,使骶岬向前,耻骨联合前突,坐骨结节间径明显缩短,骨盆入口平面呈凹三角形(图 14-11)。严重者阴道不能容两指,一般不能经阴道分娩。

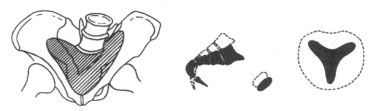

图 14-11　骨软化症骨盆

(2)偏斜型骨盆:系骨盆一侧斜径缩短,一侧髂骨翼与髋骨发育不良所致骶髂关节固定,以及下肢及髋关节疾病(图 14-12)。

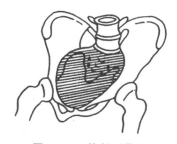

图 14-12　偏斜型骨盆

(二)临床表现

1.骨盆入口平面狭窄的临床表现

(1)胎头衔接受阻:一般情况下初产妇在妊娠末期,即预产期前 1~2 周或临产前胎头已衔接,即胎头双顶径进入骨盆入口平面,颅骨最低点达坐骨棘水平。若入口狭窄,即使已经临产,胎头仍未入盆,经检查胎头跨耻征阳性。胎位异常,如臀先露、面先露或肩先露的发生率是正常骨盆的 3 倍。

(2)若已临产,根据骨盆狭窄程度、产力强弱、胎儿大小及胎位情况不同,临床表现也不一样。①骨盆临界性狭窄:若胎位、胎儿大小及产力正常,胎头常以矢状缝在骨盆入口横径衔接,多取后不均倾势,即后顶骨先入盆,后顶骨逐渐进入骶凹处,再使前顶骨入盆,则于骨盆入口横径上成头盆均倾势。临床表现为潜伏期活跃早期延长,活跃后期产程进展顺利。若胎头迟迟不入盆,此时常出现胎膜早破,其发生率为正常骨盆的 4~6 倍。由于胎膜早破母儿可发生感染。胎头不能紧贴宫颈内口诱发宫缩,常出现继发性宫缩乏力。②骨盆绝对性狭窄:若产力、胎儿大小及胎位均正常,但胎头仍不能入盆,常发生梗阻性难产,这种情况可出现病理性缩复环,甚至子宫破裂。如胎先露部嵌入骨盆入口时间长,血液循环障碍,组织坏死,可形成泌尿生殖道瘘。在强大的宫缩压力下,胎头颅骨重叠,可出现颅骨骨折及颅内出血。

2.中骨盆平面狭窄的临床表现

(1)胎头能正常衔接:潜伏期及活跃早期进展顺利,当胎头下降达中骨盆时,由于内旋转受阻,胎头双顶径被阻于中骨盆狭窄部位之上,常出现持续性枕横位或枕后位,同时出现继发性宫缩乏力,活跃后期及第二产程延长甚至第二产程停滞。

(2)胎头受阻于中骨盆:有一定可塑性的胎头开始变形,颅骨重叠,胎头受压,异常分娩使软组织水肿,产瘤较大,严重时可发生脑组织损伤、颅内出血、胎儿窘迫。若中骨盆狭窄程度严重,宫缩又较强,可发生先兆子宫破裂及子宫破裂。强行阴道助产可导致严重软产道裂伤及新生儿产伤。

(3)骨盆出口平面狭窄的临床表现:骨盆出口平面狭窄与中骨盆平面狭窄常同时存在。若单纯骨盆出口平面狭窄,第一产程进展顺利,胎头达盆底受阻,第二产程停滞,继发性宫缩乏力,胎头双顶径不能通过出口横径,强行阴道助产可导致软产道、骨盆底肌肉及会阴严重损伤,胎儿严重产伤,对母儿危害极大。

(三)诊断

在分娩过程中,骨盆是个不变因素,也是估计分娩难易的一个重要因素。狭窄骨盆影响胎位和胎先露部的下降及内旋转,也影响宫缩。在估计分娩难易时,骨盆是首先考虑的一个重要因素。应根据胎儿的大小及骨盆情况尽早做出有无头盆不称的诊断,以决定适当的分娩方式。

1.病史

询问有无佝偻病、脊髓灰质炎、脊柱和髋关节结核以及骨盆外伤等病史。对经产妇应详细询问既往分娩史,如有无难产史或新生儿产伤史等。

2.一般检查

测量身高,孕妇身高<145 cm 时应警惕均小骨盆。观察孕妇体型、步态,有无下肢残疾,有无脊柱及髋关节畸形,米氏菱形窝是否对称。

3.腹部检查

观察腹型,检查有无尖腹及悬垂腹,有无胎位异常等。骨盆入口异常,因头盆不称、胎头不易入盆常导致胎位异常,如臀先露、肩先露。中骨盆狭窄则影响胎先露内旋转而导致持续性枕横位、枕后位等。部分初产妇在预产期前 2 周左右,经产妇于临产后胎头均应入盆。若已临产胎头仍未入盆,应警惕是否存在头盆不称。检查头盆是否相称具体方法:孕妇排空膀胱后,取仰卧,两腿伸直。检查者用手放在耻骨联合上方,将浮动的胎头向骨盆腔方向推压。若胎头低于耻骨联合,表示胎头可入盆(头盆相称),称胎头跨耻征阴性;若胎头与耻骨联合在同一平面,表示可疑头盆不称,称胎头跨耻征可疑阳性;若胎头高于耻骨联合,表示头盆明显不称,称胎头跨耻征阳性。对出现此类症状的孕妇,应让其取半卧位两腿屈曲,再次检查胎头跨耻征,若转为阴性,提示为骨盆倾斜度异常,而不是头盆不称。

4.骨盆测量

(1)骨盆外测量:骶耻外径<18 cm 为扁平骨盆。坐骨结节间径<8 cm,耻骨弓角度<90°为漏斗骨盆。各径线均小于正常值 2 cm 或以上为均小骨盆。骨盆两侧斜径(以一侧髂前上棘至对

侧髂后上棘间的距离)及同侧直径(从髂前上棘至同侧髂后上棘间的距离)相差＞1 cm 为偏斜骨盆。

(2)骨盆内测量:对角径＜11.5 cm,骶骨岬突出为入口平面狭窄,属于扁平骨盆。应检查骶骨前面弧度。坐骨棘间径＜10 cm,坐骨切迹宽度＜2 横指,为中骨盆平面狭窄。如坐骨结节间径＜8 cm,则应测量出口后矢状径及检查骶尾关节活动度,如坐骨结节间径与出口后矢状径之和＜15 cm,为骨盆出口平面狭窄。

(四)对母儿影响

1.对产妇的影响

骨盆狭窄影响胎头衔接及内旋转,容易发生胎位异常、胎膜早破、宫缩乏力,导致产程延长或停滞。胎先露压迫软组织过久导致组织水肿、坏死形成生殖道瘘。胎膜早破、肛查或阴道检查次数增多及手术助产增加产褥感染机会。剖宫产及产后出血者增多,严重梗阻性难产若不及时处理,可导致子宫破裂。

2.对胎儿及新生儿的影响

头盆不称易发生胎膜早破、脐带脱垂,脐带脱垂可导致胎儿窘迫甚至胎儿死亡。产程延长、胎儿窘迫使新生儿容易发生颅内出血、新生儿窒息等并发症。阴道助产机会增多,易发生新生儿产伤及感染。

(五)分娩时处理

处理原则:根据狭窄骨盆类别和程度、胎儿大小胎心率、宫缩强弱、宫口扩张程度、胎先露下降情况、破膜与否,结合既往分娩史、年龄、产次有无妊娠合并症及并发症决定分娩方式。

1.一般处理

在分娩过程中,应使产妇树立信心,消除紧张情绪和恐惧心理。保证能量及水分的摄入,必要时补液。注意产妇休息,监测宫缩、胎心,观察产程进展。

2.骨盆入口平面狭窄的处理

(1)明显头盆不称(绝对性骨盆狭窄):胎头跨耻征阳性者,足月胎儿不能经阴道分娩。应在临产后行剖宫产术结束分娩。

(2)轻度头盆不称(相对性骨盆狭窄):胎头跨耻征可疑阳性,足月活胎估计体重＜3 000 g,胎心正常及产力良好,可在严密监护下试产。胎膜未破者可在宫口扩张 3 cm 时行人工破膜,若破膜后宫缩较强,产程进展顺利,多数能经阴道分娩。试产过程中若出现宫缩乏力,可用缩宫素静脉滴注加强宫缩。试产2～4 小时胎头仍迟迟不能入盆,宫口扩张缓慢,或伴有胎儿窘迫征象,应及时行剖宫产术结束分娩。若胎膜已破,为了减少感染,应适当缩短试产时间。

(3)骨盆入口平面狭窄的试产:必须以宫口开大 3～4 cm,胎膜已破为试产开始。胎膜未破者在宫口扩张 3 cm 时可行人工破膜。宫缩较强,多数能经阴道分娩。试产过程中如果出现宫缩乏力,可用缩宫素静脉滴注加强宫缩。若试产 2～4 小时,胎头不能入盆,产程进展缓慢,或伴有胎儿窘迫征象,应及时行剖宫产术。如胎膜已破,应适当缩短试产时间。骨盆入口平面狭窄,主要为扁平骨盆的妇女,妊娠末期或临产后,胎头矢状缝只能衔接于骨盆入口横径上。胎头侧屈使其两顶骨先后依次入盆,呈不均倾势嵌入骨盆入口,称为头盆均倾不均。前不均倾为前顶骨先嵌入,矢状缝偏后。后不均倾为后顶骨先嵌入,矢状缝偏前(图 14-13)。当胎头双顶骨均通过骨盆入口平面时,即可顺利地经阴道分娩。

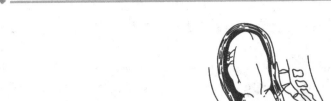

图 14-13　胎头嵌入骨盆姿势——后不均倾

3.中骨盆平面狭窄的处理

在分娩过程中,胎儿在中骨盆平面完成俯屈及内旋转动作。若中骨盆平面狭窄,则胎头俯屈及内旋转受阻,易发生持续性枕横位或持续性枕后位,产妇多表现为活跃期或第二产程延长及停滞、继发性宫缩乏力等。若宫口开全,胎头双顶径达坐骨棘平面或更低,可经阴道徒手旋转胎头为枕前位,待其自然分娩。宫口开全,胎心正常者可经阴道助产分娩。胎头双顶径在坐骨棘水平以上,或出现胎儿窘迫征象,应行剖宫产术。

4.骨盆出口平面狭窄的处理

骨盆出口平面是产道的最低部位,应于临产前对胎儿大小、头盆关系做出充分估计,决定能否经阴道分娩,诊断为骨盆出口平面狭窄者,不能进行试产。若发现出口横径狭窄,耻骨弓角度变锐,耻骨弓下三角空隙不能利用,胎先露部后移,利用出口后三角空隙娩出。临床上常用出口横径与出口后矢状径之和来估计出口大小。出口横径与出口后矢状径之和＞15 cm 时,多数可经阴道分娩,有时需阴道助产,应做较大的会阴切开。若两者之和＜15 cm 时,不应经阴道试产,应行剖宫产术终止妊娠。

5.均小骨盆的处理

胎儿估计不大,胎位正常,头盆相称,宫缩好,可以试产,通常可通过胎头变形和极度俯屈,以胎头最小径线通过骨盆腔,可能经阴道分娩。若有明显头盆不称,应尽早行剖宫产术。

6.畸形骨盆的处理

根据畸形骨盆种类、狭窄程度、胎儿大小、产力等综合判断。如果畸形严重、明显头盆不称者,应及早行剖宫产术。

二、软产道异常

软产道包括子宫下段、宫颈、阴道及骨盆底软组织构成的弯曲管道。软产道异常所致的难产较少见,临床上容易被忽视。在妊娠前或妊娠早期应常规行双合诊检查,了解软产道情况。

(一)外阴异常

1.外阴白色病变

皮肤黏膜慢性营养不良,组织弹性差,分娩时易发生会阴撕裂伤,宜做会阴后一侧切开术。

2.外阴水肿

某些疾病如重度子痫前期、重度贫血、心脏病及慢性肾炎孕妇若有全身水肿,可同时伴有重度外阴水肿,分娩时可妨碍胎先露部下降,导致组织损伤、感染和愈合不良等情况。临产前可用50％硫酸镁液湿热敷会阴,临产后仍有严重水肿者,在外阴严格消毒下进行多点针刺皮肤放液;

分娩时行会阴后一侧切开;产后加强会阴局部护理,预防感染,可用50%硫酸镁液湿热敷,配合远红外线照射。

3.会阴坚韧

会阴坚韧尤其多见于35岁以上高龄初产妇。在第二产程可阻碍胎先露部下降,宜做会阴后一侧切开,以免胎头娩出时造成会阴严重裂伤。

4.外阴瘢痕

瘢痕挛缩使外阴及阴道口狭小,且组织弹性差,影响胎先露部下降。如瘢痕的范围不大,可经阴道分娩,分娩时应做会阴后一侧切开。如瘢痕过大,应行剖宫产术。

(二)阴道异常

1.阴道横隔

阴道横隔多位于阴道上段或中段,较坚韧,常影响胎先露部下降。因在横隔中央或稍偏一侧常有一小孔,常被误认为宫颈外口。在分娩时应仔细检查。

(1)阴道分娩:横隔被撑薄,可在直视下自小孔处将横隔做"X"形切开。横隔被切开后因胎先露部下降压迫,通常无明显出血,待分娩结束再切除剩余的隔,用可吸收线将残端做间断或连续锁边缝合。

(2)剖宫产:如横隔较高且组织坚厚,阻碍先露部下降,需行剖宫产术结束分娩。

2.阴道纵隔

(1)伴有双子宫、双宫颈时,当一侧子宫内的胎儿下降,纵隔被推向对侧,阴道分娩多无阻碍。

(2)当发生于单宫颈时,有时胎先露部的前方可见纵隔,可自行断裂,阴道分娩无阻碍。纵隔厚时应于纵隔中间剪断,用可吸收线将残端缝合。

3.阴道狭窄

产伤、药物腐蚀、手术感染可导致阴道瘢痕形成。若阴道狭窄部位位置低、狭窄程度轻,可经阴道分娩。狭窄位置高、狭窄程度重时宜行剖宫产术。

4.阴道尖锐湿疣

分娩时,为预防新生儿患喉乳头瘤,应行剖宫产术。病灶巨大时可能造成软产道狭窄,影响胎先露下降时,也宜行剖宫产术。

5.阴道壁囊肿和肿瘤

(1)阴道壁囊肿较大时,会阻碍胎先露部下降,可行囊肿穿刺,抽出其内容物,待分娩后再选择时机进行处理。

(2)阴道内肿瘤大妨碍分娩,且肿瘤不能经阴道切除时,应行剖宫产术,阴道内肿瘤待产后再行处理。

(三)宫颈异常

1.宫颈外口黏合

宫颈外口黏合多在分娩受阻时发现。宫口为很小的孔,当宫颈管已消失而宫口却不扩张,一般用手指稍加压力分离,黏合的小孔可扩张,宫口即可在短时间内开全。但有时需行宫颈切开术,使宫口开大。

2.宫颈瘢痕

因孕前曾行宫颈深部电灼术或微波术、宫颈锥形切除术、宫颈裂伤修补术等所致。虽可于妊娠后软化,但宫缩很强时宫口仍不扩张,应行剖宫产。

3.宫颈坚韧

宫颈组织缺乏弹性,或精神过度紧张使宫颈挛缩,宫颈不易扩张,多见于高龄初产妇,可于宫颈两侧各注射 0.5% 利多卡因 5～10 mL,也可静脉推注地西泮 10 mg。如宫颈仍不扩张,应行剖宫产术。

4.宫颈水肿

宫颈水肿多见于扁平骨盆、持续性枕后位或滞产,宫口没有开全而过早使用腹压,致使宫颈前唇长时间被压于胎头与耻骨联合之间,血液回流受阻引起水肿,影响宫颈扩张。多见于胎位异常或滞产。

(1)轻度宫颈水肿:①可以抬高产妇臀部。②同宫颈坚韧处理。③宫口近开全时,可用手轻轻上托水肿的宫颈前唇,使宫颈越过胎头,能够经阴道分娩。

(2)严重宫颈水肿:经上述处理无明显效果,宫口扩张<3 cm,伴有胎儿窘迫,应行剖宫产术。

5.宫颈癌

宫颈硬而脆,缺乏伸展性,临产后影响宫口扩张,若经阴道分娩,有发生大出血、裂伤、感染及肿瘤扩散等危险,不应经阴道分娩,应考虑行剖宫产术,术后手术或放疗。

6.子宫肌瘤

较小的肌瘤没有阻塞产道可经阴道分娩,肌瘤待分娩后再行处理。子宫下段及宫颈部位的较大肌瘤可占据盆腔或阻塞于骨盆入口,阻碍胎先露部下降,宜行剖宫产术。

(李晓云)

第三节　产力异常

产力包括子宫收缩力、腹肌和膈肌收缩力以及肛提肌收缩力,其中以宫缩力为主。在分娩过程中,子宫收缩(简称宫缩)的节律性、对称性及极性不正常或强度、频率有改变时,称为子宫收缩力异常。临床上多因产道或胎儿因素异常造成梗阻性难产,使胎儿通过产道阻力增加,导致继发性产力异常。产力异常分为子宫收缩乏力和子宫收缩过强两类。每类又分协调性宫缩和不协调性宫缩(图 14-14)。

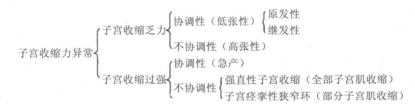

图 14-14　子宫收缩力异常的分类

一、子宫收缩乏力

（一）原因

子宫收缩乏力多由几个因素综合引起。

1.头盆不称或胎位异常

胎先露部下降受阻，不能紧贴子宫下段及宫颈，因此不能引起反射性宫缩，导致继发性子宫收缩乏力。

2.子宫因素

子宫发育不良，子宫畸形（如双角子宫）、子宫壁过度膨胀（如双胎、巨大胎儿、羊水过多等），经产妇的子宫肌纤维变性或子宫肌瘤等。

3.精神因素

初产妇尤其是高龄初产妇，精神过度紧张、疲劳均可使大脑皮层功能紊乱，导致子宫收缩乏力。

4.内分泌失调

临产后，产妇体内的雌激素、缩宫素、前列腺素的敏感性降低，影响子宫肌兴奋阈，致使子宫收缩乏力。

5.药物影响

产前较长时间应用硫酸镁，临产后不适当地使用吗啡、哌替啶、巴比妥类等镇静剂与镇痛剂；产程中不适当应用麻醉镇痛等均可使宫缩受到抑制。

（二）临床表现

根据发生时期可分为原发性和继发性两种。原发性宫缩乏力是指产程开始即宫缩乏力，宫口不能如期扩张，胎先露部不能如期下降，产程延长；继发性宫缩乏力是指活跃期即宫口开大3 cm及以后出现宫缩乏力，产程进展缓慢，甚至停滞。子宫收缩乏力有两种类型，临床表现不同。

1.协调性子宫收缩乏力（低张性子宫收缩乏力）

宫缩具有正常的节律性、对称性和极性，但收缩力弱，宫腔压力低（<2.0 kPa），持续时间短，间歇期长且不规律，当宫缩达极期时，子宫体不隆起和变硬，用手指压宫底部肌壁仍可出现凹陷，产程延长或停滞。由于宫腔内压力低，对胎儿影响不大。

2.不协调性子宫收缩乏力（高张性子宫收缩乏力）

宫缩的极性倒置，宫缩不是起自两侧宫角。宫缩的兴奋点来自子宫的一处或多处，节律不协调，宫缩时宫底部不强，而是体部和下段强。宫缩间歇期子宫壁不能完全松弛，表现为不协调性子宫收缩乏力。这种宫缩不能使宫口扩张和胎先露部下降，属无效宫缩。产妇自觉下腹部持续疼痛，拒按，烦躁不安，产程长，可导致肠胀气，排尿困难，胎儿胎盘循环障碍，常出现胎儿窘迫。检查时，下腹部常有压痛，胎位触不清，胎心不规律，宫口扩张缓慢，胎先露部下降缓慢或停滞。

3.产程曲线异常

子宫收缩乏力可导致产程曲线异常（图14-15）。常见以下4种。

（1）潜伏期延长：从临产规律宫缩开始至宫口扩张3 cm称为潜伏期，初产妇潜伏期约需8小时，最大时限为16小时。超过16小时称为潜伏期延长。

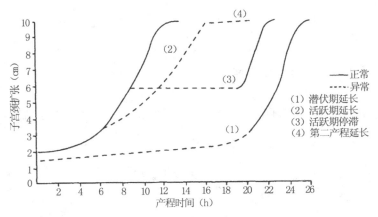

图 14-15　异常的宫颈扩张曲线

（2）活跃期延长：从宫口扩张 3 cm 至宫口开全为活跃期。初产妇活跃期正常约需 4 小时，最大时限 8 小时，超过 8 小时为活跃期延长。

（3）活跃期停滞：进入活跃期后，宫颈口不再扩张达 2 小时以上，称为活跃期停滞，根据产程中定期阴道（肛门）检查诊断。

（4）第二产程延长：第二产程初产妇超过 2 小时，经产妇超过 1 小时尚未分娩，称为第二产程延长。

以上 4 种异常产程曲线，可以单独存在，也可以合并存在。当总产程超过 24 小时称为滞产。

（三）对母儿影响

1.对产妇的影响

产程延长，产妇休息不好，精神疲惫与体力消耗，可出现疲乏无力、肠胀气、排尿困难等，还可影响宫缩，严重时还引起脱水、酸中毒。又由于产程延长，膀胱受压在胎头与耻骨联合之间，导致组织缺血、水肿、坏死，形成瘘，如膀胱阴道瘘或尿道阴道瘘。另外，胎膜早破以及产程中多次阴道（肛门）检查均可增加感染机会；产后宫缩乏力，易引起产后出血。

2.对胎儿的影响

宫缩乏力影响胎头内旋转，增加手术机会。不协调子宫收缩乏力不能使子宫壁完全放松，影响子宫胎盘循环。胎儿在宫内缺氧，胎膜早破，还易造成脐带受压或脱垂，造成胎儿窘迫，甚至胎死宫内。

（四）治疗

1.协调性宫缩乏力

无论是原发性或继发性，一旦出现，首先寻找原因，如判断无头盆不称和胎位异常，估计能经阴道分娩者，考虑采取加强宫缩的措施。

（1）第一产程：消除精神紧张，产妇过度疲劳，可给予地西泮（安定）10 mg 缓慢静脉注射或哌替啶100 mg肌内注射或静脉注射，经过一段时间，可使宫缩力转强；对不能进食者，可经静脉输液，10％葡萄糖液500～1 000 mL 内加维生素 C 2 g，伴有酸中毒时可补充 5％碳酸氢钠。经过处理，宫缩力仍弱，可选用下列方法加强宫缩。

人工破膜：宫颈口开大 3 cm 以上，无头盆不称，胎头已衔接者，可行人工破膜。破膜后，胎头紧贴子宫下段及宫颈，引起反射性宫缩，加速产程进展。Bishop 提出用宫颈成熟度评分法估计加强宫缩措施的效果。如产妇得分在≤3分,加强宫缩均失败,应改用其他方法。4~6分成功率约为50%,7~9分的成功率约为80%,≥9分均成功。

缩宫素静脉滴注:适用于宫缩乏力、胎心正常、胎位正常、头盆相称者。将缩宫素1 U加入5%葡萄糖液200 mL内,以8滴/分,即2.5 mU/min开始,根据宫缩强度调整滴速,维持宫缩强度每间隔2~3分钟,持续30~40秒。缩宫素静脉滴注过程应有专人看守,观察宫缩,根据情况及时调整滴速。经过上述处理,如产程仍无进展或出现胎儿窘迫征象,应及时行剖宫产术。

(2)第二产程:第二产程如无头盆不称,出现宫缩乏力时也可加强宫缩,给予缩宫素静脉滴注,促进产程进展。如胎头双顶径已通过坐骨棘平面,可等待自然娩出,或行会阴侧切后行胎头吸引器或低位产钳助产;如胎头尚未衔接或伴有胎儿窘迫征象,均应立即行剖宫产术结束分娩。

(3)第三产程:为预防产后出血,当胎儿前肩露出于阴道口时,可给予缩宫素10 U静脉注射,使宫缩增强,促使胎盘剥离与娩出及子宫血窦关闭。如产程长,破膜时间长,应给予抗生素预防感染。

2.不协调宫缩乏力

处理原则是镇静,调节宫缩,恢复宫缩极性。给予强镇静剂哌替啶100 mg肌内注射,使产妇充分休息,醒后多能恢复为协调宫缩。如未能纠正,或已有胎儿窘迫征象,立即行剖宫产术结束分娩。

(五)预防

(1)应对孕妇进行产前教育,解除孕妇思想顾虑和恐惧心理,使孕妇了解妊娠和分娩均为生理过程。分娩过程中医护人员热情耐心,家属陪产均有助于消除产妇的紧张情绪,增强信心,预防精神紧张所致的子宫收缩乏力。

(2)分娩时鼓励及时进食,必要时静脉补充营养。

(3)避免过多使用镇静药物,产程中使用麻醉镇痛应在宫口开全前停止给药,注意及时排空直肠和膀胱。

二、子宫收缩过强

(一)协调性子宫收缩过强

宫缩的节律性、对称性和极性均正常,仅宫缩过强、过频,如产道无阻力,宫颈可在短时间内迅速开全,分娩在短时间内结束,总产程不足3小时,称为急产,经产妇多见。

1.对母儿影响

(1)对产妇的影响:宫缩过强过频,产程过快,可致宫颈、阴道以及会阴撕裂伤。接生时来不及消毒,可致产褥感染。产后子宫肌纤维缩复不良易发生胎盘滞留或产后出血。

(2)对胎儿和新生儿的影响:宫缩过强影响子宫胎盘的血液循环,易发生胎儿窘迫、新生儿窒息甚或死亡;胎儿娩出过快,胎头在产道内受到的压力突然解除,可致新生儿颅内出血;来不及消毒接生,易致新生儿感染;如坠地可致骨折,外伤。

2.处理

(1)有急产史的产妇:在预产期前1~2周不宜外出远走,以免发生意外,有条件应提前住院待产。

(2)临产后不宜灌肠,提前做好接生和抢救新生儿窒息的准备。胎儿娩出时勿使产妇向下屏气。

（3）产后仔细检查软产道，包括宫颈、阴道、外阴，如有撕裂，及时缝合。

（4）新生儿处理：肌内注射维生素 K_1 每天 2 mg 日，共 3 天，以预防新生儿颅内出血。

（5）如属未消毒接生，母儿均给予抗生素预防感染，酌情接种破伤风免疫球蛋白。

（二）不协调性子宫收缩过强

1.强直性宫缩

强直性宫缩多因外界因素造成，如临产后分娩受阻或不适当应用缩宫素，或胎盘早剥血液浸润子宫肌层，均可引起宫颈内口以上部分子宫肌层出现强直性痉挛性宫缩。

（1）临床表现：产妇烦躁不安，持续性腹痛，拒按，胎位触不清，胎心听不清，有时还可出现病理缩复环、血尿等先兆子宫破裂征象。

（2）处理：一旦确诊为强直性宫缩，应及时给予宫缩抑制剂，如 25% 硫酸镁 20 mL 加入 5% 葡萄糖液 20 mL 缓慢静脉推注。如属梗阻原因，应立即行剖宫产术结束分娩。

2.子宫痉挛性狭窄环

子宫壁某部肌肉呈痉挛性不协调性收缩所形成的环状狭窄，持续不放松，称为子宫痉挛性狭窄环。多在子宫上下段交界处，也可在胎体某一狭窄部，以胎颈、胎腰处常见（图 14-16）。

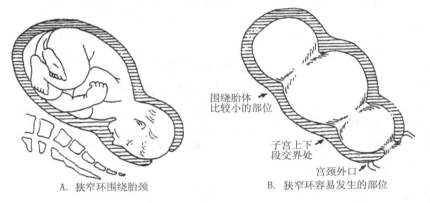

A. 狭窄环围绕胎颈　　　　　　　B. 狭窄环容易发生的部位

围绕胎体比较小的部位

子宫上下段交界处

宫颈外口

图 14-16　**子宫痉挛性狭窄环**

（1）原因：多因精神紧张、过度疲劳以及不适当地应用宫缩剂或粗暴地进行产科处理所致。

（2）临床表现：产妇出现持续性腹痛，烦躁不安，宫颈扩张缓慢，胎先露下降停滞。胎心时快时慢，阴道检查可触及狭窄环。子宫痉挛性狭窄环特点是此环不随宫缩上升。

（3）处理：认真寻找原因，及时纠正。禁止阴道内操作，停用缩宫素。如无胎儿窘迫征象，可给予哌替啶 100 mg 肌内注射，一般可消除异常宫缩。当宫缩恢复正常，可行阴道手术助产或等待自然分娩。如经上述处理，狭窄环不缓解，宫口未开全，胎先露部高，或已伴有胎儿窘迫，应立即行剖宫产术。如胎儿已死亡，宫口开全，则可在全麻下经阴道分娩。

（李晓云）

第十五章

优生优育

第一节　婚前检查

一、婚前检查的含义

婚前检查是指男女双方在办理结婚登记手续之前进行的常规体格检查和生殖器检查,是对男女双方可能患有的、影响结婚和生育的疾病进行的医学检查。婚前检查对防止传染病和遗传病的蔓延,保障婚姻家庭的幸福美满,保障民族后代的健康都有重要意义。

婚前检查的主要目的是及早了解男女双方是否存在不宜结婚或不宜生育的问题,并且给予男女双方婚前卫生指导等。婚前检查不仅可以及时发现并处理在传染期内、发病期内的疾病,及时发现生理缺陷和性功能障碍,还能阻断遗传病发生。

婚前检查不是强制性检查,婚前的男女双方有权自行决定是否进行婚前检查。然而从优生优育的意义上讲,男女双方完善婚前检查是有必要的,所以建议主动进行婚前检查。

二、婚前检查的时机

婚前检查最好在婚前做,而且最好在领证前1～3个月就去做。这样能给新人们足够的时间去面对可能会发生的不好的情况。如果发现一些潜在的疾病,也能早治疗,早恢复,不影响婚期。

不少青年人在结婚登记前才去做婚前检查,这样做就太迟了。一是结婚前要忙于准备,身体很疲劳,精神又紧张,不宜做全面健康检查;二是一旦检查出患有不宜马上结婚的疾病,需治疗后才能结婚,往往使自己措手不及;三是从优生学的角度不宜婚配的青年男女,会在即将结婚时才发现,从感情上难以接受。因此,婚前检查应该早一些为好。

什么时间为宜,要根据具体情况而定。①双方或一方家族中有遗传疾病的人,在即将确定恋爱关系前应做婚前遗传病咨询,对是否可以婚配,未来的子女遗传病的发生概率如何,请医师指导,以便早做出分手或继续恋爱的决定。②婚前健康检查应在婚前半年左右为宜,发现异常可及时进行治疗或矫正。③结婚前3个月应在医院或计划生育技术服务站(室)接受性生活及避孕方法的指导。

三、婚前检查流程

(一)准备

(1)婚前检查时带上双方户口本、身份证和一寸免冠照片3张,还可以带上社保卡,婚前检查虽是免费的,但如果想做一些需要自费的项目可以用社保缴费。

(2)婚前检查时要注意时间,一般婚前检查中心只在周一到周五接待新人,休息日不工作。

(3)领证前3个月或领证后1个月,可去当地民政局领取免费婚前检查单。

(二)过程

挂号→去婚前检查科分诊室等候→双方出示身份证明,领取婚前检查表→提取尿样→在检验科抽血化验→在放射科做胸透→返回婚前检查科,做一般性体格检查和生殖器检查→体检完后,将婚前检查表交到妇幼保健科,同时听婚前保健课→领取结果。如果婚前检查顺利的话,一天即可领到婚前检查证明。

四、婚前检查的内容

婚前检查的内容包括询问病史和体格检查两大部分。婚前保健内容包括婚前医学检查、婚前卫生指导、婚前卫生咨询。

(一)询问病史

(1)了解双方是否有共同的血缘关系,双方出示单位"婚姻状况证明"。

(2)了解双方现在和过去的病史和服药史。如有无性病、麻风病、精神病、各种传染病、遗传病、重要脏器疾病、泌尿生殖系统疾病和智力发育情况等。

(3)了解双方个人生活史,询问近期工作和居住生活情况、烟酒嗜好等。

(4)女方月经史和男方遗精情况。

(5)了解双方家族有无先天重度残疾,重点询问与遗传有关的病史。

(6)再婚者,应询问以往婚育史。

(二)体格检查

1.内科检查

就是全身体格检查,比如身高、体重、血压、心肺听诊等,评估身体健康状况。

2.生殖器检查

在于发现影响婚育的生殖器疾病。女性做腹部肛门双合诊,注意有无处女膜闭锁、阴道缺如或闭锁、子宫缺如或发育不良、子宫肌瘤、子宫内膜异位症等;查男性生殖器时,注意有无包茎、阴茎硬结、阴茎短小、尿道下裂、隐睾、睾丸过小、精索静脉曲张和鞘膜积液等。

3.实验室检查

除了血常规、尿常规、胸部X线检查、肝功能和血型外,女性作阴道分泌物找滴虫、霉菌,必要时做淋病奈瑟球菌涂片检查;男性做精液常规化验。必要时,还要做智商测定。

(三)必查项目

(1)法定传染病:包括艾滋病、淋病、梅毒、乙型肝炎等,这些疾病可以通过抽血或涂片排查。

(2)较重的精神病:如严重的躁狂症、精神分裂症等,这些疾病可能危害他人生命安全和身体健康,患者的心理问题还会引起很多严重后果。此类疾病需要精神科医师诊断。

(3)生殖系统畸形:此类疾病直接影响生育,其中一些疾病男科和妇科医师可通过肉眼诊断,有些需要用 B 超检查。

（4）先天性遗传疾病：一般通过检查染色体来检测,如白化病、原发性癫痫、软骨发育不良、强直性肌营养不良、遗传性视网膜色素变性等。

（5）血常规及尿常规。

（四）自选项目

新人如果想检查的更全面仔细,可以自选一些婚前检查项目,主要是一些心、肝、脾、肺、肾等脏器的检查。医师会根据双方的实际情况,为他们日后的怀孕等事情做出合理的建议。

1.肺功能

一般胸部 X 线检查即可。

2.心功能

一般的心脏病做心电图即可筛查,先天性心脏病可做心脏彩超。

3.血糖

验血查是否有糖尿病。

4.血压

验血查血压是否过高或过低。

5.内脏

做 B 超可查肝、胆、胰、脾、肾是否异常。

6.血液

抽血查肝功能、肾功能是否正常。

五、婚前检查的注意事项

（1）婚前检查当天早晨一定不能进食,必须空腹检查。

（3）女性要避开月经期,一般在经期结束 3 天后再去做婚前检查,否则女性的尿液中含有大量红细胞,医师会怀疑有肾炎、结石等问题,影响检查结果。

（4）婚前检查前一天尽量吃清淡饮食,否则抽血化验时会出现血液混浊,影响检查结果。

（5）婚前检查前一天要休息好,不能太劳累,更不要饮酒,因为这些都有可能影响肝功的化验结果。

（6）要着重说明的是,新人在检查的前几天一定要休息好,不能睡得太晚,不要劳累,更不要饮酒,因为这些情况都有可能影响肝功能化验结果。若出现谷丙转氨酶增高,需复查,排除肝炎、胆道梗阻、胰腺炎、肿瘤等的可能。

六、婚前检查的意义

（一）有利于双方和下一代的健康

通过婚前全面的体检,可以发现一些异常情况和疾病,从而达到及早诊断、积极矫治的目的,如在体检中发现有对结婚或生育会产生暂时或永久影响的疾病,可在医师指导下作出对双方和下一代健康都有利的决定和安排。

（二）有利于优生,提高民族素质

通过家族史的询问、家系的调查、家谱的分析,结合体检所得,医师可对某些遗传缺陷作出明确诊断,并根据其传递规律,推算出"影响下一代优生"的风险程度,从而帮助结婚双方制定婚育决策,以减少或避免不适当的婚配和遗传病儿的出生。

(三)有利于主动有效地掌握好受孕的时机和避孕方法

医师根据双方的健康状况、生理条件和生育计划,为他们选择最佳受孕时机或避孕方法,并指导他们实行有效的措施,掌握科学的技巧。对要求生育者,可帮助其提高计划受孕的成功率。对准备避孕者,可使之减少计划外怀孕和人工流产,为保护妇女儿童健康提供保证。

(四)有利于传播婚育健康知识,进行健康婚育指导

婚前检查还不仅仅是一项健康检查,更重要的是向人们传播有关婚育健康的知识,进行健康婚育指导。比如,医疗保健机构会向准新人播放婚前医疗卫生知识、婚后计划生育等方面的宣传片,发放宣传材料,开展有关咨询和指导等。

(张建云)

第二节 孕 前 检 查

孕前检查是指夫妻准备怀孕之前到医院进行身体检查,以保证生育出健康的婴儿,从而实现优生。孕前检查不同于常规体检,主要是针对生殖系统和遗传因素所做的检查。夫妻双方同做相关项目的孕前检查,是给孩子一生健康的基本保证。健康的宝宝首先必须是健康精子和卵子结合的结晶,所以男性也要做检查,孕前检查最佳时间是怀孕前 3~6 个月。

孕前检查主要包括高危因素评估、体格检查、实验室检查,以及其他备查项目 4 个部分。

一、高危因素评估

(一)健康状况

询问计划妊娠夫妇的健康状况。值得注意的一点是,随着母亲年龄的增长,不孕、胎儿畸形、自然流产、妊娠期糖尿病、高血压的风险也增加,女性年龄对妊娠结局的影响及处理建议见表 15-1。尤其 35 岁或以上的女性受孕风险明显增加,建议女性在自己的生育健康计划中加以考虑,同时男性年龄较大也会对后代产生风险。

表 15-1 女性年龄对妊娠结局的影响及处理建议

年龄	对妊娠的影响	进一步处理建议
年龄<18 岁	出生缺陷儿发生风险增加	暂缓妊娠
年龄>35 岁	出生缺陷儿发生风险增加	孕中期进行产前筛查

(二)生活史

1.吸烟

我国是世界上最大的烟草生产国和消费国,吸烟对人民群众健康的影响尤为严重。卷烟点燃时产生的烟草烟雾中含有 4 000 多种化学物质,其中有毒有害物质 3 000 多种,化学致癌物质40 多种,以及多种可以影响人体生殖及发育功能的有害物质。

(1)吸烟对女性生育及妊娠结局的影响:女性吸烟会损伤遗传物质,对内分泌系统、输卵管功能、胎盘功能、免疫功能、孕妇及胎儿心血管系统及胎儿组织器官发育都会造成不良影响。女性孕期无论是主动吸烟还是被动吸烟,受孕概率降低,前置胎盘、胎盘早剥、胎儿生长受限、新生儿低出生体重、婴儿猝死综合征等不良妊娠结局的发生风险明显增加,还会增加异位妊娠和自然流产的发生风险。

(2)吸烟对男性生育的影响:吸烟可造成精子质量下降而影响自身的生育力。吸烟与精子质量下降存在量效、时效关系,大量吸烟(日吸烟量超过 20 支)及长期吸烟(烟龄超过 10 年)可能是引起不育的重要原因,还可引起流产、胎儿畸形等。

(3)指导建议:①戒烟。不存在无害的烟草制品,只要吸烟即有害健康。②避免生活和工作在有毒有害的二手烟雾环境中。将吸烟者和非吸烟者分开、净化空气或装置通风设备等,都不能够消除二手烟雾对非吸烟者的危害,只有完全无烟环境才能真正有效地保护不吸烟者的健康。

2.饮酒

亲代孕前、孕期饮酒,对自身及胎儿的健康会造成极大伤害。

(1)饮酒对女性妊娠结局的影响:妊娠女性饮酒后,血液中的乙醇通过脐带进入胎儿体内,造成流产、死胎死产,甚至引发胎儿酒精综合征,造成身体结构、神经发育、行为认知和精神健康等方面的损害,临床表现为特殊面容、神经发育异常、身体畸形、生长迟缓和精神发育迟滞。

(2)饮酒对男性生育的影响:男性饮酒对自身生殖系统产生多种损害,睾酮水平降低,睾丸损伤,并发睾丸萎缩、不育和性欲降低、勃起功能障碍者,诱发男性生殖系统炎症等,还可导致精子数量减少、精子活力降低、精液质量下降。

(3)指导建议:戒酒后再准备怀孕,男性应戒酒 3 个月以上。

3.环境毒害物

职业和居家环境中有害因素对男、女性生殖功能的不良影响可通过中毒、致突变、致畸及诱发癌症方式作用于机体,不仅损害暴露者本人的健康,还会累及子代的发育和健康。常见的环境毒害物暴露种类有重金属、电磁辐射等。

(1)重金属对生育的影响。①对男性生育的影响:重金属及其化合物会对男性生殖系统造成损害,引起性功能障碍、精液质量下降、生育力降低等。目前已发现铅、汞、镉、铝、铜、锰、镍、铬、砷等能损害男性生殖系统,特别是铅中毒者,精子数量显著减少、活力降低、畸形率增高。②对女性生育的影响:重金属及其化合物对女性生殖系统的影响主要有月经紊乱、生育力下降和不良妊娠结局发生率明显增高。临床表现为月经不调、不孕、流产、早产、死产、胎儿宫内正常发育迟滞低出生体重,出生后生长发育迟缓、精神发育迟缓等。铅、汞、镉等重金属还是造成胎儿解剖结构异常和功能异常的致畸源。

(2)电磁辐射对生育的影响。①对男性生育的影响:放射线能对睾丸造成损害,引起精子数量的变化。损害程度与剂量、照射方式、年龄等相关。放射损害通过生殖细胞被杀伤或畸变导致不育,放射损害生殖细胞还使性激素下降,造成男性性功能低下及不育。②对女性生育和妊娠结局的影响:放射线会损害卵巢,引起卵子数量的变化,还会使生殖细胞染色体突变引发胎儿畸形或流产。

(3)指导建议:①避免使用含铅高的劣质化妆品、餐具等。②加强职业防护,从事医疗性放射工作人员,航空机组人员,煤矿、有色金属矿、铁矿、锡矿等行业的从业者在准备怀孕期间应避免放射线的暴露。③由于铅等重金属可在体内长期蓄积,即使脱离工作环境仍有可能影响妊娠,因此最好转诊职业病防护机构,在专业人员的指导下制订生育计划。

（三）用药史

一些女性朋友由于慢性病或其他原因需要长期服药,应该与相关科室医师配合,尽量选择对疾病有效,同时没有遗传毒性和胚胎毒性的药物。多数药物短期使用不会造成生殖细胞的遗传损伤,但应当充分考虑药物的体内过程,避免药物作用延续至怀孕期间。

1.孕前用药指导的目的

避免药物对生殖细胞的遗传毒性;避免药物在体内蓄积或半衰期过长,药物的作用可能延续至怀孕期间,造成对胚胎的损伤。

2.指导建议

（1）怀孕前若遇任何用药的问题,都应向专业的医师或药师做咨询。切勿自行购买服用。

（2）若有服药,应养成记录用药的习惯,以便需要时能明确地提供所服的药物名称,以评估药物对怀孕是否造成影响及影响程度。

（3）若因患甲状腺、癫痫、系统性红斑狼疮等特殊疾病而需要长期服药者,应先告知医师,并向医师咨询,切勿因为计划怀孕而自行停药,以免影响原有的疾病致病情恶化。

（4）在计划怀孕期内需要自行服药的女性,应注意包装上的"孕妇慎用、忌用、禁用"等字样。

（5）切忌听信偏方、秘方而滥用药物。

（6）能少用的药物绝不多用,可用可不用的药物则不要用。

（四）避孕史

避孕方法对妊娠的影响、优生指导建议见表15-2。

表 15-2　避孕方法对妊娠的影响、优生指导建议

避孕方法	对妊娠的影响	孕前优生指导建议
避孕套（男、女）	对妊娠及胎儿无影响	无须特殊优生指导
自然避孕法	对妊娠及胎儿无影响	无须特殊优生指导
哺乳期避孕	对妊娠及胎儿无影响	无须特殊优生指导
外用杀精剂	药物有杀精和制动作用,杀精剂杀精一般对胚胎不会造成伤害。是否致畸,尚无结论	杀精剂属于化学药品,对精子有明显的损伤作用,避孕失败,建议终止妊娠 准备妊娠时停用,即可妊娠
宫内节育器	带器妊娠:①惰性宫内节育器虽不会致畸,但节育器进入羊膜腔会影响胎儿发育;②载铜宫内节育器有生物毒性,对胎儿发育不利;③载药宫内节育器对胎儿影响见甾体避孕药。	准备妊娠前半年取出宫内节育器。带器妊娠者警惕异位妊娠,原则上均建议终止妊娠
甾体避孕药（包括长效口服药、短效口服药、短效药、长效避孕针、速效药、皮下埋植剂、紧急避孕药等）	（1）性激素对发育中胎儿可能有不利影响,女性胎儿可能发生生殖器官肿瘤,男性胎儿可能有泌尿生殖器官发育异常。故对避孕失败的妊娠有影响。 （2）停药后立即妊娠,胎儿畸形率并未增加,但自然流产率增加,流产儿中三倍体或多倍体发生率增加。 （3）单孕激素避孕药失败,需警惕异位妊娠。	（1）准备妊娠前停服避孕药,紧急避孕失败,目前资料显示可继续妊娠。 （2）短效避孕药停服后即可妊娠。 （3）长效避孕药停服后3个月再准备妊娠。 （4）皮下埋植剂取出后3～6个月再准备妊娠。
	带器异位妊娠:易引起大出血	发现异位妊娠,转医疗机构妇产科诊治
	取出节育器后妊娠,对妊娠及胎儿无影响	无需特殊优生指导

避孕方法	对妊娠的影响	孕前优生指导建议
女性绝育	对宫内妊娠及胎儿无影响,应警惕异位妊娠	准备妊娠时行复通术,术后 1 个月输卵管通水检查,复通成功即可准备怀孕。复通不成功,建议行试管婴儿助孕治疗
男性绝育	对妊娠及胎儿无影响	准备妊娠时行复通术,术后检查精液常规,复通成功即可准备妊娠。腹痛不成功,建议行试管婴儿助孕治疗

(五)不良妊娠史

1.流产

(1)对妊娠的影响:流产如处理不当或处理不及时、流产后不注意卫生、过早性交等均可引起慢性盆腔炎、月经不调、子宫内膜异位等远期并发症,导致继发性不孕症。对于再次妊娠的女性来说,自然流产、产科出血与新生儿溶血症的发生概率增加。

(2)指导意见:①规律生活,均衡膳食,充足睡眠,适当运动。②保持心理健康,避免过度焦虑、抑郁。③从孕前 3 个月开始有意识地避免接触致畸物,纠正长期酗酒、被动吸烟、过量饮用咖啡等不良生活习惯,谨慎用药。④孕前常规体检,并且积极治疗孕前检查发现的慢性疾病和传染性疾病。

2.早产

(1)对妊娠的影响:有早产史的孕妇再次早产的风险较未有过早产史的孕妇高,而且容易在前次早产的孕周前再次发生早产。早产儿往往伴随胎儿宫内生长受限、不明原因的宫内感染等风险,生活能力低下、极易患病,故死亡率高。早产儿发育不成熟,容易导致坏死性小肠结肠炎、颅内出血、脑性瘫痪、败血症等各种疾病。有早产史孕妇在准备怀孕前一定要积极寻找病因,进行改善治疗,针对以往早产的病因加以防治。一旦发现怀孕,即为高危妊娠,应该及早寻求孕产期保健。

(2)指导建议:根据早产的病因给出不同的孕前优生指导建议见表 15-3。

表 15-3 早产病因分类及孕前优生指导建议

病因	孕前优生指导意见
1.孕妇自身情况不佳	
年龄<18 岁或>35 岁	避免过早或过晚妊娠
体重过轻或肥胖症	注意平衡营养,防治营养不良或体重增加过快
心理过度紧张,吸烟或酗酒	加强心理疏导,提倡健康生活,加强体育锻炼
营养不良或生活条件差	改善经济、文化、生活状况,调整心理状态
2.感染	
生殖道感染:细菌性阴道病、梅毒、沙眼衣原体	及早诊断和治疗生殖道感染
非生殖道感染:牙周病、肾盂肾炎、阑尾炎等	保持口腔清洁,减少口腔感染,积极治疗相关感染性疾病
3.既往有不良妊娠史	

续表

病因	孕前优生指导意见
早产史、流产史、死胎史、新生儿死亡史、孕期内流血史	加强计划生育宣传、提供孕前及孕期保健服务,重视高危筛查,及时产前诊断,早产史者做早产预测
4.妊娠合并症或并发症	
妊娠期高血压疾病、妊娠期糖尿病、胎盘早剥、前置胎盘、妊娠合并先天性心脏病、免疫性疾病等	积极预防妊娠并发症及早期治疗合并症
5.助孕技术后妊娠	加强助孕技术前高危因素评估,积极治疗相关疾病
6.子宫因素	
子宫畸形:如双子宫、双角子宫、纵隔子宫等	子宫畸形矫治术或子宫整形术
子宫病理性过伸长:如多胎妊娠、羊水过多等	加强围产期保健及指导,采取综合措施,延长孕龄
子宫肌瘤、子宫颈功能不全	子宫肌瘤剜除术、宫颈内口环扎术
7.孕妇长期站立、腹部外伤、手术	注意休息,避免去人群密集处,手术后预防感染及保胎治疗
8.胎儿畸形、胎盘病变等	行产前诊断,发现严重畸形或异常,及时引产等

3.死胎、死产

(1)对妊娠的影响:有死胎史、死产史的孕妇再次发生的风险较一般孕妇高。有死胎、死产史孕妇在准备怀孕前一定要积极寻找病因,进行改善治疗,针对以往死胎死产的病因加以防治。一旦发现怀孕,即为高危妊娠,应及早寻求孕产期保健。

(2)指导建议:根据发生死胎、死产的病因给出不同的孕前优生指导建议见表15-4。

表 15-4　死胎、死产病因分类及孕前优生指导建议

病因	孕前优生指导意见
1.孕妇自身原因	
严重的妊娠合并症、并发症:妊娠高血压疾病、过期妊娠、糖尿病、慢性肾炎、心血管疾病、全身和腹腔感染、各种原因引起的休克	孕前积极治疗原发病,待原发病稳定适宜妊娠时在妊娠
子宫张力过大或收缩力过强、子宫肌瘤、子宫畸形、子宫破裂等	相关子宫检查及纠正高危因素,如有子宫肌瘤则行子宫肌瘤手术
2.胎儿因素	
胎儿严重畸形	孕前应行产前咨询、评估及产前诊断
胎儿生长受限、胎儿宫内感染、严重的遗传性疾病、母子血型不合等	积极纠正诱发因素,行产前诊断
3.胎盘和脐带因素	
前置胎盘、胎盘早剥、脐帆状附着、血管前置	提供孕期保健服务,重视高危筛查,多次流产只积极进行产前宣教
脐带过短、脐带根部过细、脐带打结、脐带扭转、脐带脱垂、脐带绕颈缠体等	积极进行孕期高危因素的评估,提供孕期保健服务
急性绒毛膜羊膜炎	积极预防及早期治疗相关感染病症

4.异位妊娠

（1）对妊娠的影响：输卵管妊娠流产及输卵管妊娠破裂，短时间内可发生大量的腹腔内出血使患者出现休克，也可发生反复腹腔内出血，在腹腔内形成血肿，严重时危及孕妇生命安全，引起孕产妇死亡。反复的阴道出血易引起上行性感染，引起孕妇生殖道感染及全身感染。异位妊娠手术后易引起继发性不孕症。有异位妊娠史者，保守治疗或手术治疗后再次异位妊娠的风险增加。

（2）孕前优生指导建议：异位妊娠史患者易发生不孕，孕前建议到妇产科专科就诊，检查输卵管是否通畅。如果发生不孕，可采用辅助生殖技术。

二、体格检查

（一）常规检查

常规检查项目的结果及判断见表 15-5。

表 15-5 常规检查及结果判断

检查项目	正常	异常	异常结果判断
BMI	18.5～24.0	<18.5	提示体重过低或营养不良
		>24.0	提示体重超重或肥胖
血压	舒张压：8.0～11.9 kPa 收缩压：12.0～16.0 kPa	舒张压：≥12.0 kPa 收缩压：≥18.7 kPa	提示高血压
精神状态	未见异常	异常	提示精神疾病、神经系统疾病等
智力	未见异常	异常	提示智力障碍
五官	未见异常	异常	建议颌面外科、口腔科、眼科、耳鼻喉科等专科就诊明确诊断
特殊体态	无	有	许多遗传病会表现为特殊步态，应高度重视，建议内科就诊明确诊断
皮肤毛发	无	有	皮肤苍白、发绀、黄疸、色素脱失、皮疹、出血点或紫癜、牛奶咖啡斑等，建议内科就诊明确诊断。体毛增多说明雄激素水平过高，建议内分泌专科就诊明确诊断
甲状腺	未见异常	异常	常见于甲状腺功能亢进症、单纯性甲状腺肿、甲状腺腺瘤、慢性淋巴性甲状腺炎、甲状腺癌等，建议内分泌专科就诊明确诊断
肺部	未见异常	异常	提示呼吸系统疾病，建议呼吸内科就诊明确诊断
心脏节律是否整齐	是	否	提示心脏有器质性或功能性病变，建议心血管内科就诊明确诊断
心脏杂音	无	有	提示心脏瓣膜病变、心肌病变、心脏或大血管内异常通道等，建议心血管内科就诊明确诊断
肝脾	未触及	触及	提示肝脾异常肿大，建议内科就诊明确诊断
四肢脊柱	未见异常	异常	脊柱生理性弯曲消失，呈后凸、前凸、侧凸等畸形，提示佝偻病、结核、脊柱炎、肿瘤等，建议骨科就诊明确诊断。指（趾）关节、膝关节、踝关节内外翻等，建议内科、外科就诊明确诊断

(二)生殖系统检查

女性生殖系统检查项目的结果及判断见表 15-6。

表 15-6　女性生殖系统检查及结果判断

检查项目	正常	异常及结果判断
阴毛	平面分布为倒三角形	无阴毛或稀少,提示雌激素水平低下。阴毛浓密,平面分布为三角形或菱形并延伸到大腿内侧,提示高雄激素血症
乳房	丰满而隆起,乳头突起,未及包块	乳房未发育,提示长期雌激素水平低下。双乳不对称、乳头内陷、皮肤橘皮样变、乳头溢液,并可触及包块等,提示乳腺疾病,建议乳腺科就诊明确诊断
外阴	已婚未产、经产型大小阴唇发育良好	外阴发育差,提示雌激素低下;外阴异常,建议妇科就诊明确诊断
阴道	通畅、黏膜正常	黏膜充血粗糙,分泌物增多,有臭味,提示阴道炎
分泌物	少量白色分泌物,无臭味	分泌物增多,有臭味,提示阴道炎;灰黄或灰白稀薄泡沫状白带为滴虫性阴道炎的特征;乳块状或豆腐渣样白带为念珠菌阴道炎的特征;灰白色均质鱼腥味白带常见于细菌性阴道病;色黄或黄绿的脓性白带常见于阴道炎、宫颈炎、宫腔积脓、生殖道恶性肿瘤
宫颈	光滑、正常大小	宫颈红肿,肉眼可见脓性或黏液性分泌物,提示急性宫颈炎;宫颈糜烂、宫颈息肉、宫颈腺囊肿、宫颈肥大,提示慢性宫颈炎;宫颈接触性出血、排液、宫颈赘生物要警惕宫颈癌
子宫大小	正常大小,呈略扁倒置梨形、表面光滑	子宫增大,建议 B 超检查排除妊娠、子宫肌瘤、子宫腺肌症等情况。幼小子宫见于子宫发育异常、卵巢发育不全等
子宫活动	好	活动差,提示炎症可能,建议专科就诊明确诊断
子宫包块	未及包块	增大并有包块,提示子宫肌瘤、子宫腺肌症、子宫恶性肿瘤等,建议妇科就诊明确诊断
双侧附件	无包块、无增厚或条索状、无压痛	附件区压痛、增厚或条索状、可触及包块,应考虑急性盆腔炎、慢性盆腔炎、卵巢与输卵管肿物的可能,建议妇科就诊明确诊断

三、实验室检查

(一)血常规检查

血常规检验结果参考值及判断见表 15-7。

表 15-7　血常规检验结果参考值及判断

检查项目	正常参考区间	异常值	异常结果判断
血红蛋白	$115 \sim 150$ g/L	<115 g/L	提示贫血,建议查找原因并及时针对病因治疗
		>150 g/L	相对增多:提示血液浓缩的疾病
			绝对增多:提示真性红细胞增多症,高原地区的居民,严重慢性心脏病等

续表

检查项目	正常参考区间	异常值	异常结果判断
红细胞	$(3.8\sim5.1)\times10^{12}/L$	$<3.8\times10^{12}/L$	提示贫血,建议查找原因并及时针对病因治疗
		$>5.1\times10^{12}/L$	相对增多:提示血液浓缩的疾病 绝对增多:提示真性红细胞增多症,高原地区的居民,严重慢性心脏疾病等
血小板	$(125\sim350)\times10^{9}/L$	$<125\times10^{9}/L$	提示血小板生成障碍:再生障碍性贫血、放射性损伤、急性白血病等 提示血小板破坏或消耗过多:原发性血小板减少性紫癜、红斑狼疮、弥散性血管内凝血等
		$>350\times10^{9}/L$	原发性增多:提示慢性粒细胞性白血病、真性红细胞增多症、原发性血小板增多症等 反应性增多:提示急性感染、急性溶血等 建议血液内科就诊明确诊断
白细胞	$(3.5\sim9.5)\times10^{9}/L$	$<3.5\times10^{9}/L$	提示病毒感染、中毒、辐射、免疫缺陷疾病等
		$>9.5\times10^{9}/L$	提示感染、中毒、某些传染病、血液病等
白细胞五分类			
中性粒细胞比例	$40\%\sim75\%$	$<40\%$	提示病毒感染、中毒、X线辐射、再生障碍性贫血、粒细胞缺乏等
		$>75\%$	提示急性感染、广泛的组织损伤或坏死、急性中毒等
淋巴细胞比例	$20\%\sim50\%$	$<20\%$	提示放射病、免疫缺陷疾病等
		$>50\%$	提示传染性单核细胞增多症、淋巴细胞性白血病、结核等
单核细胞比例	$3\%\sim10\%$	$>10\%$	提示结核、伤寒、亚急性感染性心内膜炎、疟疾、黑热病、单核细胞白血病等
嗜酸性粒细胞比例	$0.4\%\sim8.0\%$	$>8\%$	提示变态反应、寄生虫病、某些皮肤病、某些血液病等
嗜碱性粒细胞比例	$0\sim1\%$	$>1\%$	提示慢性粒细胞白血病、骨髓纤维化等
白细胞三分类			
淋巴细胞比例	$20\%\sim50\%$	$<20\%$	提示放射病、免疫缺陷疾病等
		$>50\%$	提示传染性单核细胞增多症、淋巴细胞性白血病、结核等
中值细胞比例	$5\%\sim15\%$	$>15\%$	提示结核、伤寒、亚急性感染性心内膜炎、单核细胞白血病、变态反应、寄生虫病、慢性粒细胞白血病或骨髓纤维化等
中性粒细胞比例	$50\%\sim70\%$	$<50\%$	提示病毒感染、中毒、X线辐射、再生障碍性贫血、粒细胞缺乏等
		$>70\%$	提示急性感染、广泛的组织损伤或坏死、急性中毒等

(二)尿常规检查

尿常规检验结果参考值及判断见表15-8。

表 15-8　尿常规检验结果参考值及判断

检查对象	正常参考区间	异常	异常结果判断
女性	未见异常	异常	提示泌尿系统疾病、肾炎、肾病等 (1)尿红细胞>3/HP,见于多种肾脏疾病,可能与尿路结石、结核、肿瘤有关,应排除尿标本月经污染的可能。 (2)尿白细胞>5/HP,可能与尿路感染、肾炎等疾病有关,应注意尿标本被白带污染的可能。 (3)尿液常规中白细胞计数增多,提示泌尿系统感染。
男性	未见异常	异常	(4)尿蛋白阳性,提示肾脏疾病。 (5)尿葡萄糖阳性,提示糖尿病。 (6)尿酮体阳性,有助于早期诊断糖尿病酮症酸中毒。

(三)血型检查

血型检查结果及判断见表 15-9。

表 15-9　血型检查结果及判断

检查对象	检查项目	血型不合	异常结果判断
女性、男性	ABO 血型	男方非 O 型,女方 O 型,既往曾怀孕	可能引起胎儿和新生儿溶血
	Rh 血型	母亲阳性,胎儿阴性	可能引起胎儿和新生儿溶血

(四)肝功能检查

肝功能检测结果及判断见表 15-10。

表 15-10　肝功能检测结果及判断

检查对象	正常参考区间	异常	异常结果提示
女性	7～40 U/L	45～60 U/L(女性)	定期复查
男性	9～45 U/L	50～60 U/L(男性) >60 U/L	转氨酶升高,提示肝细胞损伤

(五)肾功能检查

肾功能检测结果及判断见表 15-11。

表 15-11　肾功能检测结果及判断

检查对象	正常参考区间	异常	异常结果判断
女性	酶法:35～80 μmol/L 苦味酸法:53～97 μmol/L	酶法:<35 μmol/L 苦味酸法:<53 μmol/L 酶法:>80 μmol/L 苦味酸法:>97 μmol/L	肌酐值升高,提示肾功能受损;建议复查,到肾病专科就诊明确诊断
男性	酶法:44～97 μmol/L 苦味酸法:62～115 μmol/L	酶法:<44 μmol/L 苦味酸法:<62 μmol/L 酶法:>97 μmol/L 苦味酸法:>115 μmol/L	

(六)血糖检查

血清葡萄糖检查结果及判断见表 15-12。

表 15-12　血清葡萄糖检查结果及判断

检查对象	正常参考区间	异常	异常结果判断
女性	3.9～6.1 mmol/L	<3.9 mmol/L	生理性:见于饥饿或剧烈运动后 病理性:常见于胰岛细胞增生、胰岛细胞瘤、严重肝病等
		≥6.1 mmol/L	提示空腹血糖受损
		≥7.0 mmol/L	提示糖尿病

(七)乙肝五项检查

乙肝五项检查结果及判断见表 15-13。

表 15-13　乙肝五项检查结果及判断

正常	异常	异常结果提示
HBsAb 阳性, 其余各项阴性	HBsAg(−)HBsAb(−)HBeAg(−)HBeAb(−)HBcAb(−)	提示无乙肝感染
	HBsAg(+)HBsAb(−)HBeAg(+)HBeAb(−)HBcAb(+)	提示急性或慢性乙型肝炎
	HBsAg(+)HBsAb(−)HBeAg(+)HBeAb(+)HBcAb(−)	提示急性或慢性乙型肝炎
	HBsAg(+)HBsAb(−)HBeAg(+)HBeAb(−)HBcAb(−)	提示急性乙型肝炎早期或潜伏期
	HBsAg(+)HBsAb(−)HBeAg(+)HBeAb(−)HBcAb(+)	提示急性乙型肝炎趋向恢复
	HBsAg(+)HBsAb(−)HBeAg(−)HBeAb(−)HBcAb(−)	提示急性乙型肝炎,慢性 HBsAg 携带者
	HBsAg(+)HBsAb(−)HBeAg(−)HBeAb(+)HBcAb(−)	提示慢性乙型肝炎无或低度乙型肝炎病毒复制
	HBsAg(+)HBsAb(−)HBeAg(−)HBeAb(−)HBcAb(−)	提示急性乙型肝炎潜伏后期,携带者
	HBsAg(−)HBsAb(+)HBeAg(−)HBeAb(+)HBcAb(+)	提示既往感染,急性乙型肝炎恢复期
	HBsAg(−)HBsAb(+)HBeAg(−)HBeAb(−)HBcAb(+)	提示既往感染,急性乙型肝炎恢复期
	HBsAg(−)HBsAb(−)HBeAg(−)HBeAb(+)HBcAb(+)	提示既往感染,急性乙型肝炎恢复期
	HBsAg(−)HBsAb(−)HBeAg(−)HBeAb(−)HBcAb(+)	提示既往感染,急性乙型肝炎病毒感染窗口期

注:HBsAg 为乙型肝炎表面抗原,HBsAb 为乙型肝炎表面抗体,HBeAg 为乙型肝炎 e 抗原,HBeAb 为乙型肝炎 e 抗体,HBcAb 为乙型肝炎核心抗体。

(八)梅毒抗体筛查

梅毒是由梅毒螺旋体引起的一种传染性强,侵及人体多个系统、器官的性传播疾病。

1.梅毒对妊娠的影响

(1)女性感染梅毒易造成不孕、流产、早产、死胎、死产、胎儿畸形和先天性梅毒儿。

(2)男性感染梅毒可诱发女方宫内感染或由精子直接带入受精卵而影响胎儿,造成流产、死胎,以及新生儿先天性梅毒等。

(3)先天性梅毒可累及多个系统和器官,严重者会导致新生儿死亡。

(4)围产期梅毒的不良妊娠结局与感染梅毒时的孕周、治疗的时间及分娩时的梅毒螺旋体抗原的滴度有关。

2.指导建议

(1)暂缓怀孕:梅毒血清学筛查阳性的夫妇应共同转诊到疾病预防控制中心做进一步诊断,确诊后接受规范治疗。

(2)建议治愈2年后在专科医师指导下计划妊娠,治疗期间应避免无保护措施的性生活。

(九)艾滋病筛查

1.艾滋病对妊娠的影响

母婴传播是儿童感染艾滋病毒的最主要途径,几乎所有儿童艾滋病毒感染者的感染途径均为母婴传播。感染了艾滋病毒的女性可通过妊娠、分娩和哺乳把艾滋病病毒传给胎儿或婴儿。有研究显示,如果没有干预措施母婴阻断,艾滋病毒感染母亲所生的孩子经人工喂养后,艾滋病毒的感染率为15%～30%;如果母乳喂养,感染率可增加至20%～50%。

2.指导建议

(1)及早开展抗病毒治疗,身体功能恢复越快,越有利于夫妻生活,提高怀孕率,这点很关键。

(2)按时服药,坚持服药,病毒载量持续抑制。建议在准备怀孕前3个月,每月检测1次病毒载量。

(十)地中海贫血筛查

地中海贫血是我国南方各省(区)最常见、危害最大的遗传病,人群发生率高达10%以上。

1.地中海贫血对妊娠的影响

地中海贫血患者的红细胞极易凋亡,且可携带氧气的能力较弱,可导致贫血,严重程度的甚至无法维持机体的正常生活。若机体长期处于贫血状态,会使骨髓过度造血而引起骨板厚度减薄,使部分脏器功能衰退,还会使机体因过量吸收铁而导致心功能衰竭等,严重危害生命健康。

孕期地中海贫血可能会引起孕妇妊娠高血压,出现下肢、腹壁水肿等症状,严重者可能会全身水肿,皮肤苍白、剥脱,早产甚至流产等;还可能造成胎儿重度贫血,而且还会遗传给胎儿,严重时可能导致胎儿宫内死亡。

2.指导建议

国际上认可度最高的控制地中海贫血方式是通过产前筛查淘汰重型地中海贫血患儿,以避免地中海贫血患儿的娩出。因此,女性孕前一定要定期进行孕前检查,如果身体有不符合怀孕的指标,应积极进行治疗。痊愈后再正常备孕,以免怀孕后对自身和胎儿造成不良影响。怀孕后还要定期做好产检,及时了解胎儿在子宫内的发育情况,如果有不适症状应及时就诊,必要时也可以终止妊娠。日常生活中需注意饮食,可以适当加强营养,还要保持良好心态,保证孕期机体健康。

四、其他备查项目

(一)优生五项

1.什么是优生五项

优生五项又称TORCH检查,TORCH其实是一组病原微生物的英文名称缩写,包括以下内容。①T:刚地弓形虫;②O:代表其他病原微生物,如肝炎病毒(尤其是乙型肝炎病毒)、EB病毒、微小病毒B19、人类免疫缺陷病毒、梅毒螺旋体等。③R:风疹病毒;④C:巨细胞病毒;⑤H:单纯疱疹病毒,包括Ⅰ型和Ⅱ型。

2.对妊娠的影响

女性朋友们在妊娠期间发生TORCH中任何一种病原微生物感染后,对于孕妇本身来说很可能只有轻微的"感冒"症状,甚至没有症状。但病原体却可通过胎盘传播给胎儿,造成胎儿宫内感染,这会影响胚胎或胎儿的发育,甚至可能导致流产、早产、死胎等不良妊娠结局。即使出生后幸存,也可能遗留中枢神经系统障碍等严重的先天性缺陷。

(1)弓形虫感染:①感染发生在妊娠的前3个月,多会引起流产、死产、或生下无生活能力的和发育有缺陷的婴儿;②在妊娠中的3个月感染,多会出现死胎、早产和严重的脑、眼部疾病;③在妊娠晚期,因胎儿已逐渐成熟,此时母体如受到感染,胎儿可发育正常,亦可出现早产或出生后才出现症状,表现为各系统不同程度的损坏。

(2)单纯疱疹病毒感染:可引起胎儿先天性感染。

(3)风疹感染:如在妊娠前8周内感染,自然流产率达20%,第12周几乎肯定可以导致胎儿感染并出现严重后遗症,其他还可引起心脏和眼的缺陷、视网膜病变、听力缺损、糖尿病和其他内分泌疾病、神经性耳聋、青光眼等。母亲妊娠早期感染风疹病毒几乎均可引起胎儿广泛持续的多器官感染,导致死胎。

(4)巨细胞病毒感染:可导致宫内死胎和新生儿死亡。

3.结果解读及建议

TORCH检查中每种病原体的检查结果,可能出现以下4种情况。

(1)IgG阴性,IgM阴性。①提示:被检查者既往很可能没有感染过这些治病微生物,但不排除假阴性。如果在备孕期间检查为该结果,可以怀孕,但属于高危人群(孕早期感染传给胎儿的风险较高)。②建议:孕前注射风疹疫苗;孕早期再次检查,以早发现、早治。

(2)IgG阴性,IgM阳性。①提示:近期感染过,或者可能为急性感染,也有可能是由于其他干扰因素造成IgM假阳性。②建议:2周后复查。如果IgG转为阳性,则提示为急性感染,备孕者应推迟怀孕,已经怀孕的需进一步检查确定胎儿是否感染。如果IgG持续阴性,说明IgM为假阳性,不需要特殊治疗,密切随访即可。

(3)IgG阳性,IgM阴性。①提示:曾经感染过这种病原微生物,或接种过该疫苗,并且已经产生免疫力。②建议:可以怀孕;妊娠期尤其是妊娠早期要注意复发感染或再感染(巨细胞病毒、风疹病毒),妊娠晚期注意单纯疱疹病毒复发感染。

(4)IgG阳性,IgM阳性。①提示:孕妇正在感染这种病原微生物,可能为原发性感染或再感染。②建议:需要根据具体的结果,进一步检查确认感染情况。

(二)妇科B型超声检查

妇科B型超声检查的结果及判断见表15-14。

表15-14　妇科B型超声检查的结果及判断

检查项目	正常情况和异常结果判断
子宫	正常子宫大小8 cm×5 cm×3 cm。质地均匀、边界清楚,内膜均匀。异常情况有子宫畸形、子宫肌瘤、子宫腺肌症、内膜增厚、宫腔息肉等疾病
卵巢	正常卵巢大小为4 cm×3 cm×1 cm,可见不同大小的卵泡和黄体。如果发现囊性的肿块,考虑卵巢囊肿,具体性质需要鉴别
输卵管	正常情况下,输卵管不可见。如发现卵巢以外的盆腔肿块,应考虑输卵管来源可能
盆腔	正常情况下,盆腔可以有少量的积液。但出现大量的积液为异常。不明来源的肿块除需考虑卵巢、输卵管来源外,还要考虑肠道、膀胱等来源可能

(三)阴道分泌物检查

阴道分泌物检查结果及判断见表 15-15。

表 15-15　阴道分泌物检查结果及判断

检查项目	正常	异常	异常结果提示
白带常规检查			
线索细胞	阴性	阳性	提示细菌性阴道病
		可疑	建议复查
念珠菌感染	阴性	阳性	提示念珠菌性阴道炎
		可疑	建议复查
假丝酵母菌	阴性	阳性	提示阴道假丝酵母菌病
滴虫感染	阴性	阳性	提示滴虫性阴道炎
		可疑	建议复查
清洁度	Ⅰ 或 Ⅱ	Ⅲ 或 Ⅳ	提示阴道炎
胺臭味实验	阴性	阳性	提示细菌性阴道病
pH	<4.5	$\geqslant4.5$	提示阴道炎
淋球菌筛查	阴性	阳性	提示生殖道淋球菌感染
		可疑	建议复查
沙眼衣原体筛查	阴性	阳性	提示生殖道沙眼衣原体感染
		可疑	建议复查

(张建云)

第三节　孕　期　检　查

一、产前定期检查

(一)产前检查次数及孕周

合理的产前检查次数及孕周在保证孕妇孕期保健质量的同时,还可以节省医疗卫生资源。根据目前我国孕期保健的现状和产前检查项目的需要,推荐孕妇的产前检查孕周分别为妊娠 6～13 周[+6]、14～19 周[+6]、20～24 周、25～28 周、29～32 周、33～36 周、37～41 周,共 7～11 次。有高危因素者,酌情增加次数。

(二)产前检查内容

1.第 1 次检查(6～13 周[+6])

(1)健康教育及指导:①流产的认识和预防。②营养和生活方式的指导。③继续补充叶酸 0.4～0.8 mg/d 至孕 3 个月,有条件者可继续服用含叶酸的复合维生素。④避免接触有毒有害物质,避免密切接触宠物。⑤慎用药物,避免使用可能影响胎儿正常发育的药物。⑥改变不良的生活习惯及生活方式,避免高强度的工作、高噪音环境和家庭暴力。⑦保持心理健康,解除精神压力,预防孕期及产后心理问题的发生。

(2)常规保健:①建立孕期保健手册。②仔细询问月经情况,确定孕周,推算预产期。③评估孕期高危因素,孕产史、生殖道手术史、有无胎儿畸形或幼儿智力低下、孕前准备情况、孕妇及配偶的家族史和遗传病史等;注意有无妊娠合并症,不宜继续妊娠者应告知并及时终止妊娠;高危妊娠继续妊娠者,评估是否转诊;本次妊娠有无阴道出血,有无可能致畸的因素。④全面体格检查,包括心肺听诊、测量血压、体质量、计算 BMI,常规妇科检查(孕前 3 个月未查者),以及胎心率测定。

(3)必查项目:①血常规。②尿常规。③血型。④肝功能。⑤肾功能。⑥空腹血糖水平。⑦HBsAg 筛查。⑧梅毒血清抗体筛查。⑨人类免疫缺陷病毒筛查。⑩地中海贫血筛查。⑪超声检查。

(4)备查项目:①丙型肝炎筛查。②抗 D 滴度检测(Rh 血型阴性者)。③75 g 口服葡萄糖耐量试验(高危孕妇)。④甲状腺功能检测。⑤血清铁蛋白(血红蛋白<110 g/L 者)。⑥结核菌素试验(高危孕妇)。⑦子宫颈细胞学检查(孕前 12 个月未检查者)。⑧子宫颈分泌物检测淋球菌和沙眼衣原体(高危孕妇或有症状者)。⑨细菌性阴道病的检测(有症状或早产史者)。⑩胎儿染色体非整倍体异常的孕早期(妊娠 10～13 周$^{+6}$)母体血清学筛查。⑪超声检查:妊娠 10～13 周$^{+6}$测量胎儿颈项透明层的厚度;核定孕周;双胎妊娠还需确定绒毛膜性质。高危者,可考虑绒毛活检或羊膜腔穿刺检查。⑫绒毛穿刺取样术(妊娠 10～13 周$^{+6}$,主要针对高危孕妇)。⑬心电图检查。

2.第 2 次检查(14～19 周$^{+6}$)

(1)健康教育及指导:①流产的认识和预防。②妊娠生理知识。③营养和生活方式的指导。④中孕期胎儿染色体非整倍体异常筛查的意义。⑤非贫血孕妇,如血清铁蛋白<30 μg/L,应补充元素铁 60 mg/d;诊断明确的缺铁性贫血孕妇,应补充元素铁 100～200 mg/d。⑥开始常规补充钙剂 0.6～1.5 g/d。

(2)常规保健:①分析首次产前检查的结果。②询问阴道出血、饮食、运动情况。③体格检查,包括血压、体质量,评估孕妇体质量增加是否合理;子宫底高度;胎心率测定。

(3)必查项目:无。

(4)备查项目:①羊膜腔穿刺术检查胎儿染色体核型(妊娠 16～22 周),针对高危人群。②胎儿染色体非整倍体异常的中孕期母体血清学筛查(妊娠 15～20 周,最佳检测孕周为 16～18 周)。③无创产前基因检测,筛查的目标疾病为唐氏综合征、18 三体综合征、13 三体综合征,适宜孕周为 12～22 周$^{+6}$。

3.第 3 次检查(20～24 周)

(1)健康教育及指导:①早产的认识和预防。②营养和生活方式的指导。③胎儿系统超声筛查的意义。

(2)常规保健:①询问胎动、阴道出血、饮食、运动情况。②体格检查,同妊娠 14～19 周$^{+6}$产前检查。

(3)必查项目:①血常规。②尿常规。③胎儿系统超声筛查胎儿的严重畸形。

(4)备查项目:经阴道超声测量子宫颈长度,进行早产的预测。

4.第 4 次检查(25～28 周)

(1)健康教育及指导:①早产的认识和预防。②妊娠期糖尿病筛查的意义。

(2)常规保健:①询问胎动、阴道出血、宫缩、饮食、运动情况。②体格检查。同妊娠 14～19 周$^{+6}$产前检查。

(3)必查项目:①血常规。②尿常规。③娠期糖尿病筛查。直接行 75 g 口服葡萄糖耐量试验,其正常上限为空腹血糖水平为 5.1 mmol/L,1 小时血糖水平为 10.0 mmol/L,2 小时血糖水平为 8.5 mmol/L。孕妇具有娠期糖尿病高危因素或者医疗资源缺乏的地区,建议妊娠 24～28 周首先检测空腹血糖。

(4)备查项目:①抗 D 滴度检测(Rh 血型阴性者)。②子宫颈分泌物检测胎儿纤连蛋白水平(子宫颈长度为 20～30 mm 者)。

5.第 5 次检查(29～32 周)

(1)健康教育及指导:①分娩方式指导。②开始注意胎动或计数胎动。③母乳喂养指导。④新生儿护理指导。

(2)常规保健:①询问胎动、阴道出血、宫缩、饮食、运动情况。②体格检查。同妊娠 14～19 周$^{+6}$产前检查,胎位检查。

(3)必查项目:①血常规。②尿常规。③超声检查:胎儿生长发育情况、羊水量、胎位、胎盘位置等。

(4)备查项目:无。

6.第 6 次检查(33～36 周)

(1)健康教育及指导:①分娩前生活方式的指导。②分娩相关知识(临产的症状、分娩方式指导、分娩镇痛)。③新生儿疾病筛查。④抑郁症的预防。

(2)常规保健:①询问胎动、阴道出血、宫缩、皮肤瘙痒、饮食、运动、分娩前准备情况。②体格检查。同妊娠 29～32 周产前检查。

(3)必查项目:尿常规。

(4)备查项目:①妊娠 35～37 周 B 族链球菌筛查:具有高危因素的孕妇(如合并糖尿病、前次妊娠出生的新生儿有 B 族链球菌感染等),取直肠和阴道下 1/3 分泌物培养。②妊娠 32～34 周肝功能、血清胆汁酸检测(妊娠期肝内胆汁淤积症高发病率地区的孕妇)。③妊娠 32～34 周后可开始电子胎心监护(高危孕妇)。④心电图复查(高危孕妇)。

7.第 7～11 次检查(37～41 周)

(1)健康教育及指导:①分娩相关知识(临产的症状、分娩方式指导、分娩镇痛)。②新生儿免疫接种指导。③产褥期指导。④胎儿宫内情况的监护。⑤妊娠≥41 周,住院并引产。

(2)常规保健:①询问胎动、宫缩、见红等。②体格检查。同妊娠 30～32 周产前检查。

(3)必查项目:①超声检查(评估胎儿大小、羊水量、胎盘成熟度、胎位,有条件可检测脐动脉收缩期峰值和舒张末期流速之比等)。②无应激试验检查(每周 1 次)。

(4)备查项目:子宫颈检查及子宫颈检查。

二、产前筛查

产前筛查是指在孕早、中期用定量方法测定孕妇血液中某些化学成分及 B 超的专项监测技术结合孕妇年龄、孕周,利用专门的筛查数据软件,对孕妇中可能患有的某些严重的遗传性疾病或染色体疾病进行风险性估计,发现高危的孕妇以便产科医师做进一步的诊断和处理。产前筛查的常见疾病主要包括唐氏综合征、开放性神经管缺陷,以及胎儿结构畸形。

(一)唐氏综合征

唐氏综合征,也称为21三体综合征或先天愚型,是最常见的一种染色体病。主要临床表现为生长迟缓、不同程度的智力低下,以及头面部特征在内的一系列的异常体征。患者的体貌特征包括小头、眼裂小、眼距宽、外眼角上斜、内眦深、马鞍鼻、舌大外伸、耳郭低、手指粗短、贯通掌纹等。患者多合并先天性心脏病、消化道畸形、白血病等。虽然许多患者经过训练后可以掌握一些基本的生活技能,但是大多数患者都没有自理能力,给家庭带来沉重的精神和经济负担。

针对唐氏综合征的筛查指标包括孕妇年龄、血清学指标和超声学指标等。

1.孕妇年龄

虽然唐氏综合征可发生在孕妇的任何生育年龄,但其发生率与孕妇的年龄密切相关。孕妇的年龄越大,发生的概率越高,当孕妇年龄＜30岁时发生概率为0.11％,30～40岁为0.85％,≥40岁时高达3％～5％。

2.血清学指标

血清学指标包括AFP、HCG、妊娠相关血浆蛋白A(pregnancy associatedplasma protein-A,PAPP-A)、非结合雌三醇、抑制素A等。

(1)AFP是一种胎儿来源的糖蛋白。母体血清中的浓度随着妊娠周数而增加。唐氏综合征胎儿母血清中的AFP值偏低,且随孕周增加的水平较慢,所以可以用AFP作为指标对唐氏综合征进行筛查。AFP是最早用于对唐氏综合征进行筛查的血清学指标。

(2)HCG是胎盘合体滋养细胞分泌的一种糖蛋白激素。在妊娠早期HCG增加迅速,至8～10周时达高峰,持续约2周后下降。唐氏综合征胎儿母血中HCG呈现持续上升状态,因此可以用作产前筛查的指标。

(3)PAPP-A也是胎盘合体滋养层细胞分泌的。在未受累妊娠中,母体血清中的PAPP-A水平在妊娠早期增长速度迅速,在妊娠中期的增长速度则较慢。受唐氏综合征影响的妊娠中,血清PAPP-A一般会下降;就下降速度而言,妊娠早期要大大超过孕中期。因此被用作妊娠早期对唐氏综合征进行筛查的指标。

(4)非结合雌三醇在妊娠10周以后主要由胎儿-胎盘单位合成,进入母体循环。在唐氏综合征受累的妊娠中,母体血清中的非结合雌三醇水平较正常妊娠降低,因此非结合雌三醇被用作在妊娠中期进行唐氏综合征筛查的指标。

3.超声学指标

(1)胎儿颈项透明层是孕11～14周时在胎儿颈后皮肤下液体生理性聚集的超声定义。正常情况下,胎儿颈项透明层厚度是随着胎儿头臀长的增加而增加的,唐氏综合征的胎儿颈项透明层较同孕周正常胎儿增厚。相对于其他指标,胎儿颈项透明层是妊娠早期筛查灵敏度最高的独立指标,假阳性率为5％时,检出率达65％;结合孕妇年龄后检出率仍可达75％左右。

(2)对于筛查唐氏综合征有意义的指标还包括胎儿鼻骨缺如、上颌骨长度、三尖瓣反流等,在妊娠中期一些超声软指标如肠管强回声、肾盂扩张等对唐氏综合征的风险评估也存在一定的影响。

(二)开放性神经管缺陷

开放性神经管缺陷系因致畸因素作用于胚胎阶段早期导致神经管关闭缺陷而造成的,最常见的类型是无脑儿和脊柱裂。神经管缺陷是造成胎儿、婴儿死亡和残疾的主要原因之一。各地区的发病率差异较大,我国北方地区高达 6%～7%,占胎儿畸形总数的 40%～50%,而南方地区的发病率仅为 1% 左右。

无脑儿表现为胎儿颅骨与脑组织的缺失,是致死性的畸形,如果孕期没有被发现,可以持续妊娠达足月;脊柱裂则表现为部分椎管未完全闭合,根据类型不同可以有或无神经症状,严重者表现为下肢截瘫。

针对开放性神经管缺陷的筛查主要通过血清学及超声筛查进行。

1.血清学筛查

开放性神经管缺陷除了经超声的影像学检查直接发现,也可经孕妇血中 AFP 含量进行筛查。约 95% 的神经管缺陷患儿无家族式,但约 90% 的孕妇血清喝羊水中的 AFP 水平升高。这是因为当胎儿为开放性神经管畸形时,脑脊液中 AFP 可以直接进入羊水,使羊水中的 AFP 水平升高,孕妇血中 AFP 水平随之升高。因此可运用检测孕妇血中 AFP 水平作为一种筛查方法,间接判断胎儿罹患开放性神经管畸形的风险程度。

2.超声筛查

99% 的神经管缺陷可通过妊娠中期的超声检查获得诊断,因此孕妇血清 AFP 水平升高但超声检查结果正常者,可不必抽取羊水监测 AFP。

(三)胎儿结构畸形

对于出生缺陷的低危人群可在妊娠 20～24 周期间通过超声对胎儿各器官进行系统的筛查。可以发现胎儿结构畸形有无脑儿、严重脑膨出、严重开放性脊柱裂、严重胸腹壁缺损并内脏外翻、单腔心、致死性软骨发育不良等。

建议所有孕妇在此时期均进行 1 次系统胎儿超声检查,妊娠中期产前超声胎儿畸形的检出率为 50%～70%。漏诊的主要原因:①母体因素,如孕周、羊水胎位、母体腹壁等;②部分胎儿畸形的产前超声检出率极低,如房间隔缺损、室间隔缺损、耳畸形、指(趾)异常、肛门闭锁、食管闭锁、外生殖器畸形、闭合性脊柱裂等;③部分胎儿畸形目前还不能为超声所发现,如甲状腺缺如、先天性巨结肠等。

三、产前诊断

产前诊断是采用细胞遗传学、分子生物学、生物化学,以及临床的 B 超、核磁共振等手段,通过有创伤及无创伤的检查方法以获取胚胎或胎儿的信息进行分析,对胚胎或胎儿是否患有某种染色体病、单基因等遗传性疾病等或先天性畸形做出最后诊断。

(一)产前诊断对象

(1)35 岁以上的高龄孕妇。

(2)产前筛查结果属于高危的人群。

(3)生育过染色体异常儿的孕妇或夫妇一方有染色体异常者。

(4)有不良妊娠史者,包括自然流产、死产、新生儿死亡、畸胎等或特殊致畸因子(如大剂量化学毒剂、辐射或严重病毒感染)接触史。

(5)曾生育过或者家族中有某些单基因病,并且这些疾病的产前诊断条件已经具备。

（二）产前诊断的应用

1.胎儿结构检查的产前诊断

（1）产前诊断超声：指针对产前超声筛查发现的胎儿异常进行有系统的，有针对性的检查，并提供影像学的诊断，如针对性胎儿心脏超声颅脑超声、泌尿生殖系统超声、骨骼系统超声等。

（2）磁共振检查：具有较高的软组织对比性、高分辨率、多方位成像能力和成像视野大等优点，为产前诊断胎儿结构异常的有效补充手段。目前磁共振不作为常规筛查方法，只在超声检查发现异常，但不能明确诊断的胎儿，或者通过磁共振检查以发现是否存在其他结构异常。对于羊水过少、孕妇肠道气体过多或过于肥胖者，超声检查显示胎儿解剖结构较差，应用磁共振检查较理想。磁共振检查没有电离辐射，安全性较高，目前尚未发现有磁场对胎儿造成危害的报道。为进一步确保胎儿安全，对妊娠 3 个月以内的胎儿不做磁共振检查。

2.胎儿遗传疾病的产前诊断

遗传疾病的产前诊断技术是避免遗传病患者出生的重要环节，主要包括胎儿组织的取样技术及实验室技术。

（1）取样技术：根据取样途径包括有创取样技术和无创取样技术，有创取样技术包括羊膜腔穿刺术、绒毛穿刺取样、经皮脐血穿刺取样等，无创取样技术指通过孕妇外周血获取胎儿 DNA、RNA 或胎儿细胞进行产前诊断及种植前的产前诊断。

（2）实验室技术：是指对各种来源的胎儿组织进行遗传学检查，包括细胞遗传学技术、生化遗传学技术、分子遗传学技术等。

（张建云）

参考文献

[1] 黄亚哲.现代妇产科疾病基础与临床[M].郑州:郑州大学出版社,2020.

[2] 吴明秀.现代妇产科疾病临床实践[M].北京:科学技术文献出版社,2020.

[3] 白德莲.妇产科疾病诊断与治疗要点[M].北京:科学技术文献出版社,2020.

[4] 李瑛.妇产科疾病诊断与处置[M].北京:科学技术文献出版社,2019.

[5] 瞿小玲.实用妇产科疾病处置精要[M].长春:吉林科学技术出版社,2019.

[6] 于雪梅.实用妇产科疾病诊断与治疗[M].上海:上海交通大学出版社,2020.

[7] 李巧珍.精编妇产科疾病诊治要点与技巧[M].长春:吉林科学技术出版社,2019.

[8] 刘典芳.妇产科常见疾病诊断与治疗[M].长春:吉林科学技术出版社,2019.

[9] 辛秀玲.新编妇产科疾病与治疗[M].哈尔滨:黑龙江科学技术出版社,2019.

[10] 李翠香.临床妇产科疾病诊疗[M].天津:天津科学技术出版社,2019.

[11] 王芳.常见妇产科疾病诊断与治疗[M].天津:天津科学技术出版社,2020.

[12] 王艳.妇产科常见疾病诊治基础与技巧[M].长春:吉林科学技术出版社,2019.

[13] 郭孝云.妇产科疾病手术治疗[M].南昌:江西科学技术出版社,2019.

[14] 汪期明.常见妇产科疾病诊断学[M].天津:天津科学技术出版社,2020.

[15] 谭娟.妇产科疾病诊断基础与诊疗技巧[M].北京:中国纺织出版社,2020.

[16] 刘丽丽.妇产科疾病临床诊疗技术[M].天津:天津科学技术出版社,2020.

[17] 王梦娜.妇产科疾病基础与临床 上 [M].2 版.长春:吉林科学技术出版社,2019.

[18] 李强.实用妇产科疾病手术学[M].长春:吉林科学技术出版社,2019.

[19] 卢慧.妇产科疾病临床诊疗实践[M].北京:科学技术文献出版社,2020.

[20] 李霞.新编妇产科疾病诊疗精要[M].长春:吉林科学技术出版社,2020.

[21] 卢建军.妇产科疾病诊断与临床治疗[M].北京:科学技术文献出版社,2020.

[22] 涂春华.新编妇产科疾病临床路径[M].天津:天津科学技术出版社,2020.

[23] 李洪国.妇产科疾病鉴别诊断与处置[M].长春:吉林科学技术出版社,2019.

[24] 温丽宏.新编妇产科疾病诊断与治疗[M].长春:吉林科学技术出版社,2019.

[25] 朱明艳,刘玉清,赵学娟.妇产科疾病诊疗学[M].南昌:江西科学技术出版社,2019.

[26] 梁金丽.临床妇产科疾病新进展[M].天津:天津科学技术出版社,2020.

[27] 许蓉.妇产科疾病基层治疗经验汇编[M].长春:吉林科学技术出版社,2020.

[28] 李妍琳.临床妇产科疾病诊疗思维与实践[M].北京:科学技术文献出版社,2020.

［29］胡静.妇产科疾病临床应用与进展［M］.天津：天津科学技术出版社,2020.

［30］汤继云.临床妇产科疾病诊断与治疗［M］.长春：吉林科学技术出版社,2019.

［31］郑美云,陶真兰.临床妇产科疾病诊治和急救［M］.长春：吉林科学技术出版社,2019.

［32］张启美.妇产科疾病临床诊治理论与实践［M］.长春：吉林科学技术出版社,2019.

［33］刘萍.现代妇产科疾病诊疗学［M］.开封：河南大学出版社,2020.

［34］卢俊光.探讨性激素结合球蛋白在妇产科疾病临床检验中的应用价值［J］.中西医结合心血管病电子杂志,2020,8(34):128,136.

［35］王璇,周超,张英姿.人羊膜上皮细胞在妇产科领域的研究、应用及发展［J］.中国组织工程研究,2021,25(25):4070-4075.

［36］陈含.克霉唑联合维生素 D 治疗孕早期念珠菌性阴道炎的疗效［J］.西藏医药,2023,44(1):11-13.

［37］董佳丽,倪建芳,朱玲,等.妊娠期念珠菌性阴道炎患者阴道微生态与早产的相关性分析［J］.中国妇幼保健,2023,38(1):23-26.

［38］隋良芝.孕前医学检查在优生优育中的应用研究进展［J］.中国城乡企业卫生,2022,37(9):41-43.

［39］孙丹,伍美容,徐大宝.宫腔镜冷刀治疗的现状和未来发展趋势［J］.中国临床新医学,2023,16(2):107-111.

［40］潘巧玲,胡晓文.宫腔镜下子宫内膜息肉切除术后两种不同方法预防复发的效果比较［J］.广州医药,2023,54(2):101-104.